Thomann   Das Rückenbuch

Dr. med. Klaus-Dieter Thomann

Das Rückenbuch

Ursachen und Behandlung von
Rückenschmerzen
Was Sie selbst tun können
Mit Rückenschule und Wirbelsäulen-
gymnastik

≡ **TRIAS** THIEME HIPPOKRATES ENKE

Anschrift des Autors:
Dr. med. Klaus-Dieter Thomann
Arzt für Orthopädie, Rheumatologie,
Sozialmedizin
Landesarzt für Körperbehinderte in
Hessen
Hammarskjöldring 141
D-6000 Frankfurt 50

Umschlaggestaltung und
Konzeption der Typographie:
B. und H. P. Willberg, Eppstein/Ts.

Umschlagzeichnung und
Textzeichnungen:
Friedrich Hartmann, Stuttgart

*Die Deutsche Bibliothek –
CIP-Einheitsaufnahme*

Thomann, Klaus-Dieter:
Das Rückenbuch: Ursachen und
Behandlung von Rückenschmerzen;
was Sie selbst tun können; mit
Rückenschule und Wirbelsäulen-
gymnastik / Klaus-Dieter Thomann. –
Stuttgart: TRIAS – Thieme
Hippokrates Enke, 1991

Wichtiger Hinweis: Wie jede Wissenschaft ist die Medizin ständigen Entwicklungen unterworfen. Forschung und klinische Erfahrung erweitern unsere Erkenntnisse, insbesondere was Behandlung und medikamentöse Therapie anbelangt. Soweit in diesem Werk eine Dosierung oder eine Applikation erwähnt wird, darf der Leser zwar darauf vertrauen, daß Autoren, Herausgeber und Verlag große Sorgfalt darauf verwandt haben, daß diese Angabe dem Wissensstand bei Fertigstellung des Werkes entspricht.
Für Angaben über Dosierungsanweisungen und Applikationsformen kann vom Verlag jedoch keine Gewähr übernommen werden. Jeder Benutzer ist angehalten, durch sorgfältige Prüfung der Beipackzettel der verwendeten Präparate und gegebenenfalls nach Konsultation eines Spezialisten festzustellen, ob die dort gegebene Empfehlung für Dosierungen oder die Beachtung von Kontraindikationen gegenüber der Angabe in diesem Buch abweicht. Eine solche Prüfung ist besonders wichtig bei selten verwendeten Präparaten oder solchen, die neu auf den Markt gebracht worden sind. Jede Dosierung oder Applikation erfolgt auf eigene Gefahr des Benutzers. Autoren und Verlag appellieren an jeden Benutzer, ihm etwa auffallende Ungenauigkeiten dem Verlag mitzuteilen.

© 1991 Georg Thieme Verlag
Rüdigerstraße 14,
D-7000 Stuttgart 30.
Printed in Germany
Satz: Gulde-Druck GmbH, Tübingen
(Linotype System 4 [300 LTC])
Druck: Gulde-Druck GmbH, Tübingen
ISBN 3-89373-176-8   1 2 3 4 5 6

»Herr Doktor, ich bin ganz krumm . . .«

≡ Rückenschmerzen haben viele Ursachen

Ich schaue auf die Uhr, es ist 13 Uhr, kurz vor der Mittagspause. Die morgendliche Sprechstunde geht zu Ende, nur ein Patient wartet noch auf die Besprechung der Röntgenaufnahmen. Ich bitte ihn in mein Zimmer, und gerade als ich ihm das Ergebnis am Lichtkasten erläutere, unterbricht mich meine Mitarbeiterin und ruft mich aus dem Sprechzimmer: »Herr Doktor, kommen Sie ganz schnell in das Untersuchungszimmer, eine Patientin hat fürchterlich starke Schmerzen.«

Ich bitte meinen Gesprächspartner um etwas Geduld und gehe direkt zu dem »Notfall«, einer mir gut bekannten Patientin, die im Laufe vieler Jahre öfters mit Wirbelsäulenbeschwerden in die Praxis kam. Aber heute ist die Situation ganz anders. Frau H. wird von ihrem Mann gestützt, sie steht schief. Schon ihr Gesichtsausdruck verrät, daß sie unter starken Schmerzen leidet. Sie kann sich nicht bewegen und sagt:

»Ich habe entsetzliche Schmerzen. Ich war gerade dabei, mich nach vornüber zu beugen und das Bett zu machen. In diesem Moment fuhr mir ein fürchterlicher Schmerz ins Kreuz. Ich glaube, ich habe einen Hexenschuß. So etwas ist mir ja noch nie passiert. Ich kann mich nicht bewegen und traue mich nicht, mich gerade hinzustellen. Sie müssen mir unbedingt helfen.«

Ich antworte ihr: »Das sieht mir tatsächlich nach einem Hexenschuß aus, aber ich muß Sie erst untersuchen, damit wir wissen, wodurch der Schmerz entstanden ist und wie ich Ihnen helfen kann.«

Die Mitarbeiterin hilft, Frau H. Bluse und Rock auszuziehen, und ich erkenne, daß der Oberkörper wie ein Parallelogramm verschoben ist. Die Patientin hat ihren Oberkörper vorgebeugt, sie stützt sich am Schreibtisch ab, die Wirbelsäule ist nach rechts verschoben. Jeder Versuch, diese Lage zu verändern, bereitet Frau H. starke Schmerzen. Mit großer Mühe gelingt es ihr, sich auf die Trage zu legen. Ich untersuche sie orthopädisch und stelle fest, daß es sich tatsächlich nur um einen vorübergehenden Hexenschuß handelt. Die Bandscheiben scheinen intakt zu sein, die Nerven, die rechts und links der Wirbelsäule austreten, wurden nicht stärker in Mitleidenschaft gezogen. Eine Schwäche im Fuß und eine Gefühlsstörung sind glücklicherweise nicht vorhanden. Wahrscheinlich haben sich die Wirbelkörper etwas gegeneinander verschoben und dadurch die Schmerzen ausgelöst. Da Frau H. gehunfähig ist und sich nicht rühren kann, schlage ich ihr eine medikamentöse Behandlung vor:

»Am besten wird es sein, wenn ich Ihnen ein schmerzstillendes und muskelentspannendes Medikament gebe, um die Beschwerden etwas zu lindern. Sie können eine Tablette einnehmen, ich kann Ihnen aber auch eine Spritze geben, damit Ihre Schmerzen rascher zurückgehen.«

Frau H. bevorzugt die Spritze, und wir besprechen die weitere Behandlung: »Sie müssen einige Tage zu Hause bleiben und sich schonen. Lassen Sie sich in dieser Zeit von Ihrem Mann verwöhnen, Sie können es hinterher wiedergutmachen. Wärme, Ruhe und Schonung sind im Moment für Sie am wichtigsten.«

Nachdem die Patientin eine Stunde mit angezogenen Beinen auf der Seite liegend verbracht hat, tritt die Wirkung der Spritze ein, und sie kann – zwar mühsam und mit Hilfe ihres Mannes – mit gelinderten Schmerzen den Heimweg antreten.

Frau H. ist am folgenden Morgen eine der ersten Patientinnen, und ich sehe schon von weitem, daß sich ihr Gesichtsausdruck verändert hat. Sie ist entspannter, lächelt und geht nur noch leicht vorgeneigt. Ihre Bewegungen sind flüssiger geworden. Sie empfängt mich mit den Worten: »Ich glaube, wir haben den Hexenschuß in den Griff bekommen, mir tut mein Rücken kaum noch weh, ich kann mich schon wieder einigermaßen bewegen«.

Die Untersuchung bestätigt ihren Eindruck. Es ist nur noch eine leichte Fehlhaltung vorhanden, auf eine erneute Injektion und die weitere Einnahme von Medikamenten kann verzichtet werden. Ich empfehle Frau H. trotzdem noch für einige Tage Schonung und verordne ihr wegen Muskelverhärtungen seitlich der Lendenwirbelsäule einige Fango-Packungen und Massagen. Als ich sie nach 14 Tagen wiedersehe, ist sie beschwerdefrei, ihre Wirbelsäule ist so gut beweglich und leistungsfähig wie zuvor.

Ist die Operation unumgänglich?

Leider klingen Rückenschmerzen nicht immer so schnell ab wie bei Frau H., manchmal ist eine eingreifendere medizinische Behandlung erforderlich. Als Beispiel hierfür mag der 40jährige Herr K. dienen, ein sportlicher Patient, der mit ähnlichen Beschwerden in die Praxis kommt. Auch bei ihm stelle ich eine deutliche Fehlhaltung der Wirbelsäule fest, aber im Gegensatz zu Frau H. berichtet er mir, daß sein rechter Fußaußenrand taub sei. Außerdem könne er den Fuß nicht mehr richtig heben, er stolpere beim Laufen. Er wisse gar nicht, warum. Diese Schwierigkeiten seien erst nach den akuten Schmerzen in der Wirbelsäule aufgetreten.

Die Untersuchung ergibt, daß der Nerv, der die Muskulatur des Unterschenkels steuert und das Gefühl an der Fußaußenseite vermittelt, geschädigt ist. Die unterste Bandscheibe hat sich verlagert und bedrängt den seitlich der Wirbelsäule austretenden Nerven. Er wird durch das Bandscheibengewebe gequetscht. So wie das Wasser aus einem abgeknickten Schlauch versiegt, so leitet der gedrückte Nerv den Befehl von der Wirbelsäule nicht mehr an unsere Muskulatur weiter. Da Muskeln sich nicht von alleine zusammenziehen können, entsteht eine Lähmung. Ebenfalls ist die Verbindung zwischen Haut und Gehirn, unsere Gefühlsnerven, unterbrochen.

Die Beeinträchtigung des Hautgefühls und der Muskelfunktion ist weitaus gravierender als der akute Hexenschuß, obwohl die Patienten vor allem unter den Schmerzen leiden. Bei Herrn K. müssen aufwendige Untersuchungen und eine rasche Therapie eingeleitet werden, um bleibende Schäden zu vermeiden. Nachdem ich ihn geröntgt habe, veranlasse ich eine Spezialuntersuchung, mit der die Bandscheiben sichtbar gemacht werden, eine Computertomographie. Die Aufnahmen zeigen einen Bandscheibenvorfall zwischen dem vierten und fünften Lendenwirbelkörper. Die Eröffnung, die ich Herrn K. machen muß, ist nicht sehr erfreulich:

»Leider haben Sie sich einen Bandscheibenvorfall zugezogen. Ein kleines Stückchen Bandscheibengewebe drückt auf einen Teil des rechten Ischiasnerven und hat zur Lähmung Ihrer Fußhebermuskeln und Vertaubung der Haut geführt. Je länger der Nerv gedrückt wird, um so größer ist die Gefahr, daß der Schaden bleibt. Ich glaube, Sie kommen um eine Operation nicht herum. Sie sollten sich zusätzlich von einem Arzt, der auf die operative Behandlung von Bandscheibenleiden spezialisiert ist, beraten lassen. Vielleicht empfiehlt auch er Ihnen die Operation, oder er hält ein weiteres Abwarten und eine konservative Behandlung für ausreichend .«

Natürlich ist der Patient durch diese Nachricht beunruhigt. Er hatte damit gerechnet, eine Spritze zu bekommen oder ein Medikament einzunehmen und nach einigen Tagen wieder seiner gewohnten Arbeit nachgehen zu können. Ich erkläre ihm, wie der Bandscheibenvorfall entstanden ist und welche operativen und nichtoperativen (konservativen) Behandlungsmöglichkeiten bestehen. Noch am gleichen Tag stellt sich Herr K. einem Spezialisten vor, der die Dringlichkeit der Operation bestätigt und bereits am darauffolgenden Tag den Eingriff vornimmt.

Die Operation verläuft ohne Komplikationen, und schon nach vierzehn Tagen sehe ich Herrn K. wieder. Er geht wieder aufrecht, seine Bewegungen sind noch langsam und vorsichtig, aber er hat keine Schmerzen mehr. Die Lähmung hat sich weitgehend zurückgebildet, nur die große

Fußzehe kann er noch nicht ganz anheben. Das Taubheitsgefühl hat nachgelassen. Er berichtet mir, daß er in einigen Tagen eine Nachkur (stationäre Heilbehandlung) antrete, und bittet mich, den Befund noch einmal zu kontrollieren. Ich bin mit dem Ergebnis der Untersuchung sehr zufrieden. Für den Patienten ist die Befreiung von den Schmerzen das wichtigste Ergebnis der Operation. Mich beruhigt, daß sich die Lähmung bereits gebessert hat und nach einigen Monaten keine wesentlichen Folgen des Bandscheibenvorfalles mehr feststellbar sein werden. Noch vor einigen Jahrzehnten hätte der Patient für Monate, vielleicht sogar für Jahre unter Rückenschmerzen gelitten. Die Lähmung wäre wahrscheinlich geblieben, und Herr K. hätte auch in Zukunft Schwierigkeiten beim Laufen gehabt.

Die Wirbelsäule, eine Lebensuhr?

Kreuzschmerzen sind nicht immer ein bedrohliches Zeichen. Diese Erfahrung muß ich einem etwa 45jährigen, sehr sportlichen Patienten, Herrn B., vermitteln, der aktiv rudert, joggt, Tennis spielt und in seiner Umgebung den Eindruck eines 25jährigen Mannes erwecken will. Andererseits hat die Wirbelsäule bereits vier Jahrzehnte »auf dem Buckel« und ist nicht mehr frei von Abnutzungen:

»Herr Doktor, wenn ich morgens aufstehe, komme ich mit meinem Kreuz nicht richtig hoch. Sobald ich mich beim Zähneputzen nach vorne neige, habe ich das Gefühl, ich würde durchbrechen. Ich muß mich mit beiden Händen am Rücken abstützen. Nach dem Waschen geht es schon etwas besser, und wenn ich am Frühstückstisch sitze oder spätestens wenn ich am Arbeitsplatz bin, sind die Beschwerden verschwunden.«

Nach der ausführlichen Untersuchung kann ich den Sportler beruhigen. Die Beweglichkeit der Wirbelsäule ist frei, Funktionsstörungen lassen sich nicht nachweisen. Im Röntgenbild erkenne ich eine geringfügige Abnutzung der unteren Lendenwirbelsäule. Auch an Herrn B. sind die vierzig Lebensjahre nicht spurlos vorübergegangen. Im Verlauf der Nachtruhe, die er auf einer zu weichen Matratze verbringt, verkanten sich die empfindlichen Wirbelgelenke gegeneinander und brauchen nach dem Aufstehen einige Zeit, um ihre Beweglichkeit zurückzugewinnen. Eine Stunde nach dem Aufstehen lassen die Schmerzen nach. Dieser »Zähneputz-« oder »Waschbecken-Schmerz« ist durchaus nichts Bedrohliches. Eine Behandlung ist nicht erforderlich. Die Probleme kann der Patient mit eigenen Übungen und dem Wechsel der Matratze selbst in den Griff bekommen.

—— *Das entzündliche Rheuma der Wirbelsäule*

Wie ausgeprägt die Rückenschmerzen sind, hängt von vielen Faktoren ab. Selbst fortschreitende Wirbelsäulenerkrankungen brauchen die Lebensqualität nicht immer schwerwiegend zu beeinträchtigen. Die versteifende rheumatische Entzündung der Wirbelsäule wird in der medizinischen Fachsprache als »Bechterewsche Erkrankung« bezeichnet. Bei diesem Leiden verkalken die Gelenke und Bänder, welche die Wirbelkörper miteinander verbinden. Die Beweglichkeit nimmt ab, die Wirbelsäule kann im Laufe von Jahrzehnten vollständig versteifen. Menschen mit einer Bechterewschen Erkrankung sind häufig an ihrer Körperhaltung zu erkennen. Wegen der Bewegungseinschränkung wird der Rumpf als Ganzes bewegt und der Oberkörper hauptsächlich aus den Hüftgelenken nach vorne gebeugt. Die meisten Bechterew-Patienten bewältigen dieses Leiden aktiv. Sie bleiben bis in das hohe Alter körperlich und beruflich tätig und machen keinen »gebrochenen« Eindruck.

Ich erinnere mich an einen medizinischen Kongreß, auf dem rechtliche Probleme im Mittelpunkt standen. Ein Herr von etwa 55 Jahren, dessen Wirbelsäule sehr stark nach vorne geneigt war und der den Kopf nicht mehr drehen konnte, bestieg das Rednerpult. Die Zuhörer konnten erfahren, wie wenig das körperliche Leiden die Ausstrahlung und die Überzeugungskraft des Redners beeinträchtigte. Der Jurist erörterte mit großer Sachkenntnis und Engagement das Thema. Die Rede war eloquent und lebhaft, aus ihr sprach so viel Zuversicht und positive Lebensauffassung, daß die Zuhörer den Eindruck gewannen, daß zu ihnen zwar eine äußerlich gebeugte, aber innerlich ungebrochene Persönlichkeit sprach. Der Redner hatte seine positive Lebenseinstellung auf die Umgebung übertragen. Anstelle eines für die Unbeteiligten verständlichen Pessimismus bewies er, daß auch eine schwere Veränderung der Wirbelsäule nicht zur Resignation führen muß. Aber auch der umgekehrte Fall ist denkbar:

—— *Wenn die Wirbelsäule keinen Halt mehr gibt...*

Eine 50jährige Dame ist ganz verzweifelt. Sie berichtet mir: »Herr Doktor, ich weiß überhaupt nicht mehr, was ich machen soll. Ich habe immer Schmerzen im Kreuz. Ich breche durch. Der Schmerz durchbohrt mich messerscharf. Ob ich sitze, liege oder laufe, es ist immer das gleiche. Der Schmerz ist ganz fürchterlich, er frißt mich auf. Ich habe bisher im Büro gearbeitet, und jetzt kann ich einfach nicht mehr. Ich bin total verspannt, alles brennt, jeder Muskel tut mir weh.«

Man sollte annehmen, daß sich hinter den geschilderten Schmerzen eine gravierende organische Erkrankung verbirgt. Ich gehe auf ihre Beschwerden ein, untersuche sie vollständig, nehme ihr Blut ab und fertige ein Röntgenbild der Wirbelsäule an. Aber das Ergebnis der Untersuchungen entspricht nicht den Erwartungen. Die Beweglichkeit der Wirbelsäule ist gut, daß Röntgenbild zeigt einen völlig unauffälligen Befund. Es läßt weder eine Formabweichung noch einen Bandscheibenschaden erkennen. Die körperliche Untersuchung, das Röntgenbild und die Blutanalyse schließen organische Veränderungen aus. Trotzdem ist die Patientin krank. Sie leidet an ihrer Wirbelsäule und an ihrem Körper. Ein nur organisch ausgerichteter Arzt würde vielleicht sagen: »Sind Sie froh, daß Sie keine ernste Erkrankung haben, Sie sind gesund.«

Aber diese Aussage ginge an der Wirklichkeit vorbei. Die Patientin ist tatsächlich krank, und sie fühlt sich subjektiv stärker behindert als der Jurist mit der versteiften Wirbelsäule. Bei ihrem Leiden handelt es sich um eine psychosomatische Erkrankung. Vielleicht liegt der Erkrankung ein ungelöster Lebenskonflikt, eine Partnerschaftskrise, eine Überlastung am Arbeitsplatz oder eine Nervenkrankheit zugrunde.

Obwohl wir psychosomatische Krankheiten auf unseren Röntgenbildern nicht sichtbar machen können und wir geneigt sind, diese Patienten als überempfindlich (hypochondrisch, neurasthenisch) einzuschätzen, müssen wir das Leiden genauso ernst nehmen wie eine organische Erkrankung und versuchen, eine gangbare Therapie zu finden. Die Beschwerden sollten zumindest so weit gelindert werden, daß der Kranke von dem dauernden Leidensdruck befreit wird und die Depression einer langsam wachsenden Lebensfreude Platz macht.

═══ Ein Patentrezept für den gesunden Rücken?

Vielleicht werden Sie jetzt fragen, was ein Buch über die Wirbelsäule soll, wenn die Ursachen der Rückenschmerzen so vielfältig sind und nicht alle Beschwerden der gleichen Therapie zugänglich sein können. Nur ein Quacksalber oder Scharlatan könnte versprechen, für die so grundverschiedenen Krankheiten der Wirbelsäule ein Patentrezept zur Verfügung zu haben (Abb. 1). Beschwerdefreiheit kann Ihnen niemand garantieren, andererseits ist ein übertriebener Pessimismus unbegründet. Oftmals nützt das Wissen um die Ursache und den Verlauf einer Erkrankung, um uns so weit zu entlasten, daß wir den Schmerz weniger drückend empfinden. Jede Krankheit erschüttert unsere scheinbar so sichere Lebensperspektive, hinter der sich in Wirklichkeit ein labiles Gleichgewicht verbirgt. Krankheit ist

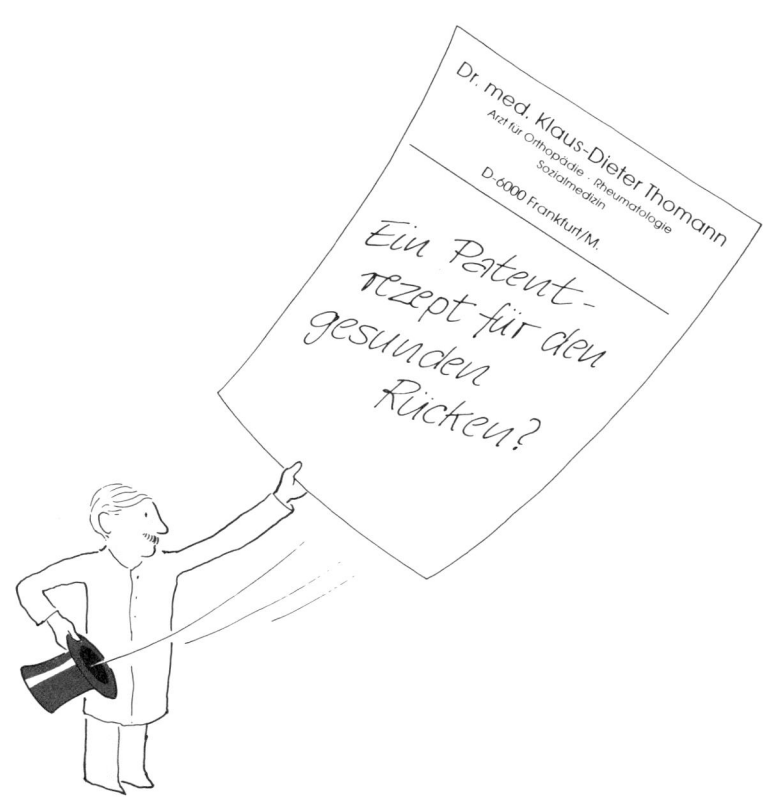

Dr. med. Klaus-Dieter Thomann
Arzt für Orthopädie · Rheumatologie
Sozialmedizin
D-6000 Frankfurt/M.

Ein Patent-
rezept für den
gesunden
Rücken?

Abb. 1

mit Angst verbunden, Angst vor einer schwerwiegenden Entzündung, einer Operation oder einem Krebs. Dagegen beseitigt die Gewißheit über den günstigen Verlauf der Erkrankung die Angst. Vielfach ist eine ausführliche Information die beste Therapie. Was theoretisch klingt, hat einen realen Hintergrund.

Für eine Patientin, die zu Hause zwei Kinder zu versorgen hat und überdies halbtags arbeitet, ist schon der Gedanke, daß sich hinter einem Hexenschuß ein Bandscheibenvorfall verbergen könnte, eine echte Bedrohung: »Was soll aus den Kindern werden, wenn ich im Krankenhaus bin? Mein Mann ist auf Dienstreise, ich kann sie doch nicht alleine lassen. Wie ist das mit dem Jahresabschluß in der Firma? Ich habe fest zugesagt, die Arbeit in vierzehn Tagen erledigt zu haben. Und nun ein Bandscheibenvorfall! Wer weiß, wie lange ich im Krankenhaus liegen muß. Man hat schon viel davon gehört, daß eine solche Operation schiefgehen kann...«

Wir wollen uns die Sorgen dieser Patientin nicht weiter ausmalen, können uns aber gut in ihre Situation hineinversetzen. Sie kommt mit allen diesen Ängsten in die Sprechstunde. Nach der Untersuchung kann ich sie beruhigen. Ihre Schmerzen sind nicht durch einen Bandscheibenvorfall, sondern nur aus einer Verkantung der kleinen Wirbelgelenke entstanden. Ich sage ihr, daß die Beschwerden innerhalb der nächsten Tage genauso verschwinden werden, wie sie gekommen sind. Ich brauche gar nichts mehr hinzuzufügen. Die Patientin ist im gleichen Moment wie ausgewechselt. Die Angst weicht aus ihrem Gesicht. Als ich die verschiedenen Therapieverfahren erläutern will, winkt sie ab. Obwohl der Schmerz noch nicht zurückgegangen ist, reicht ihr diese Auskunft. Sie braucht keine Angst mehr vor einer Operation zu haben, kann die Kinder weiter versorgen und damit rechnen, nach zwei Tagen Pause im Büro wieder anzufangen. Die Information ist Therapie genug.

≡ Was Sie in diesem Buch erwartet

Gerade bei Rückenbeschwerden ist das Wissen um die Ursache und die Möglichkeiten der Vorbeugung von entscheidender Bedeutung. Darüber hinaus hat die Medizin gelernt, daß es nicht nur auf eine physikalische oder operative Therapie ankommt, sondern daß jeder Mensch in der Lage ist, sich wirksam vor vermeidbaren Rückenschmerzen, die aus einem falschen Verhalten und aus der Unkenntnis des Aufbaus und der Funktion der Wirbelsäule entstehen, zu schützen. Die Ärzte haben erfahren müssen, daß kein noch so ausgeklügeltes technisch-diagnostisches oder therapeutisches Verfahren eine Garantie für Beschwerdefreiheit und Lebensglück des Patienten bietet.

Die Wirbelsäule gehört zu den Teilen des menschlichen Körpers, die während des Lebens einer immensen Beanspruchung ausgesetzt sind. Wir können stundenlang stehen oder gehen, wir sind in der Lage, große Lasten zu tragen, wir gehen aufrecht und zeigen »Haltung«, wir können aber auch in einer zusammengekauerten Position schwere körperliche Arbeiten verrichten. Die Wirbelsäule gibt uns Halt und Sicherheit, gleichzeitig drückt sie unsere Gemütsverfassung aus. Im Zustand des Glücks und der Zufriedenheit richten wir uns auf, ist ein Freund oder Angehöriger gestorben, dann werden wir durch die Trauer gebeugt. Wir fordern unsere Wirbelsäule jeden Tag von morgens bis abends in ganz unterschiedlicher Weise und müssen akzeptieren, daß sie einmal an ihre Leistungsgrenze stößt. Das wird um so eher der Fall sein, je weniger wir auf sie Rücksicht nehmen und je geringer die Kenntnisse von ihrem Aufbau sind.

Um einen alltäglichen Vorgang zu nehmen: Wir können eine Kiste Wasser auf unterschiedliche Weise anheben. Beugen wir uns mit weitgehend durchgestreckten Knien vor, machen einen Katzenbuckel und heben danach die Wasserkiste hoch, so beanspruchen wir damit die Wirbelsäule viel stärker, als wenn wir die gleiche Last mit einem geraden Rücken bei angespannter Muskulatur aus den Knien anheben (s. S. 168). Jetzt ist die Belastung der Wirbelsäule und der Bandscheiben nicht viel größer als beim unbelasteten Aufstehen aus der Hocke. Im Laufe des Tages müssen wir uns viele Male bücken und Gewichte heben. Dabei haben wir die Möglichkeit, die Wirbelsäule wirksam von unnötiger, unnatürlicher oder statischer Arbeit zu entlasten.

Als sinnvoll hat sich die Teilnahme an einer »Rückenschule« erwiesen. Rückenschulen wurden in den 70er Jahren in Schweden begründet. Sie beruhen auf der Verbindung von Information und Verhaltenstraining. Krankengymnasten, Psychologen und Ärzte leiten die mehrstündigen Kurse gemeinsam und bringen ihre fachliche Kompetenz in den Unterrricht ein. Sie vergleichen günstige und schädliche Verhaltensweisen miteinander und besprechen, wie sich das Stehen und Gehen, Heben und Tragen von Lasten, Sport, Sitzen und Schlafen auf die Wirbelsäule auswirken. Anschließend werden die wirbelsäulenschonenden Bewegungen trainiert. Der Erfolg der Rückenschulen ist überzeugend. Die Teilnehmer sind anschließend in der Lage, sich wirbelsäulengerecht zu verhalten, und leiden in der folgenden Zeit weitaus weniger unter Rückenbeschwerden. Die günstigen Ergebnisse waren die Grundlage für die Verbreitung in den USA und in Westeuropa. Auch in Deutschland wurden in verschiedenen Städten Rückenschulen gegründet. Mit dem Konzept der Rückenschule soll aber kein neues Dogma aufgestellt werden, sie sind nur eine Möglichkeit, um sich wirbelsäulengerecht zu verhalten. Nicht jeder mag in einer Gruppe üben. Vielen Menschen reicht die Information über die Entstehung und Vermeidung von Rückenbeschwerden aus. Andere finden es unangenehm, sich in einer Gruppe über gesundheitliche Probleme zu unterhalten.

Das vorliegende Buch hat das Ziel, Sie zu einem bewußteren Umgang mit Ihrer Wirbelsäule zu ermuntern.

Es gibt unterschiedliche Beweggründe, sich mit dem Rücken zu beschäftigen. Vielleicht möchten Sie nur die Abschnitte zu einzelnen Wirbelsäulenerkrankungen lesen, sei es, daß Sie selbst, ein Angehöriger oder Freund betroffen sind. Vielleicht sind Sie an muskelkräftigenden Übungen interessiert, die Sie alleine machen möchten, oder Sie haben eine Gymnastik von Ihrem Arzt verordnet bekommen, die Sie zu Hause weiterführen wollen.

Text und Abbildungen können auch als Lehrmaterial in Gymnastikkursen von Sportvereinen, Volkshochschulen oder in Rückenschulen eingesetzt werden. Im letzten Teil des Buches finden Sie Anleitungen für praktische Übungen. Das Buch ist so aufgebaut, daß es sich als Nachschlagewerk verwenden läßt. Das Register ermöglicht Ihnen, diejenigen Passagen ausfindig zu machen, die Sie besonders interessieren und die Ihnen Auskunft über spezielle Veränderungen der Wirbelsäule, Erkrankungen oder diagnostische und therapeutische Verfahren geben.

Sie müssen den Text nicht von vorne bis hinten lesen, er ist so aufgebaut, daß jeder einzelne Abschnitt für sich verständlich ist. Möchten Sie sich systematisch informieren, dann folgen Sie einfach der Reihenfolge der Kapitel. Nach der Beschreibung des Aufbaus und der Funktion der Wirbelsäule gehe ich auf die Probleme ein, die im Gespräch mit dem Patienten immer wieder im Mittelpunkt stehen.

Die Wirbelsäule näher besehen

Einige Informationen zur Anatomie

Stellen Sie sich vor, Sie sollten eine technische Konstruktion entwerfen, die die Wirbelsäule ersetzen müßte. Sie hätten dabei eine Vielzahl von Anforderungen zu berücksichtigen. Während ein Auto nach etwa zehn Jahren schrottreif ist, soll dieses Gebilde dem Körper über mehr als sieben Jahrzehnte Stabilität verleihen. Es muß uns Tag für Tag tragen. Gleichzeitig hat es beweglich zu sein: Die Konstruktion soll sowohl die Vor- und Rückneigung als auch die Drehung ermöglichen. Da der Kopf auf der Wirbelsäule ruht, muß ein innerer Stoßdämpfer eingebaut werden, der unser wichtigstes Organ, das Gehirn, bei jedem Schritt wie auf ein Wasserkissen bettet. Bei aller Beweglichkeit darf das im Wirbelkanal verlaufende Rückenmark nicht gezerrt oder überdehnt werden. Sie müßten Bewegungsbremsen einbauen, um eine Schädigung des sehr empfindlichen Nervengewebes zu verhindern. Die »künstliche Wirbelsäule« muß Sprünge aus 1,50 Meter Höhe schadlos überstehen. Gleichzeitig soll sie die grazilsten Bewegungen beim Kunstturnen und Ballett ermöglichen sowie zentnerschwere Lasten ohne Funktionsstörungen tragen können. Ich will mit der Aufzählung hier

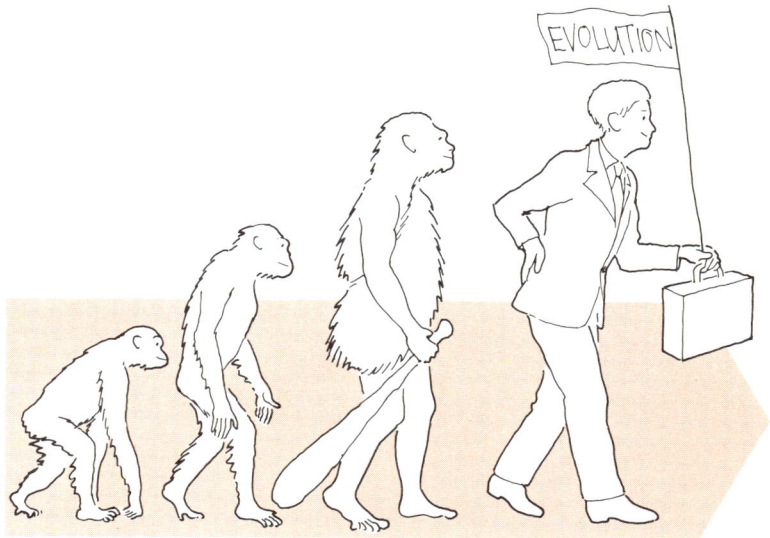

Abb. 2   Rückenschmerzen, Preis der Evolution?

schließen, obwohl die Aufgaben der Wirbelsäule so vielfältig sind, daß die Beschreibung des vollständigen Leistungsspektrums viele Seiten füllen würde. Das komplexe Anforderungsprofil macht deutlich, welche vielfältigen Aufgaben unser Rückgrat im täglichen Leben erfüllen muß. Über Hunderttausende von Jahren hat sich die Wirbelsäule langsam herausgebildet und im Laufe der Evolution eine optimale Form gefunden (Abb. 2).

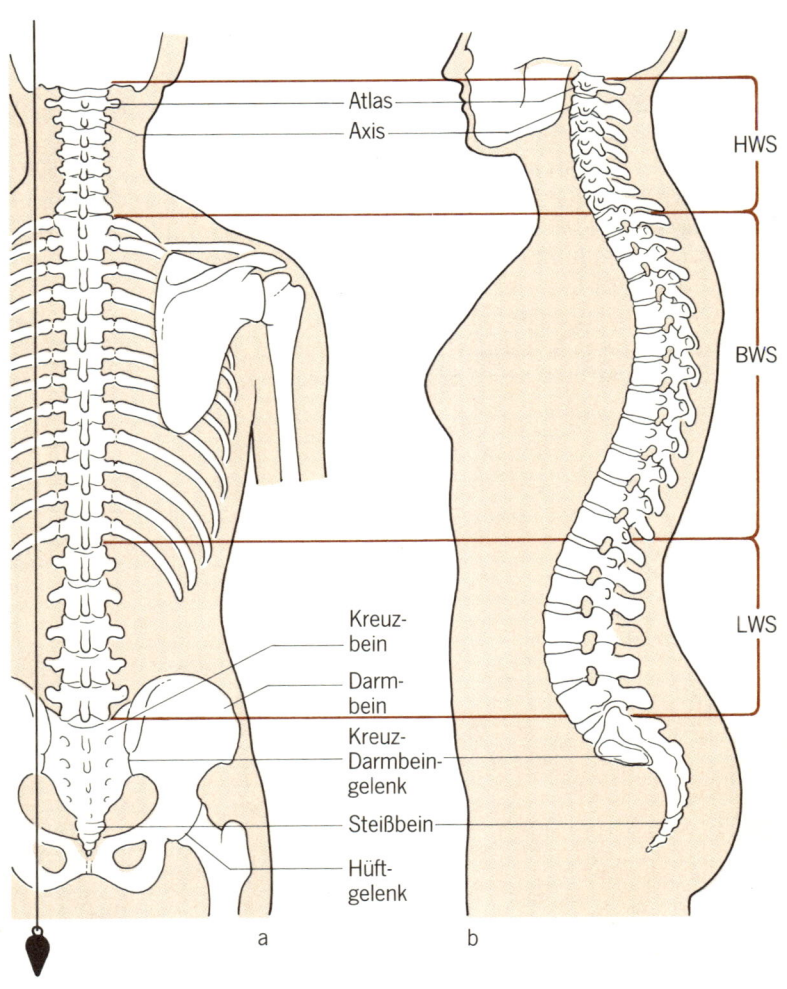

Abb. 3   Die Wirbelsäule in der Ansicht von hinten (a) und von der Seite (b).

In der Schule haben Sie gelernt, daß die Wirbelsäule bei der Be-
trachtung von hinten gerade und von der Seite betrachtet S-förmig aussehen
soll (Abb. 3). Die Halswirbelsäule zeigt eine leichte Wölbung nach vorne, die
Brustwirbelsäule ist durch einen »runden Rücken« gekennzeichnet, während die Lendenwirbelsäule ein »Hohlkreuz« aufweist. Diese S-Form wirkt
wie eine Feder. Sie ist in der Lage, einwirkende Druckbelastungen auszugleichen und Stöße, die auf den Kopf einwirken, abzufangen.

Die Wirbelkörper

Stabilität gewinnt die Wirbelsäule durch ihre knöchernen Bausteine, die Wirbelkörper. Jeder einzelne Wirbel, mit Ausnahme der oberen zwei
Halswirbel, ist nach dem gleichen Plan gebaut. Er besteht im vorderen, zum
Körperinneren gewandten Anteil aus einem Knochenblock mit einer ovalen
Begrenzung und einer fast planen Grund- und Deckplatte. Sie können sich
die Wirbelkörper als Teile einer Säule vorstellen, die in der Größe exakt
übereinanderpassen und durch die Bandscheiben voneinander getrennt
werden (Abb. 4). Die Wirbelkörper tragen unser Körpergewicht. Sie übernehmen die Last und ermöglichen die aufrechte Haltung. Die Natur hat sich
bei der Konstruktion etwas Besonderes einfallen lassen: Um Gewicht zu
sparen und trotzdem ein hohes Maß an Stabilität zu sichern, hat sie eine
»Leichtbauweise« gewählt. Die äußeren Begrenzungen des Wirbelkörpers,
d.h. die Vorder- und Rückflächen und die obere und untere Deckplatte,
werden aus einem festen Rindenknochen gebildet. Dazwischen befindet sich
Schwammknochen (Spongiosa), der durch viele kleine Verästelungen (Knochenbälkchen) ein hohes Maß an Stabilität gewinnt. In den Hohlräumen
zwischen den Knochenbälkchen befindet sich das Knochenmark mit den
Blutstammzellen, die die roten Blutkörperchen bilden.

Die Größe der Wirbelkörper ist auf ihre Funktion abgestimmt, sie
nimmt von der Hals- bis zur Lendenwirbelsäule zu: Der fünfte Lendenwirbelkörper muß ein Vielfaches von dem an Gewicht tragen, was auf den
dritten oder vierten Halswirbelkörper einwirkt.

Die Wirbelkörper befinden sich relativ weit in unserem Körperinneren (Abb. 3 und Abb. 12, S. 38). Zwar liegt mit Brustkorb und Bauch ein
größerer Teil des Körpergewichtes vor den Wirbelkörpern, aber die Muskulatur kompensiert dieses Ungleichgewicht. Die Rückenstreckmuskeln sind
besonders kräftig entwickelt und halten den Körper im Lot. Dadurch werden
die Wirbel annähernd axial, d.h. von oben nach unten, belastet. Dieses
Konstruktionsprinzip läßt sich mit dem Aufbau eines Kranes vergleichen
(Abb. 6, S. 27). Der Ausleger ist nach vorne gerichtet. Kräftige Stahlseile

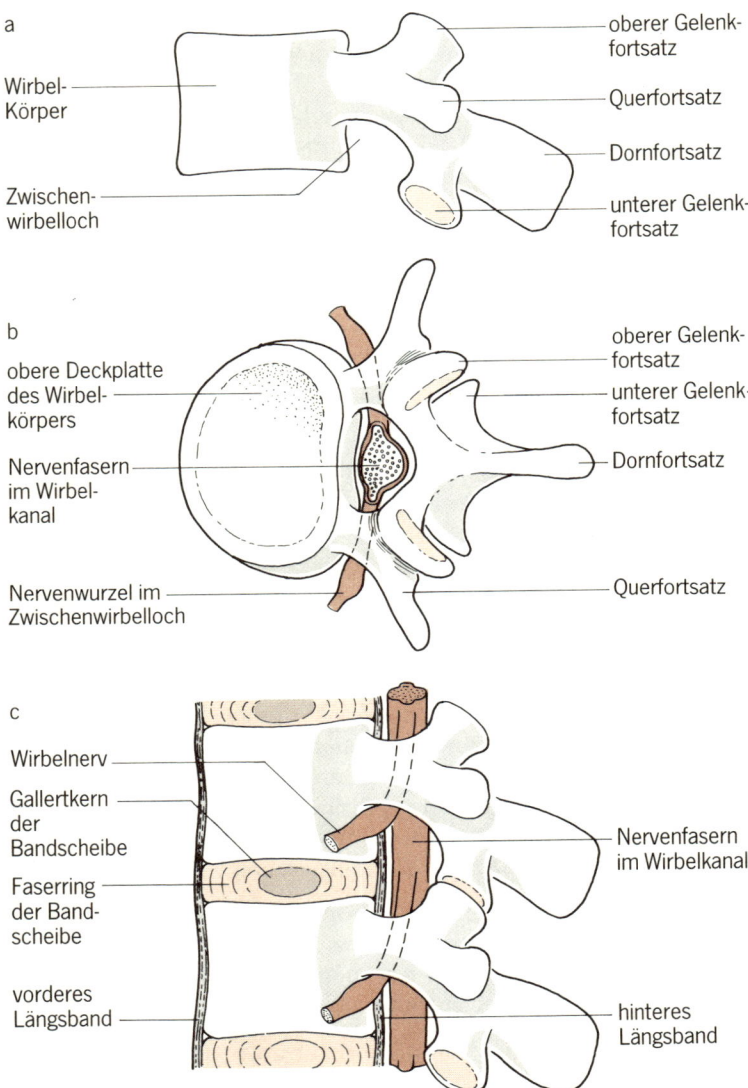

a

Wirbel-
Körper

Zwischen-
wirbelloch

oberer Gelenk-
fortsatz

Querfortsatz

Dornfortsatz

unterer Gelenk-
fortsatz

b

obere Deckplatte
des Wirbel-
körpers

Nervenfasern
im Wirbel-
kanal

Nervenwurzel im
Zwischenwirbelloch

oberer Gelenk-
fortsatz

unterer Gelenk-
fortsatz

Dornfortsatz

Querfortsatz

c

Wirbelnerv

Gallertkern
der
Bandscheibe

Faserring
der Band-
scheibe

vorderes
Längsband

Nervenfasern
im Wirbelkanal

hinteres
Längsband

Abb. 4   Die Anatomie der Wirbelkörper von der Seite (a) und von oben (b). Wirbelkörper mit
austretenden Nerven (c).

führen von der dem Ausleger gegenüberliegenden Seite zum Gegengewicht und verhindern, daß er nach vorne umkippt.

Der Wirbelkanal: Wirbelbögen, Querfortsätze, Dornfortsätze

Betrachten wir einen Wirbelkörper von oben und der Seite, dann erkennen wir, daß rechts und links von den Wirbelkörpern halbmondförmige, knöcherne Bögen abgehen, von denen ein Teil sich zur Seite hin verbreitert und dort in kleine Fortsätze ausläuft (Querfortsätze). Ein anderer Teil dieses knöchernen Bogens läßt sich weiter nach hinten verfolgen und vereinigt sich mit dem gegenüberliegenden spiegelbildlichen Bogen zu einem knöchernen Ring. An diesem knöchernen Ring hat sich ein kräftiger Knochenvorsprung entwickelt, der als Dornfortsatz bezeichnet wird. Wenn Sie mit Ihrer Hand an die Halswirbelsäule greifen, ertasten Sie die am weitesten nach hinten ausladenden Teile der Wirbel, die Dornfortsätze.

Die Wirbelbögen und die daran ansetzenden Dorn- und Querfortsätze haben mehrere Aufgaben. Zuallererst schützen sie das sehr empfindliche Rückenmark, das Hunderttausende von Nervenbündeln enthält und die Kommunikation zwischen dem Gehirn und unserem restlichen Körper sicherstellt. Darüber hinaus ist das Rückenmark auch Teil des zentralen Nervensystems. Ihm kommt eine eigenständige Aufgabe bei der Steuerung vieler Funktionen zu. So liegen zum Beispiel die Zentren für Blase und Mastdarm und ein Teil des Sexualzentrums im Wirbelkanal (s. S. 29–30). Da die einzelnen Wirbelbögen die Nerven weitgehend schützen, ist die Verletzungsgefahr bei äußeren Gewalteinwirkungen relativ gering. An den Knochenvorsprüngen setzt die Muskulatur an, ohne die wir nicht in der Lage wären, zu gehen und zu stehen.

Die kleinen Wirbelgelenke

An den Stellen, an denen die Wirbelbögen miteinander in Kontakt stehen, haben sich Gelenke ausgebildet. Man findet je zwei Gelenke an den Ober- und den Unterseiten der Wirbelbögen (Abb. 4). Die Vielzahl der Gelenke ermöglicht eine exakte Feinabstimmung aller Bewegungen, die wir mit der Wirbelsäule ausführen. Gleichzeitig verhindern sie Bewegungsausschläge, bei denen das Rückenmark oder die seitlich austretenden Nerven geschädigt werden könnten. Der Aufbau der kleinen Wirbelgelenke entspricht dem anderer Gelenke. Die Kontaktflächen sind von völlig glattem, weißlich schimmerndem Glasknorpel überzogen und können sich fast widerstandslos gegeneinander verschieben. Die Gleitfähigkeit wird durch eine Flüssigkeit, die von der Gelenkinnenhaut gebildet wird, verbessert. In den bindegewebigen Kapseln der Wirbelgelenke befindet sich eine Vielzahl sehr empfindlicher Schmerznerven. Sie geben dem Rückenmark und dem Gehirn »Nachricht«, sobald eine Überlastung, eine Gewalteinwirkung oder ein anderer Krankheitsprozeß die normale Funktion der Wirbelsäule stört. Sie sind sensible Meßfühler, die sich bereits bemerkbar machen, bevor ein ernster Schaden eingetreten ist. Langfristig sind ihre Signale für den Körper lebensnotwendig, kurzfristig können sie sehr unangenehm werden. Ein großer Teil der akuten Wirbelsäulenschmerzen ist auf eine Reizung dieser Nervenfasern zurückzuführen.

Bandscheiben und kleine Wirbelgelenke – die »Bewegungseinheit«

Würden die einzelnen Wirbelkörper direkt aufeinanderliegen, dann wären die Wirbelgelenke dauernd einem hohen Druck ausgesetzt. Sie würden schon binnen kurzer Zeit verschleißen. Die Natur hat zwischen die einzelnen Wirbelkörper einen Platzhalter und Puffer eingebaut, den man umgangsprachlich am besten als »Stoßdämpfer« bezeichnen kann: Es handelt sich um die Bandscheiben. Sie bestehen aus einem knorpeligen und gallertigen Gewebe, das einen hohen Anteil Flüssigkeit enthält. Dieses Gewebe ist rundherum von einem sehr kräftigen faserigen Ring umgeben. Durch die straffe Einfassung der Bandscheibe wird der Gewebedruck nach oben und unten gerichtet. Im weitesten Sinne wirkt sie wie eine Hydraulik (Abb. 5).

Da die Höhe der Bandscheibe den Abstand zwischen den einzelnen Wirbelkörpern bestimmt, führt eine Elastizitätsminderung der Bandscheibe oder die Verringerung ihrer Höhe gleichzeitig zu einer Druckerhöhung in den Wirbelgelenken. Die Bandscheibe kann ihre Aufgabe nur erfüllen, wenn sie immer mit frischen Nährstoffen versorgt wird und sich regenerieren kann. Die direkte Umgebung der Bandscheibe ist gut durchblutet. Das gallertige Gewebe entnimmt Nährstoffe und Flüssigkeit aus dem Blut. Die Bandscheibe braucht diese dauernde Auffrischung, da sie während ihrer Belastung Flüssigkeit abgibt und »ermüdet«. Sie haben vielleicht selbst bemerkt, daß Sie morgens größer sind als abends. Auch mit den Jahren werden wir kleiner. Die Höhenminderung der Bandscheiben bleibt nicht ohne Auswirkung auf die kleinen Wirbelgelenke. Je höher die Bandscheibe, desto geringer ist der Druck in den kleinen Wirbelgelenken. Nimmt die Höhe des Puffers ab, so wächst die Belastung in den empfindlichen Wirbelgelenken. Sie sind die »Leidtragenden« der Bandscheibenabnutzung. Viele chro-

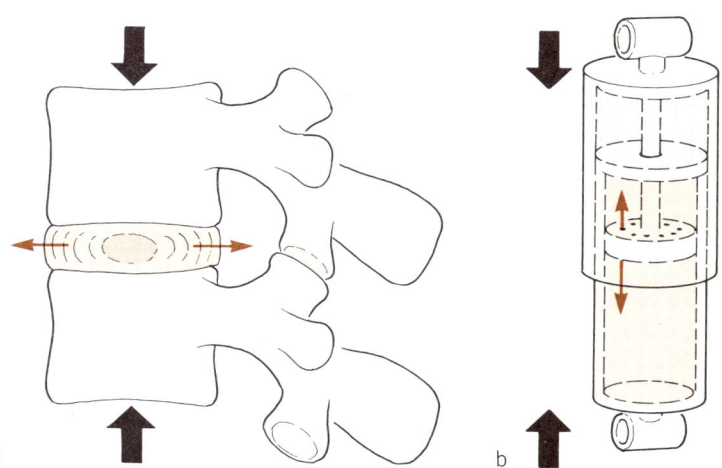

Abb. 5   Die Bandscheiben lassen sich mit einem Stoßdämpfer vergleichen. Sie halten den
          Abstand zwischen den Wirbelkörpern und federn die Belastungen ab.

nische Beschwerden der Lendenwirbelsäule, die zwar nicht gefährlich, aber
sehr lästig sind, entstehen aus der Höhenminderung der Bandscheiben und
der Überbelastung der kleinen Wirbelgelenke (Abb. 21, S. 59).

Bänder und Muskulatur

Der Zusammenhalt zwischen den Wirbelkörpern wird durch ein
ganzes System bindegewebiger Bänder gewährleistet. Am wichtigsten sind
die sich vor und hinter dem Wirbelkörper ausspannenden Längsbänder, die
mit dem Knochen verwachsen sind (Abb. 4, S. 22). Sie haben die Aufgabe, die
Wirbelsäule bei der Bewegung zu stabilisieren. Daneben hemmen sie Extrembewegungen und bewahren die Bandscheiben vor einer Überbelastung.
Sie sind eine zweite Sicherung, die das Rückenmark vor einem stärkeren
Vordringen des Bandscheibengewebes in den Wirbelkanal schützt. Zusätzlich spannen sich weitere Bänder zwischen den Wirbelbögen, den Quer- und
Dornfortsätzen aus.

Während die Bänder unsere Wirbelsäule ohne unser Zutun, d.h.
passiv, stabilisieren, erfüllt die Muskulatur diese Aufgabe aktiv. Dabei
bedient sie sich eines doppelten Regelmechanismus. Einerseits wird sie
unwillkürlich über unser Zentralnervensystem gesteuert, so daß wir nicht

dauernd daran denken müssen, uns gerade zu halten und aufrecht zu gehen. Andererseits können wir unsere Muskulatur bewußt einsetzen.

Sobald wir uns bücken, vorneigen, aufrichten oder uns »hängen lassen«, haben wir zuvor über unser Großhirn einen Befehl an die Muskulatur gegeben. Wir beeinflussen damit ihre Ruhespannung und verändern unsere normale Haltung.

Im allgemeinen wird die Aufgabe der Wirbelsäulenmuskulatur unter- und die der Bandscheibe überschätzt. Nur selten wird von einer Muskelschwäche der Wirbelsäule und nie von einer »Muskelkrankheit« gesprochen, obwohl viele Wirbelsäulenbeschwerden auf ein unzureichendes Training dieser Muskelgruppen zurückgehen. Damit die Wirbelsäule trotz des größeren Gewichts von Bauch und Brust im Lot stehen kann, braucht sie eine kräftige Rückenstreckmuskulatur (Beispiel: Kran, s. Abb. 6). Die Muskeln bilden sich jedoch nicht von selbst, sondern nur durch ihren Gebrauch.

Ein indirekter Beweis für die Bedeutung der Muskulatur ist der Erfolg, den fast alle Gymnastiksysteme bei der Behandlung chronischer Rückenschmerzen haben. Es ist nahezu unerheblich, nach welcher Methode geübt wird, die verschiedenen Gymnastikschulen mögen unterschiedliche Vor- oder Nachteile haben, entscheidend ist, daß die Muskulatur gekräftigt wird. Hinzu kommt eine veränderte Einstellung zum eigenen Körper. Sobald man erkannt hat, daß die Gesundheit nicht käuflich ist und man selbst etwas für seinen Rücken tun muß, geht man anders mit den eigenen Beschwerden um. Nur mit dieser inneren Überzeugung bringt man die Geduld auf, um sich regelmäßig körperlich fit zu halten.

Rückenmark und Wirbelsäulennerven – Der segmentale Aufbau der Wirbelsäule

Das Rückenmark und die davon ausgehenden Nerven sind die empfindlichsten Strukturen der Wirbelsäule. Um den Aufbau der Wirbelsäule besser zu verstehen, gehen wir ein Stück auf dem Weg der menschlichen Evolution zurück. Unser Stammbaum läßt sich über Millionen Jahre – viel weiter als bis zum ersten Auftreten des Menschen – zurückverfolgen. Wir können auch die einfachen Wirbeltiere zu unseren entfernten Vorfahren rechnen. Die Anatomie der Wirbeltiere läßt sich gut an unseren heutigen Fischen studieren. Das Skelett eines Fisches kann uns das Verständnis der menschlichen Wirbelsäule und der austretenden Nerven erleichtern. Ich hoffe, Sie verzeihen mir den Ausflug in die Küche:

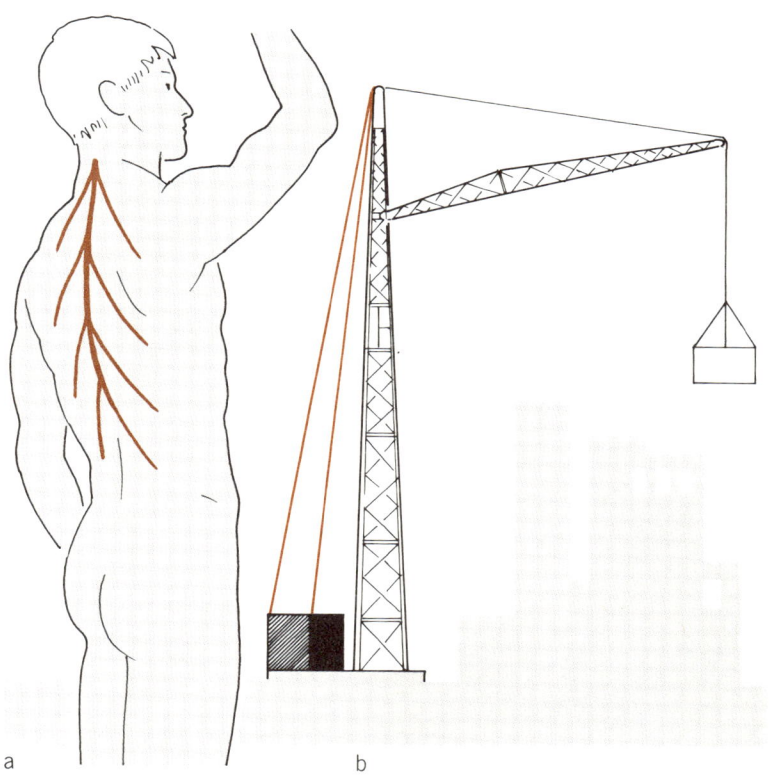

Abb. 6   Die Rückenstreckmuskulatur ist für die aufrechte Haltung der Wirbelsäule verant-
           wortlich. Sie bildet ein Gegengewicht zu Brust und Bauch.

Wenn Sie einen gedünsteten, nicht zerlegten Fisch, zum Beispiel
eine Forelle, während Ihres Mittagsmahls von der Haut befreit haben, dann
sehen Sie, daß zu jedem Wirbelkörper rechts und links eine Lamelle weißen
Fischfleisches gehört. Auf dieser relativ niedrigen Entwicklungsstufe der
Tiere sind der Wirbelkörper, der aus dem Rückenmark kommende Nerv und
die dazugehörige Muskulatur (das lamellenartig aussehende Fischfleisch)
eine Einheit. Zwischen je zwei Wirbelkörpern tritt ein Nerv aus, der nur für
ein spezielles Muskelsegment verantwortlich ist (segmentaler Aufbau). Obwohl in der Menschheitsentwicklung Millionen Jahre vergangen sind, hat
sich der prinzipelle Aufbau unseres Nervensystems kaum geändert. Wie Sie
auf Abbildung 7 sehen, verlassen die Nerven auch bei uns seitlich die
Wirbelsäule. Im Bereich der Brustwirbelsäule ist die segmentale Gliede-

rung am besten erhalten. Hier laufen die Nerven bogenförmig um den Körper herum und leiten die »Befehle« an die für die Atmung zuständigen Zwischenrippenmuskeln weiter. Ein anderer Teil dieser Nerven ist für den Empfang und die Weiterleitung von Reizen und Körperempfindungen an das Rückenmark und Gehirn verantwortlich (sensible Nervenfasern).

An den Armen und Beinen ist dieses Bauprinzip scheinbar außer Kraft gesetzt. Spreizen wir jedoch die Arme und Beine ab, dann stellen wir fest, daß die Haut und die Muskeln jeweils von einem speziellen Nerven versorgt werden (Abb. 7). So läuft der fünfte Lendenwirbelkörpernerv, der seitlich aus dem untersten Lendenwirbelsegment austritt, bis an die Außenseite des Unterschenkels. Macht man sich die Mühe, das Prinzip des Aufbaus zu rekonstruieren, dann leuchtet es ein, daß die Beeinträchtigung eines bestimmten Nerven immer von einem bestimmten Gefühlsausfall oder

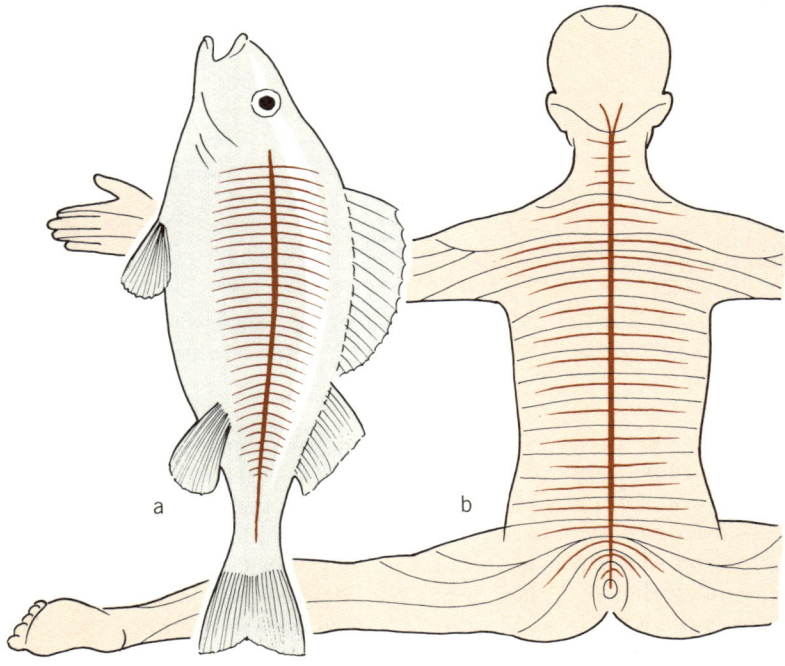

a   b

Abb. 7   Der segmentale Aufbau von Wirbelsäule und Nervensystem. Bei einem Fisch lassen sich zu jedem Wirbelsegment rechts und links ein Nerv und eine Muskellamelle zuordnen (a). Die Versorgung der Muskulatur und der Haut des Menschen folgt dem gleichen Prinzip (b).

einer speziellen Lähmung begleitet wird. Sie haben am Anfang des Buches einen Patienten mit einem Bandscheibenvorfall kennengelernt, bei dem sich innerhalb kürzester Zeit eine Gefühlsstörung und eine Lähmung der Fußhebermuskulatur entwickelt hatte. Die Nervenschädigung ging von einem Bandscheibenvorfall zwischen dem fünften Lenden- und dem ersten Kreuzbeinwirbelkörper aus.

Die Wirbelsäulennerven sind bei ihrem Austritt aus dem Wirbelkanal gut geschützt. Da sie jedoch sehr empfindlich sind, kann es vorkommen, daß sie durch Bandscheibengewebe oder kleine Knochenvorsprünge gereizt oder sogar ernsthaft geschädigt werden. Je nach der Schwere der Beeinträchtigung entstehen »nur« Rückenschmerzen (Lumbalgie), Schmerzen im Verlauf des Ischiasnerven (Ischialgie) oder eine Gefühls- und Muskellähmung.

Etwa in Höhe des zweiten Lendenwirbelkörpers endet unser Rückenmark. Daran schließen sich die gebündelten Nervenfasern an, die unseren Körper mit Gefühl und Bewegung versorgen. Die alten Anatomen haben sie als »Pferdeschwanz« (Cauda equina) bezeichnet.

Das Rückenmark ist nicht nur eine Anhäufung von Nervenfasern, es hat auch die Aufgabe, Körperfunktionen zu steuern. Hierzu gehören die unwillkürliche Koordination der Muskulatur, die Verteilung ihrer Spannung, die Förderung oder Hemmung geplanter Bewegungen und die Kontrolle von Blase und Mastdarm. Die Entleerung von Blase und Mastdarm wird über Nervenzentren im Wirbelkanal gesteuert. Diese unterliegen einer willkürlichen Kontrolle durch unser Großhirn. Erst wenn das Gehirn der Muskulatur des Blasenhalses oder des Schließmuskels den Befehl zur Freigabe erteilt, tritt die Entleerung ein. Auch unsere sexuelle Reaktion wird auf diese Weise gesteuert. Die Nervenzentren kontrollieren den Blutzufluß und die Funktion des Gliedes bzw. des Kitzlers und der Scheide. Durch eine bewußte oder instinktive Beeinflussung, die über das Großhirn vermittelt wird, verändert sich der Blutabfluß. Die bis dahin geöffneten Venen, die das Volumen der Schwellkörper regulieren, werden vom Sexualzentrum geschlossen. Das männliche Glied versteift, das Volumen des Kitzlers und der Schamlippen nimmt zu. Wir sind uns dieses Regelsystems nicht bewußt. Die Natur hat Liebe und Fortpflanzung so eingerichtet, daß sie auch ohne das Wissen um die Theorie funktionieren. Bedeutung bekommt dieser Funktionskreis bei einem Bandscheibenvorfall zwischen dem zweiten und dritten Lendenwirbelkörper, einer Querschnittslähmung oder der direkten Schädigung des Nervenzentrums im Kreuzbein. Dabei kann das Steuerungszentrum für Blase, Mastdarm und Sexualfunktion innerhalb kürzester Zeit geschädigt oder von dem übergeordneten Gehirn abgekoppelt werden. Ein

Patient, der einen Bandscheibenvorfall mit den entsprechenden Ausfällen erlitten hat und nicht innerhalb kürzester Zeit operiert wird, behält mit Wahrscheinlichkeit eine Schwäche des Afterschließmuskels, der Harnblase mit anhaltender Inkontinenz und eine Störung der sexuellen Funktion zurück.

Die Folge einer schweren Quetschung oder einer starken Schädigung des Rückenmarks ist die Querschnittlähmung. Die unterhalb der Schädigungsstelle befindlichen Körperteile verlieren den Kontakt mit dem Großhirn und den zentral gelegenen Teilen des Rückenmarks. Sie werden gefühl- und bewegungslos. Liegt die Schädigung des Rückenmarks in Höhe der Halswirbelsäule, dann entsteht eine Vier-Extremitäten-Lähmung, das heißt der Betroffene wird fast völlig bewegungsunfähig.

Das Kreuzbein: Fundament der Wirbelsäule

Die Lendenwirbelsäule ist über den fünften Lendenwirbelkörper und die darunterliegende Bandscheibe mit dem Kreuzbein verbunden. Die fünf Kreuzbeinwirbel waren ursprünglich selbständig. Sie verschmolzen im Laufe der Entwicklungsgeschichte miteinander. Die obere, der Bandscheibe zugewandte Begrenzung des Kreuzbeins ist leicht nach vorne abgeknickt. Sie ist relativ groß und bietet der auf ihr stehenden Lendenwirbelsäule einen guten Halt. Seitlich der verwachsenen Kreuzbeinwirbel treten die Nerven des »Pferdeschwanzes« durch die runden Austrittslöcher und vereinigen sich zum Ischiasnerven. An die untere Spitze des Kreuzbeins schließen sich drei bis vier Steißbeinwirbel an. Es sind die Übrigbleibsel unseres verkümmerten Schwanzes. Wir bemerken das Steißbein nur, wenn wir uns unsanft auf den Po setzen oder hinfallen und dann einige Tage oder Wochen nicht richtig sitzen können.

Die Kreuzbeinwirbel sind zu einem sehr kräftigen Knochen verschmolzen, der ungefähr die Form eines Dreiecks mit einer nach unten gerichteten Spitze hat. Die beiden seitlichen Begrenzungen werden von großen und unregelmäßig geformten Gelenkflächen gebildet, die die Verbindung zu den beiden Darmbeinschaufeln herstellen. Die Gelenkflächen der Darmbeinschaufeln und des Kreuzbeines sind exakt aufeinander abgestimmt. Diese Gelenke lassen nur minimale Bewegungen zu und sind durch straffe Bänder gesichert. Kaum ein medizinischer Laie ist sich der Existenz der Kreuz-Darmbein-Gelenke bewußt. Im täglichen Leben bemerken wir sie nicht. Dabei erfüllen sie eine wichtige Aufgabe. Das Gewicht unseres Oberkörpers wird unter ihrer Mitwirkung von den Darmbeinschaufeln übernommen, die es auf die Hüftköpfe weiterleiten (Abb. 8). Die Kreuz-Darmbein-

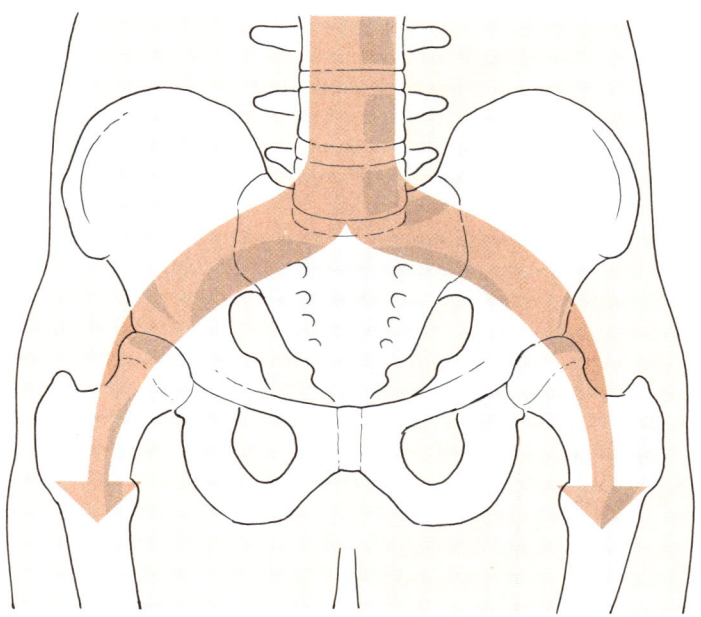

Abb. 8   Die Kreuz-Darmbein-Gelenke übernehmen die Last der Wirbelsäule und leiten sie an
die Hüftgelenke weiter.

Gelenke ziehen erst unsere Aufmerksamkeit auf sich, wenn sie ihre Aufgabe
wegen einer Bandlockerung, einer Abnutzung oder einer Entzündung nicht
mehr erfüllen können.

Eine besondere Bedeutung kommt diesen Gelenken während der
Schwangerschaft zu. Mit der hormonalen Umstellung werden die Bänder
dehnbarer, die straffe Verbindung zwischen Kreuz- und Darmbein wird
flexibler. Die Gewebeauflockerung ermöglicht dem Kreuz- und Steißbein,
ihre Position geringfügig zu verändern. Das Baby kann dadurch den Ge-
burtskanal, der von den Schambeinen, den Sitzbeinen und dem Kreuz- und
Steißbein gebildet wird, leichter verlassen. Wären diese Gelenke völlig ver-
knöchert, dann könnten sie nicht nachgeben und würden im Falle einer zu
kleinen Öffnung den Austritt des Köpfchens durch die Scheide verhindern
und das Leben des noch Ungeborenen gefährden.

In seltenen Fällen kann während der Schwangerschaft eine
schmerzhafte Reizung in einem oder beiden Kreuz-Darmbein-Gelenken entstehen, die sich nach der Entbindung im allgemeinen zurückbildet.

Menschen, die von einer alters- oder unfallbedingten Abnutzung dieses Gelenkes betroffen sind, klagen vor allem über ziehende Schmerzen bei Wetterwechsel, nach langem Stehen oder bei schweren Arbeiten.

Die Hüftgelenke und die Haltung der Wirbelsäule

Obwohl die Hüftgelenke auf den ersten Blick nichts mit der Wirbelsäule zu tun haben, sollen sie kurz Erwähnung finden. Fast an jeder Vorneigung des Oberkörpers sind auch unsere Hüftgelenke beteiligt. Wir bemerken davon kaum etwas und haben das Gefühl, nur den Oberkörper vorzubeugen. Die Vorneigung entsteht aus einem Zusammenspiel von Wirbelsäule und Hüftgelenken. Ich bin immer wieder erstaunt, wie weit ein Patient mit einer versteiften Wirbelsäule den Oberkörper nach vorne beugen kann. Manchmal fehlen nur wenige Zentimeter zwischen den Fingerspitzen und dem Fußboden. Die Bewegung in den Hüftgelenken täuscht eine Flexibilität

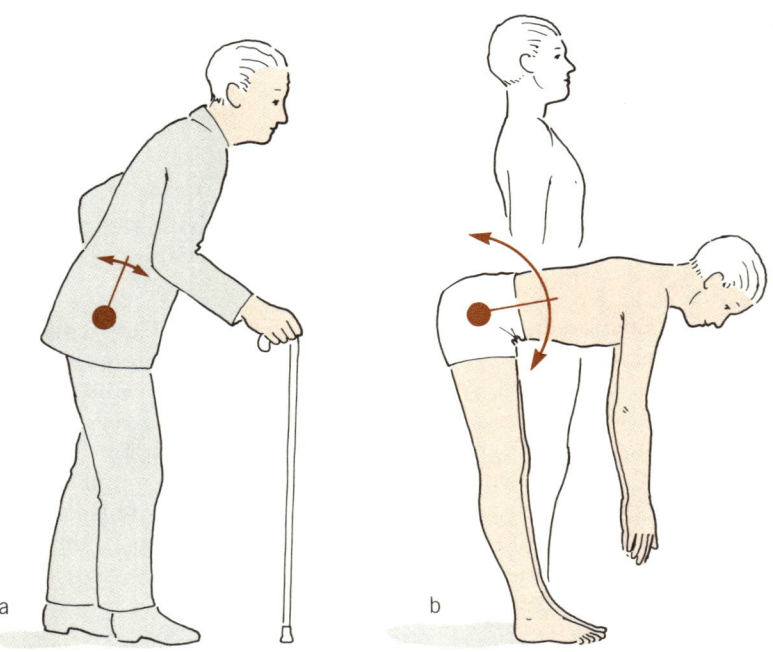

a   b

Abb. 9   Die Funktion der Hüftgelenke beeinflußt die Körperhaltung (a). Gut bewegliche Hüftgelenke können eine Einsteifung der Wirbelsäule zum Teil ausgleichen (b).

der Wirbelsäule vor (Abb. 9). Andererseits beeinflussen Erkrankungen oder Bewegungseinschränkungen der Hüftgelenke auch die Wirbelsäule.

Erinnern Sie sich an Ihren letzten Museumsbesuch oder betrachten Sie die nebenstehende Grafik. Der alte Mensch ist auf den Gemälden durch die vorgeneigte Haltung und einen mitgeführten Stock charakterisiert. Die alters- und osteoporosebedingte Vorbeugung der Brustwirbelsäule (die im Volksmund respektlos »Witwenbuckel« genannt wird) ist nur eine Ursache dieser Körperhaltung. Sie wird in den meisten Fällen durch einen Hüftgelenkverschleiß hervorgerufen. Da die Hüfte bei der Arthrose nicht mehr vollständig gestreckt werden kann, muß das Becken stärker gekippt und die Wirbelsäule vorgeneigt werden. Der ältere Mensch versucht, die Vorneigung mit einem stärkeren Hohlkreuz zu kompensieren und sich aufzurichten. Das geht nur kurze Zeit, denn die Hohlschwingung der Lendenwirbelsäule belastet die kleinen Wirbelgelenke, die sich durch anhaltende Schmerzen bemerkbar machen und erneut die Vorneigung erzwingen. Menschen, die an einer ausgeprägten Hüftgelenkarthrose leiden, sind ohne Behandlung nicht mehr in der Lage, die Fehlstellung der Hüfte durch die verstärkte Aufrichtung der Wirbelsäule auszugleichen. Früher sprachen die Ärzte vom Hüftübel der Alten (Malum coxae senile) als einer schicksalhaften Erkrankung. Der Gehstock hat seine Bedeutung als ständiger Begleiter älterer Menschen zum großen Teil verloren. Die operative Korrektur von Fehlstellungen des Hüftgelenks durch den Einbau von Kunstgelenken läßt auch Patienten mit schweren Hüftleiden wieder aufrecht gehen.

≡ Der Blick nach innen: Vom Röntgen zur Kernspintomographie

Etwa 100 Jahre ist es her, als *Conrad Röntgen* mit den von ihm entdeckten X-Strahlen eine echte Revolution in der Medizin einleitete. Röntgen erkannte 1895, daß von radioaktiven Stoffen Strahlen ausgehen, die in der Lage sind, kompakte Strukturen zu durchdringen und ein Bild auf lichtempfindlichen Platten zu erzeugen. Mit Hilfe der »Röntgenstrahlen« wurde es den Ärzten erstmals ermöglicht, einen Blick in das Innere des Körpers zu werfen. Bis zu diesem Zeitpunkt gab nur die Operation oder eine Leichenöffnung Gelegenheit, den Krankheitsprozeß am betroffenen Organ zu studieren.

Da Eingriffe an der Wirbelsäule wegen der Gefahr einer irreparablen Schädigung des Rückenmarks und einer Querschnittslähmung nur in extremen Ausnahmefällen gemacht wurden, blieben die Erkenntnisse über die Erkankungen der Wirbelsäule vor der Entdeckung der »X-Strahlen« sehr gering. Das Röntgen erweiterte das diagnostische Spektrum erheblich. Durch verfeinerte Spezialtechniken wurde die Aussagekraft der Bilder erhöht. Es blieb mehr als sieben Jahrzehnte das bevorzugte technische Untersuchungsverfahren.

Sie sehen auf der nebenstehenden Abbildung ein Röntgenbild (Abb. 10). Die linke Abbildung zeigt die Wirbelsäule in der Aufnahme von vorne, die rechte von der Seite. Da die Röntgenstrahlen fast ungehindert durch die Weichteile dringen, bildet sich nur der weniger strahlendurchlässige Knochen ab.

Die Aufnahme von vorne zeigt, wie die einzelnen Wirbelkörper in einer Linie tonnenförmig übereinander aufgebaut sind. Rechts und links von den Wirbelkörpern gehen die Querfortsätze ab. In der Mitte, etwas unterhalb der Grundplatten, sehen Sie längs verlaufende, leicht ovale Strukturverdichtungen; es handelt sich um die Dornfortsätze. Unter dem fünften Lendenwirbelkörper beginnt das Kreuzbein. Rechts und links des Kreuzbeins sehen Sie eine unregelmäßig verlaufende, leicht aufgehellte Linie. Das sind die Kreuz-Darmbein-Gelenke.

Die seitliche Aufnahme bringt die Bandscheibenräume besser zur Darstellung. Sie trennen die Wirbelkörper, die in einer harmonischen Linie übereinanderstehen, voneinander. Direkt hinter den Wirbelkörpern verläuft der Wirbelkanal. Die Nerven sind auf dem Röntgenbild unsichtbar. Die rückseitige Begrenzung wird durch die Wirbelgelenke und die relativ großen, ausladenden Dornfortsätze gebildet. Das Kreuzbein zeigt halbmondförmig nach unten und mündet in das Steißbein ein.

Auf der seitlichen Aufnahme stellen sich Erkrankungen des Knochens dar. Abnutzungen der Bandscheibe lassen sich indirekt an einer Verringerung ihrer Höhe erkennen. Der betroffene Wirbelzwischenraum ist niedriger als die Nachbarsegmente. Die mit einer Bandscheibenabnutzung einhergehende Arthrose der Wirbelgelenke zeigt sich durch eine Strukturverdichtung und kleine knöcherne Ausziehungen dieser Gelenke. Auch Verschiebungen einzelner Wirbelkörper gegeneinander (Wirbelgleiten) lassen sich im Röntgenbild erkennen. Haben sich an den oberen und unteren Begrenzungen der Wirbelkörper Knochenanbauten gebildet, dann läßt sich daraus auf eine stärkere Abnutzung schließen. Allerdings erlaubt das Röntgenbild keine Aussage darüber, ob der Patient wegen dieser Veränderungen unter Schmerzen leidet. Ich muß oft genug feststellen, daß Patienten mit röntgenologisch hochgradigen Veränderungen, die nur durch Zufall festgestellt wurden, völlig beschwerdefrei sind. Andererseits darf ein unauffälliges Röntgenbild nicht dazu verleiten, den Patienten als völlig gesund anzusehen.

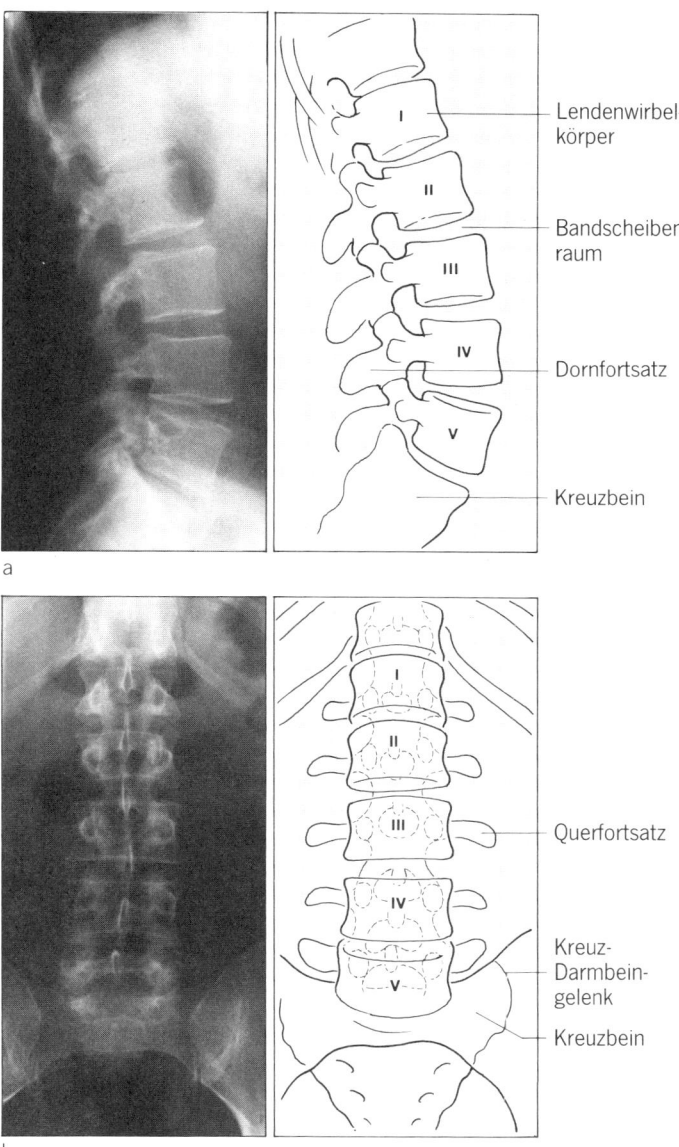

Abb. 10a Röntgenbild der Wirbelsäule von der Seite.
       b Röntgenbild der Lendenwirbelsäule von vorne.

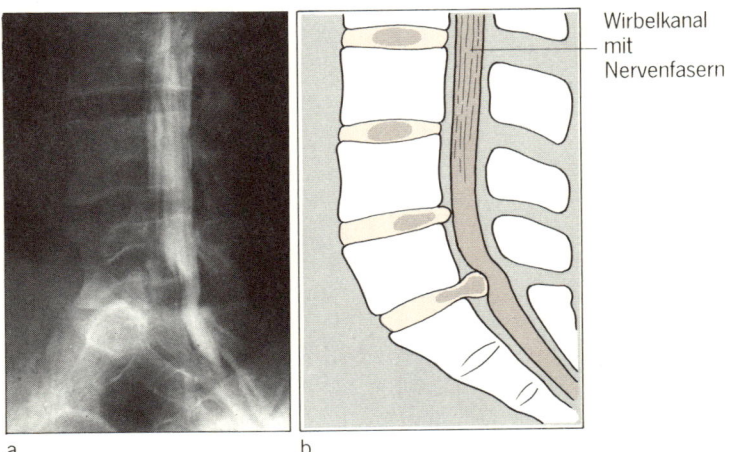

Wirbelkanal
mit
Nervenfasern

a   b

Abb. 11   Myelographie der Lendenwirbelsäule. Die Bandscheiben zwischen dem 4. und 5.
Lendenwirbel sowie dem 5. Lendenwirbel und dem 1. Kreuzbeinwirbel wölben sich
gegen den Nervenschlauch vor.

Während sich der Knochen gut abbildet, besteht der wesentliche
Nachteil des Röntgens darin, daß die Strukturen, die uns besonders interessieren – die Nerven und die Bandscheiben –, strahlendurchlässig sind. Es
gibt aber eine Möglichkeit, die im Wirbelkanal laufenden Nerven bis zu
ihrem Austritt aus der Wirbelsäule mit Hilfe des Röntgenverfahrens sichtbar zu machen. Hierzu wird ein Kontrastmittel mit einer feinen Nadel in den
Wirbelkanal gespritzt. Die Flüssigkeit verteilt sich und umspült die Nerven,
die sich nun als linienförmige Aufhellungen verfolgen lassen (Myelographie). Ein Bandscheibenvorfall oder ein Knochenanbau gibt sich durch eine
Aussparung des Kontrastmittels zu erkennen (Abb. 11). Die Untersuchung
ist für den Patienten unangenehm und nicht nebenwirkungsfrei. Da der
innere Druck der Nervenflüssigkeit im Wirbelkanal durch die Punktion und
die anschließende Zugabe des Kontrastmittels verändert wird, können Rei-
zungen der empfindlichen weichen Hirnhäute entstehen, die das Rückenmark und das Gehirn umkleiden. Heftige Kopfschmerzen, die erst nach
einigen Tagen abklingen, sind eine nicht seltene Komplikation.

Eine anderes Verfahren zur Darstellung der Bandscheibe ist die
Einspritzung eines Kontrastmittels direkt in den Bandscheibenraum. Man
bezeichnet es als Diskographie. Das Kontrastmittel breitet sich im punktier-
ten Bandscheibenraum aus. Im Röntgenbild lassen sich nun die Begrenzun-

gen der Bandscheibe und ein Vorfall erkennen. Da auch die Diskographie den Patienten belastet, bleibt sie ausgewählten diagnostischen Fragestellungen vorbehalten.

Nach sieben Jahrzehnten der Vorherrschaft des »einfachen« Röntgens und aller darauf aufbauenden Spezialuntersuchungen wurde in den 70er Jahren die Computertomographie eingeführt. Zwar beruht sie ebenfalls auf der Anwendung ionisierender Strahlen, sie hat gegenüber dem konventionellen Röntgen jedoch wesentliche Vorteile. Mit ihr können auch die Weichteile, die Bandscheiben, einzelne Nerven und die Muskulatur sichtbar gemacht werden (Abb. 12). Im allgemeinen ist die Einspritzung von Kontrastmitteln nicht erforderlich. Darüber hinaus läßt sich mit der Computertomographie eine dreidimensionale Darstellung erreichen. Während das Röntgenbild mit einem Schattenriß zu vergleichen ist, in dem sich allenfalls aus der unterschiedlichen Helligkeit Schlüsse auf eine Erkrankung ziehen lassen, werden bei der Computertomographie gleichsam Schnitte durch den Körper gelegt. Je nach Fragestellung können diese Schnitte in unterschiedlichem Abstand plaziert werden. Sie sehen auf Abbildung 12 die Computertomographie einer Lendenwirbelsäule. Die Bilder zeigen den Bandscheibenraum zwischen dem vierten und fünften Lendenwirbelkörper. Sie können deutlich das Nervengewebe des »Pferdesschwanzes« und die rechts und links aus der Wirbelsäule laufenden Nerven von der Bandscheibe und dem Wirbelkörper unterscheiden.

Kommt ein Patient mit sehr starken Rückenschmerzen und einer Ischiasreizung zum Arzt, dann läßt sich mit Hilfe der Computertomographie eine nähere Aussage über die Ursache der Schmerzen machen. Man erkennt, ob die Bandscheibe ihre normale Form verlassen hat und ein gelöstes Teil auf Nervengewebe drückt. Sie sehen auf Abbildung 12b einen solchen Befund. Die Bandscheibe hat sich ausgewölbt und engt den Wirbelkanal deutlich ein. Für den Arzt ergeben sich aus der Form des Bandscheibenvorfalles weitere Informationen. Er kann mit dem Patienten die Heilungsaussichten besprechen. Während eine kleine Vorwölbung oder ein nur gering ausgeprägter Vorfall ohne eine Nervenschädigung kein Grund zu besonderer Sorge ist, kann ein großer Bandscheibenvorfall ein operatives Vorgehen erzwingen.

Die Computertomographie ist sehr gut zur Abgrenzung chronischer Schmerzen geeignet, bei denen bisher ein Bandscheibenvorfall nicht ausgeschlossen wurde. Ein weiteres Einsatzgebiet sind Verletzungen der Wirbelsäule, deren Schwere auf einfachen Röntgenbildern leicht unterschätzt wird und die mit Hilfe der Computertomographie besser beurteilt werden können.

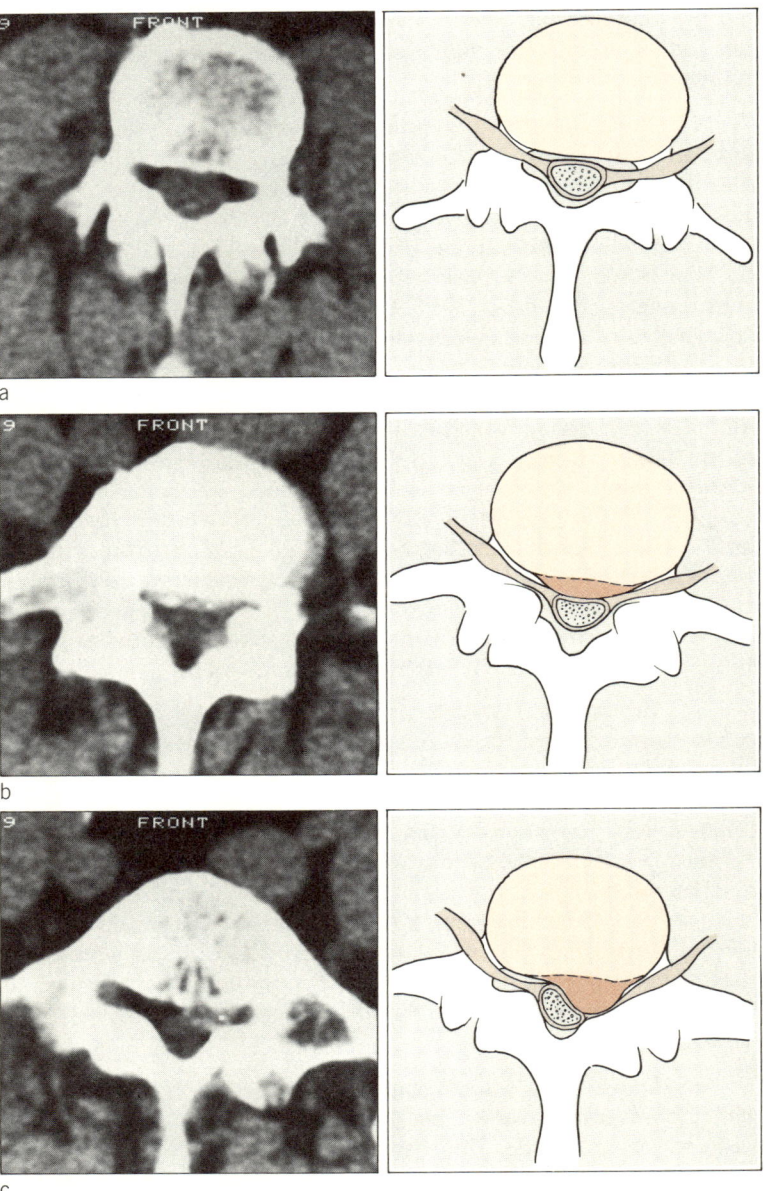

a

b

c

Abb. 12a Computertomographie eines normalen Wirbels; der Nervenschlauch liegt frei im
Wirbelkanal.
   b Die Bandscheibe wölbt sich leicht gegen den Nervenschlauch vor.
   c Bandscheibenvorfall, der den austretenden Nerv bedrängt.

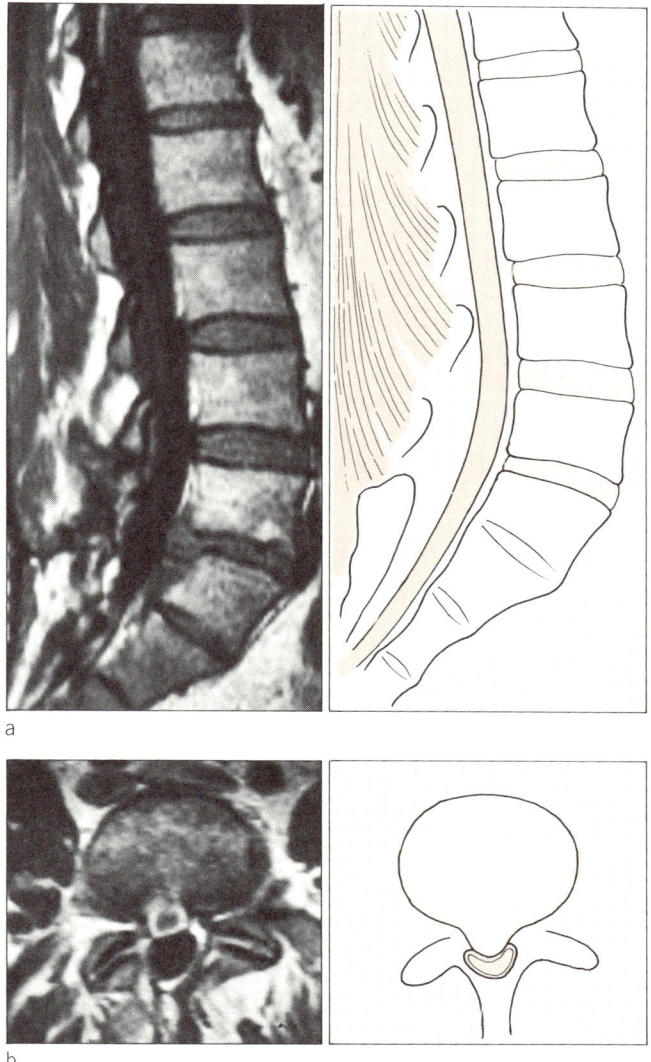

a

b

Abb. 13a Magnetresonanztomographie der Wirbelsäule von der Seite; Knochen und Weichteile
lassen sich gut erkennen.

   b Das Schnittbild zeigt einen ausgedehnten Bandscheibenvorfall, der den Nervenschlauch bedrängt. Links seitlich und hinter dem Nervenschlauch bildet sich Narben-
gewebe ab, das nach einer Voroperation entstanden ist.
Ich danke Herrn Dr. Halbsguth, Radiologe in Frankfurt/M., für die Zurverfügungstellung der Bilder

Einen erheblichen Fortschritt brachte die Einführung der Kernspintomographie (Magnetresonanztomographie) in den achziger Jahren, die Schnittbilder des Körpers ohne die Anwendung von Röntgenstrahlen liefert. Dieses Verfahren beruht auf der Messung und computerisierten Auswertung elektromagnetischer Wellen, die nach Anlage eines starken Magnetfelds den Körper verlassen und von einer Meßapparatur registriert werden. Die Kernspintomographie zeigt bereits frühzeitig abnützende Veränderungen der Bandscheibe, beispielsweise eine Verringerung des Wassergehaltes. Auch Bandscheibenvorfälle oder Vorwölbungen und kindliche Wachstumsstörungen (z. B. die Scheuermannsche Erkrankung) lassen sich mit dieser Untersuchung erkennen. Langfristig ist mit einer weiteren Verfeinerung der Diagnostik und einer Verkürzung der Untersuchungszeiten zu rechnen. Bis heute kann die Kernspintomographie das normale Röntgenbild und die Computertomographie nicht ersetzen. Ihr besonderer Wert erweist sich in der Diagnostik von Erkrankungen, die bisher nur unzureichend abgeklärt werden konnten; zu denken ist hier vor allem an Instabilitäten nach Wirbelverletzungen und an neurologische Leiden.

Gibt es eine Philosophie des Rückens ?

»Herr Doktor, ich glaube, mit meinem Rücken ist etwas nicht in Ordnung. Ich habe das Gefühl, daß ich etwas nach vorne gebeugt gehe und nicht gerade stehe. Was kann ich tun, damit mein Rücken nicht noch krummer wird?« Die Frage, die die 35jährige Patientin an mich richtet, ist durchaus nicht ungewöhnlich. Sie möchte eine aufrechte Wirbelsäule behalten und befürchtet, in höherem Alter gebeugt zu gehen. Sie setzt hinzu: »Wissen Sie, meine Mutter ist gerade 70 Jahre alt geworden, sie hat einen richtigen Buckel bekommen.«

Ich untersuche die Patientin und stelle fest, daß sie lediglich einen leichten Rundrücken hat; eine seitliche Verbiegung (Skoliose) fehlt. Dann bitte ich sie, sich ganz nach vorne zu beugen und zu versuchen, mit den Fingerspitzen den Boden zu berühren. Das gelingt ihr nicht ganz, aber es fehlen nur einige wenige Zentimeter. Wenn sie sich aufrichtet und den Kopf dabei zurücknimmt, verschwindet der Rundrücken der Brustwirbelsäule vollständig. Ich kann sie beruhigen: »Frau M., Sie haben einen leichten Rundrücken. Es kann sein, daß diese minimale Veränderung der Wirbelsäule anlagebedingt ist. Möglicherweise haben Sie in Ihrer Jugend eine Wachstumsstörung gehabt, die in der medizinischen Fachsprache als Scheuermannsche Erkrankung bezeichnet wird. Ein ernster Schaden ist nicht zurückgeblieben«.

Ich zeige ihr auf einer Wandtafel (Abb. 14), wie unterschiedlich die Wirbelsäule aufgebaut sein kann: »Auf den Zeichnungen sehen Sie verschiedene Haltungstypen von der Seite. Es gibt Menschen, deren Wirbelsäule kerzengerade ist. Man spricht von einem Flachrücken. Das zweite Bild zeigt eine Wirbelsäule, wie sie bei der Mehrheit der Menschen gefunden wird. Die Hohlschwingung der Halswirbelsäule geht in einen leichten Rundrücken der Brustwirbelsäule und ein »Hohlkreuz« der Lendenwirbelsäule über. Weiter rechts finden Sie einen stärkeren Rundrücken und ganz rechts einen hohlrunden Rücken, bei dem die Biegungen nach vorne und hinten deutlicher ausgebildet sind. Ihre Wirbelsäule liegt zwischen der normalen Form und dem Rundrücken, aber ich würde das nicht als krankhaft bezeichnen«.

Ich tue mich sehr schwer, einem Patienten zu erklären, was eine »normale Wirbelsäule« ist. Im allgemeinen bezeichnet man die Wirbelsäulenform als normal, die bei den meisten Menschen vorkommt – aber müssen deswegen andere Wirbelsäulenformen »anormal« oder sogar krankhaft sein? Ein Vergleich mit der Körpergröße macht das Problem deutlich. Die durchschnittliche Körpergröße aller Männer dürfte zwischen 1,75 und 1,80 Meter liegen. Ist deswegen ein Mann, der 1,65 Meter groß ist, oder ein

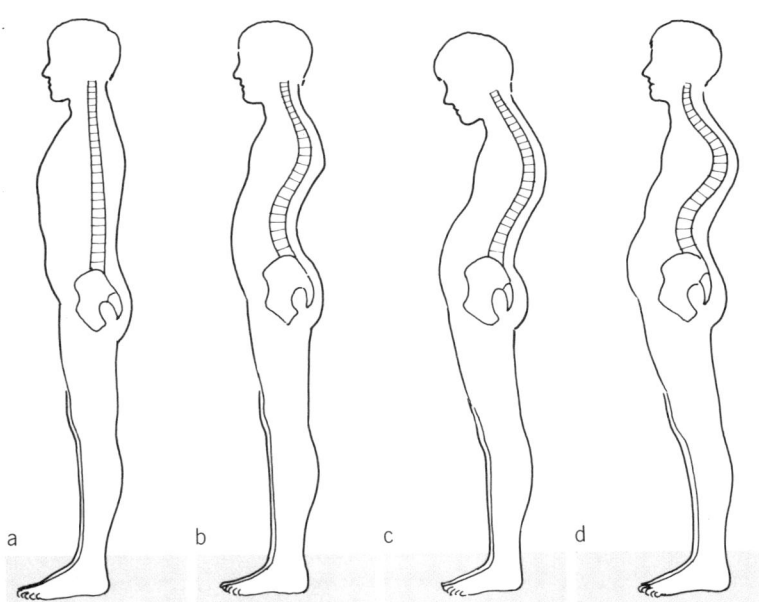

Abb. 14   Haltungstypen: Flachrücken (a), normale S-förmige Schwingung der Wirbelsäule (b), Rundrücken (c), hohlrunder Rücken (d).

anderer, der 1,98 Meter mißt, als unnormal oder krank zu bezeichnen? Mit Sicherheit nicht. Die Form der Wirbelsäule variiert. Sie gehört genauso zur Individualität eines Menschen wie die Länge der Nase oder die Stellung der Augen. Kein Augen- oder Hals-Nasen-Ohrenarzt würde deshalb auf den Gedanken kommen, eine Person mit einer langen Nase oder Schlitzaugen als krank oder behindert zu bezeichnen. Erst wenn die Form das Wohlbefinden und die Leistungsfähigkeit beeinträchtigt, ist die Grenze zum »Nicht-Normalen« oder sogar Krankhaften überschritten.

In diesem Sinne sind alle Wirbelsäulentypen der Abbildung 14 »normal«. Allein aus der Form ergibt sich kein Grund zur Sorge.

Betrachten Sie die Bilder noch einmal und überlegen Sie, welcher Wirbelsäule Sie am ehesten das Prädikat »schlechte Haltung« zuerkennen würden. Wahrscheinlich schneiden der runde und der hohlrunde Rücken am ungünstigsten ab. Die linke Skizze werden Sie am ehesten mit einer guten Haltung in Verbindung bringen. Diese Beurteilung ist verständlich, denn ein Mensch mit einem Flachrücken geht aufrecht und trägt den Kopf oben. Dagegen führt der Rundrücken zu einer Vorneigung, die optisch ungünstig

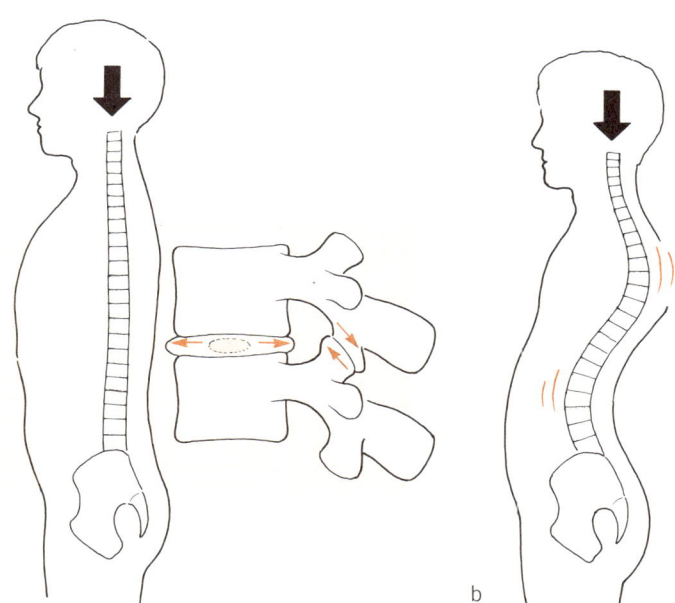

Abb. 15   Beim Flachrücken werden die Bandscheiben stärker axial belastet (a). Der normale
          Rücken verfügt durch die S-Form über einen zusätzlichen Federmechanismus (b).

wirkt. Unsere Sprache spiegelt die Bewertung der Körperhaltungen wider. Ich gehe auf dieses Problem in dem Kapitel über die Haltung noch einmal ein.

Doch zurück zum Flachrücken. Patienten mit dieser Wirbelsäulenform klagen besonders häufig über Rückenschmerzen: »Herr Doktor, ich kann überhaupt nichts mehr tragen. Sobald ich ein bißchen im Haushalt zupacke und meiner Frau helfe, zum Beispiel die Küche aufräume oder eine Wasserkiste aus dem Keller heraufhole, bekomme ich Schmerzen zwischen den Schulterblättern, die bis in die Lendengegend ziehen. Zwar halten die Schmerzen nicht lange an, aber am gleichen Tag kann ich keine körperlichen Arbeiten mehr verrichten. Ich muß die Wirbelsäule steif halten, jede Bewegung schmerzt«.

Die Beschwerden des 30jährigen Patienten sind verständlich. Da ihm die S-Form der Wirbelsäule fehlt, belastet er die Bandscheiben und Wirbelkörper vorwiegend axial, also von oben nach unten (Abb. 15). Dagegen erlaubt die doppelte Schwingung der S-Form, die Stellung der Wirbelkörper geringfügig horizontal (vor und zurück) zu verändern und die Bandscheiben und Gelenke zu entlasten. Das Heben und Tragen von Lasten beansprucht einen Flachrücken deutlich stärker als die geschwungene Wirbelsäule, die uns die Möglichkeit gibt, uns besser auf die Vorneigung einzustellen. Wird das Rückgrat durch falsche Hebe- und Tragetechniken zusätzlich beansprucht, dann sind Schmerzen fast unvermeidlich.

Die Beispiele machen deutlich, daß man die Frage, was ein »normaler« und gesunder Rücken ist, nicht schematisch betrachten darf. Nach Abschluß des Wachstums ist die Wirbelsäulenform festgelegt. Sie bestimmt die Haltung unseres Körpers und definiert unsere »individuelle Norm«. Wir können sie nur in sehr engen Grenzen beeinflussen. Je nach Stimmungslage und Aktivität werden wir eher stärker aufgerichtet oder leicht gebeut gehen.

Auch die Medizin ist kaum in der Lage, die Haltung im Erwachsenenalter zu verändern. Nur bei der schweren seitlichen Wirbelsäulenverbiegung, der Skoliose, und dem extremen Rundrücken ist eine operative Korrektur möglich. Der Eingriff ist kompliziert und nicht ungefährlich. Um die Wirbelsäule strecken und die Achse korrigieren zu können, müssen alle Muskeln und Bänder von der Wirbelsäule abgelöst und die kleinen Gelenke eröffnet werden. Danach richtet der Operateur die Wirbelsäule mit Metallstäben oder Platten und Schrauben auf (z. B. Verfahren nach Harrington).

Da die operative Begradigung den schweren Erkrankungen der Wirbelsäule vorbehalten bleibt, müssen wir mit der Wirbelsäulenhaltung vorliebnehmen, mit der uns die Natur ausgestattet hat. Das bedeutet natürlich nicht, daß wir darauf verzichten sollten, etwas für unseren Rücken zu tun und Kopf und Schultern hängen zu lassen. Ganz im Gegenteil. Wir haben die Möglichkeit, die Leistungsfähigkeit unserer Wirbelsäule zu verbessern, um Beschwerden vorzubeugen. Eine Änderung der knöchernen Gestalt erreichen wir damit jedoch nicht mehr.

≡ Was ist eine gute Haltung, und wovon hängt sie ab ?

In enger Verbindung mit der Frage nach dem gesunden Rücken steht die Forderung nach einer guten Haltung. Aber was ist eine »gute Haltung«? Wir hatten Schwierigkeiten, Gesundheit und Leistungsfähigkeit einer bestimmten Rückenform zuzuordnen. Auch ein Mensch mit einem Rundrücken ist somit gesund. Aber ist seine Haltung gut?

Im Erwachsenenalter spielt diese Frage eine geringere Rolle als in der Jugend. Ich muß immer wieder Eltern beraten, die ganz besorgt mit ihrem Sohn oder ihrer Tochter zu mir kommen und über die »schlechte Haltung« ihres Kindes klagen. Die Eltern berichten mir, daß ihre Kinder bei den Aufgaben und beim Essen schief säßen und sich »hängenließen«: »Wir wissen gar nicht mehr, was wir noch tun sollen. Wir sagen unserem Sohn immer wieder 'Sitz doch gerade', aber der Erfolg ist nur gering. Wenn wir ihn ermahnen, schaut er nur mürrisch, richtet sich auf, und nach spätestens zwei Minuten hat er die gleiche Stellung wieder eingenommen.«

Diese Schilderung der besorgten Eltern ist typisch. Nicht mehr Kind und noch nicht erwachsen, sind die Jugendlichen unschlüssig, wie sie den Anforderungen der Umwelt begegnen sollen: Ist es besser, ihnen aufrecht entgegenzutreten, oder soll man lieber allen Schwierigkeiten aus dem Weg gehen und sich »klein« machen. Vielleicht ist es auch am besten, Kopf und Schultern hängenzulassen, um nur nicht aufzufallen. Den Heranwachsenden fehlt die Entschlossenheit und der Wille, sich festzulegen und Position zu beziehen, »Haltung zu zeigen«. Hierzu bedarf es einer ausgereiften Persönlichkeit. Die schlappe, schlaksige oder schlaffe Haltung ist insofern weniger ein körperliches als mehr ein seelisches- und Entwicklungsproblem, das sich mit der Zeit von selber löst. Wenn wir unseren Kindern ausreichend Freiraum zur Entfaltung geben und es uns gelingt, sie zu selbstbewußten Persönlichkeiten zu erziehen, dann sind die Voraussetzungen für eine »aufrechte Haltung« günstig. Haben äußere materielle Schwierigkeiten, seelische Probleme oder auch Störungen in der Kommunikation innerhalb der Familie dazu geführt, daß sich die Persönlichkeit und das Selbstvertrauen nicht in vollem Maße entwickeln konnten, dann werden die Kinder eher verschlossen bleiben und Konflikten aus dem Wege gehen. Die Reifung der Persönlichkeit verzögert sich. Aber auch diese Phase wird meistens im Laufe der Jahre überwunden.

Es gibt Situationen, die die Entwicklung einer »inneren« Haltung langfristig beeinträchtigen können. Wenn Sie sich vorstellen, daß gutmeinende Eltern ihren Kindern immer den nächsten Gedankenschritt abnehmen und ihnen sagen, wie sie etwas zu tun und was sie zu lassen haben und jedes Problem für sie lösen, dann wird den Kindern der Spielraum für die eigene Entfaltung genommen. Da die kindlichen Lösungen weniger perfekt als die der Eltern sind, entsteht bei den Kindern im Laufe der Zeit intuitiv die Einstellung, alles falsch zu machen und die Umwelt nicht aktiv gestalten zu können. Eine derart gestörte kindliche Entwicklung kann eine depressive Lebenseinstellung fördern, die keinen Platz für eine aufrechte und lebensbejahende Haltung läßt.

Materielle Not und Kinderarbeit als Ursache von Haltungsschäden

Noch bis vor einigen Jahrzehnten spielte materieller Mangel auch in Mitteleuropa bei der Entwicklung von Haltungsstörungen eine Rolle. Wuchsen die Kinder unter schlechten Lebensbedingungen, in dunklen Wohnungen und bei unzureichender Ernährung auf, dann wurde der Entstehung der »englischen Krankheit«, der Rachitis, Vorschub geleistet. Ausgeprägte Fehlstellungen, wie zum Beispiel der extreme Rundrücken oder die Skoliose, wurden begünstigt. Das Wachstum war gestört, die Kinder blieben klein. Ein weiterer Grund zur Sorge bildete die übermäßig schwere Arbeit, die die Jugendlichen bereits zu Beginn ihrer Berufstätigkeit verrichten mußten. Der »Lehrlingsrundrücken« und das »Bäckerbein«, mit dem ein durch langes Stehen zunehmendes X-Bein bezeichnet wurde, müssen als typische Überlastungskrankheiten bei vorbestehender Disposition angesehen werden. Diese schwerwiegenden Wachstums- und Haltungsstörungen, die tatsächlich eine ernsthafte Bedrohung der Kinder darstellten, liegen noch nicht so lange zurück, wie es auf den ersten Blick erscheint. Gerade in der Erziehung übernehmen wir viele Wertvorstellungen von unseren Eltern und Großeltern. War bei den Großeltern die Sorge um die Haltung allein wegen der Not und der sich daraus ergebenden gesundheitlichen Probleme (Inflation, Erster und Zweiter Weltkrieg) gerechtfertigt, so spielen diese Befürchtungen bei uns heute keine Rolle mehr.

Wie lange überlieferte Verhaltensweisen in der Erziehung fortwirken, kann man an der Ernährung unserer Kinder verfolgen. Bis vor wenigen Jahren galt der pausbäckige und eindeutig überernährte Säugling als das Ideal. Nicht ohne Grund, denn Gedeih- und Ernährungsstörungen waren die Ursache für viele ernsthafte Erkrankungen und eine hohe Säuglingssterblichkeit. Man nahm an, daß ein Kind mit ausgeprägtem Babyspeck etwas zum »Zusetzen« hätte und bedrohliche Infektionskrankheiten besser überstehen würde.

Seelische und körperliche Einflüsse auf die Haltung

Während materielle Probleme weitgehend überwunden sind, müssen wir uns als Eltern immer wieder Gedanken über die »richtige« Erziehung unserer Kinder machen. Ein Patentrezept dafür gibt es nicht, und unser Wunsch nach einem harmonischen (und konfliktfreien) Familienleben läuft den Bedürfnissen der Kinder zumindestens in der Pubertät zuwider. Sie möchten die Geborgenheit, suchen aber den Konflikt, denn sie benötigen die Auseinandersetzung, um »aufrecht Gehen« zu lernen. Als Eltern repräsentieren wir die Umwelt mit ihren Normen und Forderungen.

Die Kinder müssen erst unterscheiden lernen, welche dieser Forderungen sie akzeptieren müssen und welche sich als sachlich nicht gerechtfertigt erweisen. Sie müssen die Grenzen erst in der Auseinandersetzung herausfinden. Wir begünstigen die Entwicklung der »aufrechten Haltung«, indem wir uns ihrer Diskussion stellen und uns nicht entziehen. Ständige Ermahnungen, mit denen die »schlappe Haltung« immer wieder kritisiert wird, bewirken nur das Gegenteil.

Aber wir haben andere Möglichkeiten, die körperliche Konstitution und damit die Haltung der Kinder zu verbessern und ein Fundament für eine leistungsfähige Wirbelsäule im Erwachsenenalter zu legen. Hierzu gehört der Sport. Seit Generationen kritisieren Ärzte immer wieder, daß die Kinder zu lange in der Schule sitzen müßten und dadurch ihre Entfaltung behindert würde. Die Schule sei »kopflastig«. Eine Änderung dieses Zustandes haben sie nicht erreichen können; wahrscheinlich sind die Sachzwänge, die von den späteren beruflichen Anforderungen ausgehen, einfach zu hoch. Immerhin ist die Bedeutung der physischen Erziehung auch von der Schule anerkannt worden. Allerdings sind zwei Stunden Sportunterricht pro Woche nicht ausreichend. Als Eltern sollten wir die Kinder motivieren, sich möglichst viel körperlich zu betätigen. Gemeinsames Schwimmen, längere Spaziergänge oder Radtouren, Fußball, Tennis und andere Sportarten fördern die körperliche Entwicklung Ihres Kindes. Noch intensiver ist das Training in einem Sportverein.

Heute wird unter einer Haltungsstörung, der keine eigenständige Krankheit zugrunde liegt, eine zu geringe Entwicklung der Rumpfmuskulatur verstanden. Fordert man Kinder mit einem solchen muskulären Haltungsfehler auf, mit vorgestreckten Armen zu stehen, dann fallen sie nach kurzer Zeit in eine Ruhehaltung, die durch ein stärkeres Hohlkreuz, den vorgestreckten Bauch und den zurückgelehnten Oberkörper gekennzeichnet ist (Abb. 16).

Wenn Sie den Eindruck haben, daß bei Ihrem Kind ein Haltungsfehler besteht, sollten Sie es beim Orthopäden vorstellen. Eine medizinische Therapie wird nur erforderlich sein, wenn der Arzt eine schwerwiegende Veränderung, zum Beispiel eine seitliche Wirbelsäulenverbiegung (Skoliose), feststellt. Liegt lediglich eine muskuläre Schwäche vor, dann wird er Ihnen die Empfehlung geben, mit Ihrem Kind Sport zu treiben. Dabei spielt es kaum eine Rolle, welche Sportart Sie auswählen, es sei denn, es handelt sich um Übungen, denen die Wirbelsäule nicht gewachsen ist.

Wie relativ die Diagnose »Haltungsschwäche« ist, machte mir das Beispiel eines kleinen Patienten deutlich, den ich im Alter von acht Jahren in der Sprechstunde hatte. Die besorgte Mutter stellte ihren schmächtigen

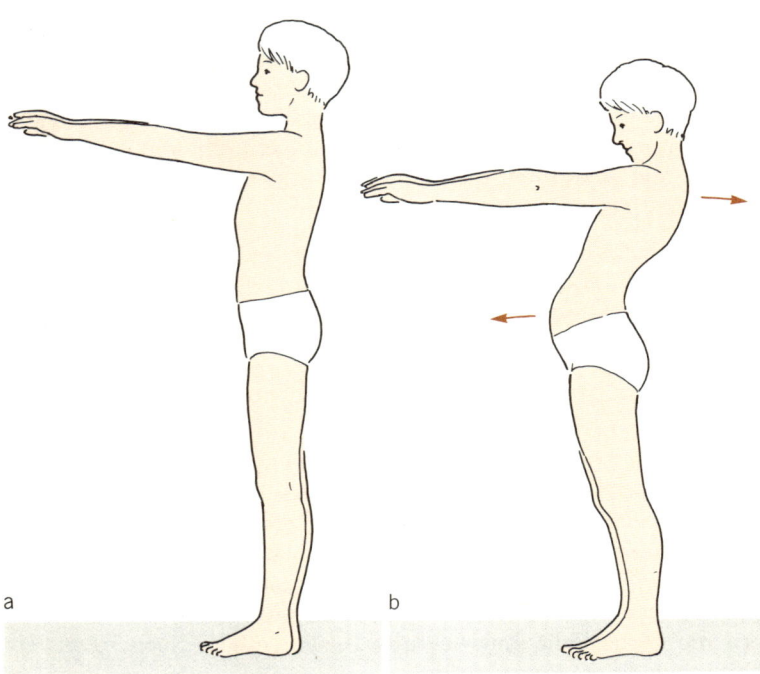

Abb. 16   Haltungstest nach Matthiaß. Die kräftige Muskulatur hält die Wirbelsäule aufrecht (a).
Muskelschwäche führt zum „Haltungsverfall" (b).

Sohn vor, und ich diagnostizierte eine »muskuläre Haltungsschwäche«. Ich
empfahl ihr, mit ihm schwimmen zu gehen, und sie meldete den Jungen
daraufhin im Schwimmverein an. Die Mutter hatte die richtige Wahl getrof-
fen, der Junge entdeckte das Schwimmen als seinen Sport, und nur ein Jahr
später wurde er Bezirks- und kurz danach mehrfacher Landesmeister.

Aufrecht oder gebeugt – die doppelte Bedeutung zweier Begriffe

Die Angst vor Haltungsschäden ist neben den berechtigten histori-
schen Gründen auch wegen ihrer gesellschaftlichen Bedeutung lebendig
geblieben. Begriffe, die sich scheinbar vordergründig nur auf den Körper
beziehen, haben noch eine zweite, viel tiefere Bedeutung. Wir bewundern
den aufrechten Gang eines Menschen und setzen ihn in Gegensatz zur
gebeugten Haltung. Man kann erhobenen Hauptes oder mit gesenktem Kopf

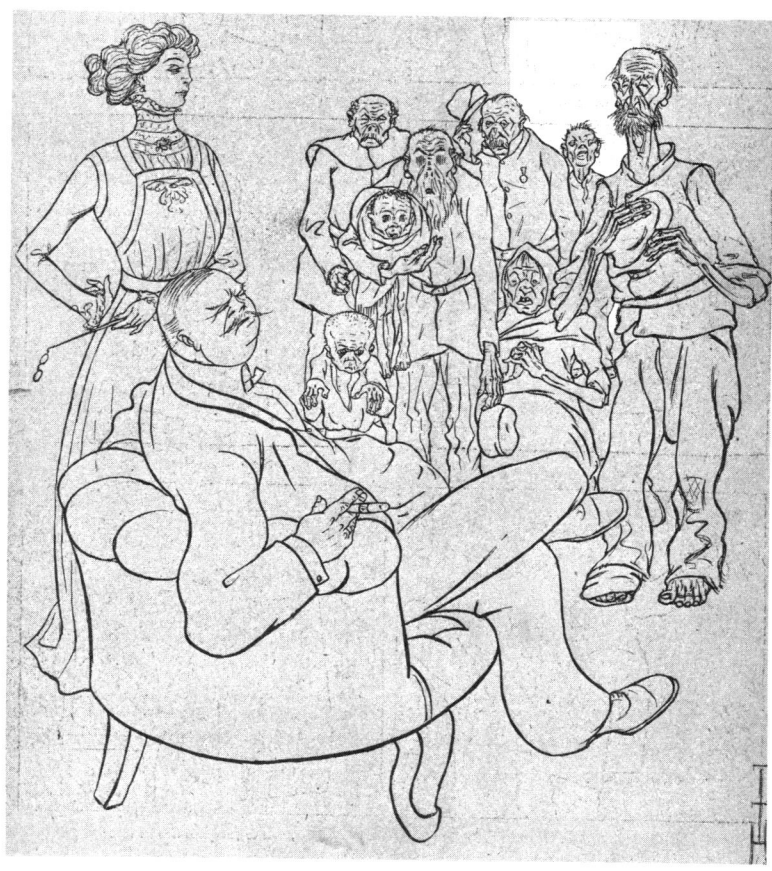

Abb. 17   Die „gute Haltung" charakterisiert Wohlstand, Ansehen und Macht. Armut, Unter-
drückung und Rechtlosigkeit gehen mit einer gebeugten „gebrochenen" Haltung
einher. („Ich kann Euer Elend nicht länger mitansehn, ich kündige Euch." Karikatur
von Th. Th. Heine. Aus: Simplicissimus 13, 1909, S. 809).

gehen. Die Starken sind aufrichtig, die Schwachen unterdrückt und gebrochen. Eine »gute, aufrechte Haltung« ist Zeichen oder Voraussetzung sozia-
ler Anerkennung, gleichzeitig demonstriert sie eine nach außen hin intakte
psychische Verfassung. Die gebeugte Haltung kann als Stigma derjenigen
gedeutet werden, die im Leben »zu kurz gekommen« sind und sich sozial auf
einer niedrigeren Stufe befinden (Abb. 17). Auch Menschen mit seelischen
Erkrankungen, zum Beispiel einer Depression, gehen vornübergeneigt. Die-

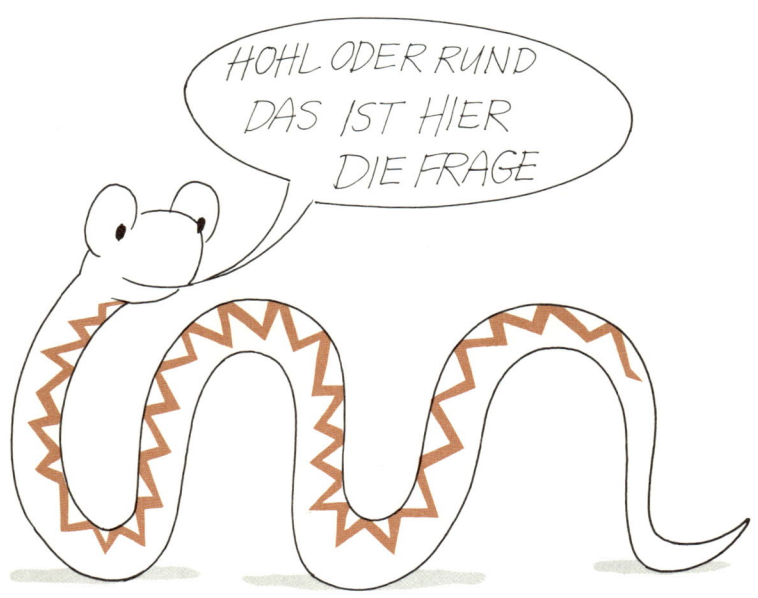

Abb. 18

se Verallgemeinerungen machen Grundtendenzen deutlich und finden ihre Bestätigung in den unterbewußten Wertvorstellungen. Den täglichen Beweis für die These von der sozialen Bedeutung der Haltung liefern die Persönlichkeiten des öffentlichen Lebens. Beobachten Sie bei den Fernsehnachrichten einmal den Gang der Staatsmänner oder der führenden Wirtschaftsmanager. Die Angehörigen dieser beiden Gruppen haben die Norm von der aufrechten Haltung verinnerlicht. Die gute Haltung ist zu einem Kennzeichen der Macht geworden.

Kommen wir auf unsere Kinder zurück. Wir möchten gerne, daß sie in Zukunft unter möglichst günstigen Bedingungen leben, geachtet sind und am Wohlstand teilhaben. Dieser Wunsch ist allen Eltern gleich und nur zu verständlich. Da ich keine Ausnahme bin, wundert es mich nicht, wenn ich mich selbst dabei ertappe, meine 12jährige Tochter zu ermahnen, sich endlich gerade hinzusetzen und sich nicht »hängenzulassen«. Und das, obwohl ich selbst ein Gegner dieser völlig überflüssigen Ermahnungen bin ... (Abb. 18).

»Herr Doktor, ich bin so steif . . .« —

Die Beweglichkeit der Wirbelsäule

Wie beweglich muß unsere Wirbelsäule sein?

Sind wir krank, wenn wir das Gefühl haben, »steif« zu sein? Im Ballett freuen wir uns über die harmonischen Bewegungen der Tänzer. Den gleichen Eindruck haben wir, wenn wir uns Kunstturnerinnen oder –turner ansehen. Die Übungen werden anmutig ausgeführt, die Muskulatur kontrolliert jede Bewegung des Körpers. Turner und Tänzer sind gelenkig. Es macht ihnen keine Schwierigkeiten, sich mit durchgedrückten Knien nach vorne zu neigen und mit den ganzen Handflächen den Boden zu berühren. Und wir selbst? Welche Bedeutung hat es, wenn uns beim Vorbeugen noch 20 cm vom Boden trennen? Sollen wir die Beweglichkeit mit allen Mitteln trainieren, um leistungsfähiger zu werden?

Bei der Beweglichkeit unserer Wirbelsäule spielen verschiedene Faktoren eine Rolle. An erster Stelle ist sicher die Übung zu nennen. Erwachsene, die von Kindesalter an regelmäßig geturnt haben, verfügen über ein großes Bewegungsspiel der Wirbelsäule. Sie sind »gelenkig«. Daß die Beweglichkeit bis ins hohe Alter erhalten bleiben kann, bewies mir eine Patientin, die noch mit 75 Jahren einen Gymnastikkurs für junge Frauen leitete und mir einige Übungen vormachte. Sie war gesund und kam nur zu einer Kontrolluntersuchung in die Praxis. Ich habe ihr geraten, weiterhin aktiv zu bleiben, obwohl sie mir berichtet hatte, daß sie am Anfang der Übungen gelegentlich ein leichtes Ziehen in der Wirbelsäule verspürte. Sobald sie aufgewärmt wäre, verlöre sich der Schmerz. Da bei ihr eine altersbedingte Abnutzung der Bandscheiben und Wirbelgelenke bestand, brauchte sie der Schmerz nicht weiter zu beunruhigen.

Ganz anders mußte ich mich gegenüber dem Wunsch einer 50jährigen Dame verhalten, die unbedingt etwas für ihren Rücken tun wollte. Nachdem sie jahrzehntelang einen sitzenden Beruf ausgeübt hatte und nicht dazu gekommen war, Ausgleichssport zu treiben, fühlte sie sich »steif« und begann in einer Gymnastikgruppe mit sehr intensiven Lockerungsübungen für die Wirbelsäule. Hierzu gehörten viele Bewegungen, die mit einer starken Beugung und Dehnung der Wirbelsäule verbunden waren. Nachdem sie etwa vier Wochen lang sehr intensiv trainiert hatte, kam sie mit starken Schmerzen in die Praxis. Bei der Untersuchung stellte ich eine deutliche Abnutzung der Brust- und Lendenwirbelsäule fest. Die Bandscheibenräume waren deutlich verschmälert, man sah im Röntgenbild knöcherne Ausziehungen an den Begrenzungen der Wirbelkörper. Die kleinen Wirbelgelenke zeigten Zeichen einer Abnutzung. Ich prüfte die Verschieblichkeit der einzelnen Wirbelkörper in Bauchlage und drückte die Dornfortsätze mit meinem Daumen in Richtung der Unterlage; dabei äußerte die Patientin einen sehr heftigen Schmerz.

Was war passiert? Die intensive Gymnastik hatte sich ungünstig ausgewirkt. Die Übungsleiterin hatte sich nicht auf die Situation ihrer neuen und ungeübten Teilnehmerin eingestellt. Während die anderen Frauen keinerlei Schwierigkeiten hatten, war die Brustwirbelsäule der 50jährigen Patientin weitgehend eingesteift. Der Körper hatte mit der Bewegungseinschränkung auf die Abnahme der Elastizität der Bandscheiben reagiert. Die Extrembewegungen, die sie nun innerhalb kurzer Zeit machte, waren für sie völlig ungewohnt. Die Gymnastik lockerte die Verbindungen zwischen den einzelnen Wirbelkörpern, die bis dahin nie Beschwerden verursacht hatten. In der medizinischen Fachsprache wird folgerichtig von einer »Lockerung« gesprochen. Die schwach ausgebildete Muskulatur konnte die neu entstehende Instabilität nicht ausgleichen. Durch die ungewohnte Verschiebung zwischen den Wirbelkörpern wurden die Nervenendungen in den bisher unbeweglichen Wirbelgelenken gereizt und verursachten heftige Schmerzen, die erst nach einem Vierteljahr abklangen. Die Beschwerden wurden eindeutig durch den Versuch, die Wirbelsäule beweglicher zu machen, ausgelöst. Das Training bewirkte das Gegenteil von dem, was sich die Patientin von ihm erhofft hatte. Statt einer Verbesserung der Leistungsfähigkeit der Wirbelsäule entstand ein schmerzhafter Reizzustand, der jede stärkere Beanspruchung der Wirbelsäule verbot.

Die Erfahrungen, die diese Patientin machte, lassen sich verallgemeinern. Während es bei Kindern und Jugendlichen durchaus sinnvoll ist, die Beweglichkeit der Wirbelsäule zu trainieren, muß bei älteren Erwachsenen besondere Vorsicht gelten. Im Erwachsenenalter sollte weniger auf die Beweglichkeit als vielmehr auf eine Stabilisierung der Wirbelsäule hingearbeitet werden. Das gilt natürlich vor allem für ungeübte Menschen. Die 75jährige Gymnastiklehrerin darf weiterhin vorturnen, da ihre Wirbelsäule an die Bewegung gewöhnt ist.

Die Beweglichkeit sagt nur wenig über die Leistungsfähigkeit der Wirbelsäule aus. Wenn Sie sich steif fühlen und etwas für Ihre Wirbelsäule tun möchten, dann können Sie sich an einem Training beteiligen, das die Wirbelsäule mittelmäßig beansprucht. Vor ausgesprochenen Lockerungs- und Lösungsübungen sollten Sie Ihren Arzt befragen.

Die Wirbelsäule im Laufe unseres Lebens

Die Wirbelsäule unterliegt während unseres Lebens einem ständigen Wandlungsprozeß. Einerseits paßt sie sich veränderten Anforderungen an, andererseits altert sie wie alle anderen Gewebe. Ich hatte bereits darauf hingewiesen, daß die Haltung der Wirbelsäule bei sehr alten Menschen das Erscheinungsbild charakteristisch verändert.

Nicht jeder hat das Glück, so lange beruflich aktiv sein zu können wie ein Patient, der sich mit Schmerzen in der Lendenwirbelsäule vorstellte, nachdem er fünf bis sechs Stunden auf Straßenpflaster gelaufen war. Derartige Klagen sind nichts Besonderes. Ungewöhnlich war indessen, daß es sich um einen 72 Jahre alten Herrn handelte, der von Montag bis Freitag jeweils sechs Stunden als Bankbote auf den Beinen war und pro Tag etwa 15 km auf hartem Straßenpflaster zurücklegte: »Die Bank braucht mich eben, junge Leute kündigen immer nach einigen Monaten, sie halten es einfach nicht aus. Es ist ihnen zu anstrengend«.

Vielleicht hat die Tätigkeit jüngere Menschen unter- oder überfordert, vielleicht war die Bezahlung schlecht. Der Patient war stolz auf seine Arbeit. Er erzählte, daß er sie sehr gerne mache, aber die Schmerzen in den letzten Tagen zugenommen hätten und er nun Schwierigkeiten hätte, seinen Weg zurückzulegen. Die Untersuchung zeigte mir, daß seine Wirbelsäule nicht besser war als die vieler anderer gleichaltriger Menschen. Er hatte eine seitliche Verbiegung, eine Skoliose. Die Brustwirbelsäule konnte er gar nicht bewegen, die Lendenwirbelsäule nur mit Mühe entfalten. Bei der Untersuchung schmerzte ihn vor allem die Lendenwirbelsäule. Aus ärztlicher Sicht waren damit die Heilungsaussichten nicht günstig. Ich leitete eine sehr vorsichtige Behandlung mit stoffwechselanregenden Fangopakkungen und Massagen ein und empfahl ihm einige Tage Schonung. Nach einer Woche kam er wieder zu mir und berichtete, daß er sich erholt hätte und die Schmerzen wie weggeblasen wären, es würde »nur noch ein bißchen ziehen«, aber das kenne er ja. Er freue sich schon wieder auf seine Arbeit.

Bei dem 72jährigen Bankboten war der Wunsch, aktiv zu bleiben, der wichtigste Heilungsfaktor. Mich beeindruckte dieser Patient, da ihm nicht die Medizin, sondern seine Lebenseinstellung geholfen hatte, die Schmerzen zu überwinden. Die Medikamente und die physikalische Therapie erleichterten zwar seine Beschwerden, viel wichtiger aber war sein Wissen, daß er gebraucht wurde. Der Patient bewies, daß mit dem Alter nicht unbedingt ein Leistungsabfall einhergehen muß, der eine grundsätzliche Änderung der Lebensweise erzwingt.

Die optimistische und aktive Lebenseinstellung zahlt sich aus. Es ist also durchaus nicht so, daß nach dem jungen Erwachsenenalter eine Phase der Stagnation und der zwangsläufigen Leistungseinschränkung eintritt. Wir müssen allerdings versuchen, in jedem Lebensalter Belastung und Belastbarkeit in Einklang zu bringen. Im folgenden Abschnitt erhalten Sie Informationen zu den Besonderheiten der Wirbelsäule in den unterschiedlichen Altersstufen.

Die Wirbelsäule im Säuglings- und Kleinkindalter

Die Wirbelsäule entwickelt sich im Säuglings- und Kleinkindalter harmonisch. Das Kind überlastet die Wirbelsäule nicht. Es trainiert die Muskulatur erst im Liegen (hier vor allem in der Bauchlage), bevor es sich auf den Armen und Händen abstützt, eine Hockstellung einnimmt, sich aufrichtet und die ersten Versuche macht, sich an einem Gegenstand hochzuziehen.

Zwar wird den Müttern von gutmeinenden Bekannten und Verwandten immer wieder gesagt, man dürfe die Kinder nicht frühzeitig laufen lassen, aber dieser Rat ist überflüssig. Wenn die Kinder sich an Gitterstäben oder Möbelstücken hochziehen und allein zu stehen beginnen, droht ihrer Wirbelsäule keine Gefahr mehr. Sobald sie müde werden, setzen sie sich wieder auf den Po, legen sich hin und schlafen ein. Die Befürchtung, daß der kindliche Körper durch frühzeitiges Aufstehen und Laufen geschädigt werden könnte, geht auf die Frühphase der Industrialisierung im 18. und 19. Jahrhundert zurück. In dieser Zeit war die »englische Krankheit«, die Rachitis, die unter anderem zu einer Verformung des Rückgrats führte, weit verbreitet (s. S. 54).

Die Wirbelsäule im Jugendalter

Die seitliche Wirbelsäulenverbiegung (Skoliose)

Zwischen dem 8. und 15. Lebensjahr spielt vor allem bei den Mädchen die seitliche Wirbelsäulenverkrümmung eine große Rolle. Bei dieser Veränderung gerät die gesamte Wirbelsäule aus dem Lot. Der Oberkörper verkürzt sich. Wegen einer die Skoliose begleitenden Drehung der Wirbelkörper und der mit ihnen verbundenen Rippen entsteht eine Vorwölbung, die umgangssprachlich mit dem wenig schönen Wort »Rippenbuckel« bezeichnet wird (Abb. 19). Die Skoliose schreitet in aller Regel nach Abschluß

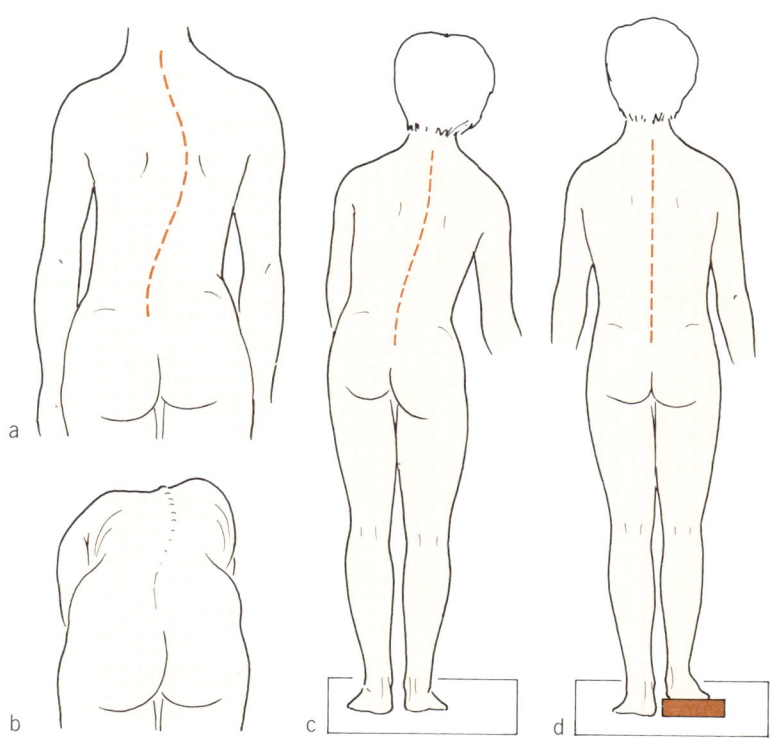

Abb. 19   Skoliose. Die Rippenvorwölbung wird bei der Vorneigung deutlicher (a, b).
Statische Seitausbiegung bei Beinverkürzung. Ausgleich durch Unterlage eines Brett-
chens (c, d).

des Wachstums nicht weiter fort. Da die seitliche Wirbelsäulenverbiegung nur während des Wachstums beeinflußt werden kann, sollte sie unbedingt konsequent behandelt werden. Je nach Schwere wird eine krankengymnastische Therapie, die Versorgung mit einem stützenden Korsett oder sogar eine Operation notwendig sein.

Kann auch eine Beinverkürzung zur Skoliose führen? Durch eine Beinverkürzung kann eine seitliche Ausbiegung der Wirbelsäule entstehen, ohne daß dabei eine echte Skoliose vorliegt. Die Natur hat uns nur selten völlig symmetrisch angelegt. Schon unser Gesicht ist nicht regelmäßig, viele Menschen haben eine »Schokoladenseite«. Genauso variiert die Beinlänge, wenngleich es sich im allgemeinen nur um wenige Millimeter bis etwa zwei

Zentimeter handelt. Größere Beinlängendifferenzen sind meist Folge eines Unfalles. Durch die »natürliche Beinlängendifferenz« entsteht ein Schiefstand des Beckens. Dadurch verbiegt sich die Wirbelsäule. Auf der Abbildung 19c können Sie die Wirkung einer rechtsseitigen Beinverkürzung sehen. Im Gegensatz zur Skoliose läßt sich diese statische Ausbiegung jedoch durch eine erhöhte Sohle leicht ausgleichen (Abb. 19d), die Wirbelsäule steht nun im Lot.

Bei einer stärkeren Beinverkürzung ist ein Ausgleich sinnvoll, da Überlastungsbeschwerden der Wirbelsäule und Formveränderungen am wachsenden Skelett vermieden werden. Stellt man bei Patienten mit chronischen Rückenschmerzen eine Beinverkürzung fest, dann kann man den Absatz erhöhen oder eine dickere Einlage verordnen. Häufig vergehen die Beschwerden danach spontan. Der Ausgleich sollte allerdings dauernd getragen werden, um der Wirbersäule eine häufige Umstellung zu ersparen. Die Feststellung einer Beinverkürzung bei Ihrem Kind oder bei Ihnen selbst ist kein Grund zur Sorge: Eine Krankheit im eigentlichen Sinne liegt nicht vor.

___ Die Scheuermannsche Erkrankung

Eine andere typische Veränderung im Jugendalter ist die Scheuermannsche Erkrankung. Sie ist benannt nach dem Orthopäden *Holger W. Scheuermann* (1877–1960), der bei Jugendlichen zur Zeit des Hauptwachstumsschubes vor und während der Pubertät häufiger einen Rundrücken diagnostizierte. Im Volksmund war dieses Phänomen schon als »Lehrlingsrundrücken« bekannt. Scheuermann stellte fest, daß die Wirbelkörper in diesem Alter noch sehr weich sind und stärkeren Belastungen nicht standhalten können. Sobald ein Mißverhältnis zwischen Belastbarkeit und Belastung der Wirbelsäule vorliegt, können die Kanten und Begrenzungen der Wirbelkörper eingedrückt werden und an Höhe verlieren. Haben sich mehrere Wirbel keilförmig verformt, dann entsteht eine stärkere Rundung der Brustwirbelsäule. Der Name »Lehrlingsrundrücken« (s. S. 46) deutet auf die berufliche Mitverursachung hin. Eine weitere Rolle spielt das Ungleichgewicht zwischen der Entwicklung der Rückenstreckmuskulatur, die den Körper aufrichtet, und dem Gewicht von Brustkorb und Bauch. Bei leichteren Formen der Scheuermannschen Erkrankung erkennt man auf dem Röntgenbild, daß die Wirbelkörper kleine Einbrüche an den oberen und unteren Deckplatten aufweisen (Abb. 20).

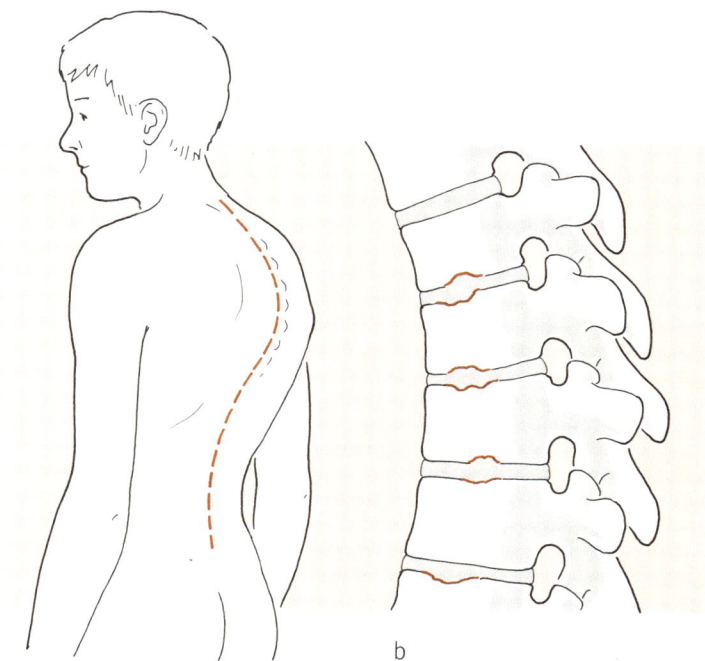

a   b

Abb. 20   Kennzeichen der Scheuermannschen Erkrankung: Rundrücken (a) und unregelmäßi-
          ge Begrenzungen und Einbrüche der Grund- und Deckplatten der Wirbelkörper (b).

Um dieser Erkrankung vorzubeugen, dürfen so lange keine schweren Lasten gehoben und getragen werden, bis die Wirbelsäule vollständig
ausgereift ist. Da die Muskulatur der Wirbelsäule den notwendigen Halt
gibt, der die beste Voraussetzung für ein ungestörtes Wachstum ist, sollten
wir die Kinder motivieren, intensiv Sport zu treiben.

—— *Das Wirbelgleiten (Spondylolisthesis)*

Während des Wachstumsalters wird gelegentlich durch eine Rönt-
genaufnahme eine Veränderung der unteren Ledenwirbelsäule festgestellt,
bei der die Wirbelkörper nicht exakt übereinanderstehen. Normalerweise
können die Wirbelkörper nicht auf dem schräggestellten Kreuzbein nach
vorne rutschen, da die kleinen Wirbelgelenke einen stärkeren Gleitvorgang
verhindern. Aus bisher nicht geklärter Ursache entsteht bei manchen Men-

schen ein Spalt in den Wirbelbögen, welche die Wirbelgelenke mit den Wirbelkörpern verbinden. Dadurch geht die »Bremswirkung« der schuppenförmig übereinanderliegenden Gelenke verloren, und der Wirbelkörper kann auf der schiefen Ebene nach vorne gleiten. Man nimmt an, daß diese Veränderung anlagebedingt ist oder sich im Laufe des Wachstums entwikkelt. Immer wieder wird ein intensives Training als Ursache angeschuldigt, da die Spondylolisthese häufiger bei Leistungssportlern diagnostiziert wird. Die Diagnose »Wirbelgleiten« ist kein Grund zur Sorge. Die meisten Personen, bei denen diese Veränderung besteht, sind schmerzfrei, da die Wirbelnerven nicht tangiert werden. Allerdings ist die Belastbarkeit und die Ausgleichsbreite der Lendenwirbelsäule gegenüber dem Normalzustand herabgesetzt. Wölbt sich zusätzlich die Bandscheibe vor, so können der Nervenschlauch und die Wirbelnerven leichter als beim Normalen geschädigt werden. Eine Behandlung des Wirbelgleitens ist nur erforderlich, sofern Beschwerden bestehen. Allerdings sollten Jugendliche und Erwachsene, bei denen diese Diagnose gestellt wurde, keine Schwerarbeiten ausführen, da eher mit einer Verschlechterung zu rechnen ist.

Sofern Schmerzen auftreten, wird eine konservative Behandlung eingeleitet. Neben physikalischen Verfahren wie Stangerbädern, weiteren Reizstrombehandlungen und Fangopackungen kann die Verordnung eines Korsetts sinnvoll sein. Nach Abklingen der Schmerzen hat sich die Krankengymnastik bewährt. Nur in Ausnahmefällen, wenn die austretenden Nerven geschädigt sind, ist ein operativer Eingriff zu erwägen, durch den der Wirbelkörper fixiert und die Nerven entlastet werden.

Die Wirbelsäule im Erwachsenenalter

Mit Abschluß des Wachstums im Alter von 16 bis 18 Jahren ist die Form der Wirbelsäule für die nächsten Jahrzehnte weitgehend festgelegt. Eine »Verbesserung der Körperhaltung« ist von nun an nur noch in sehr geringem Maße möglich, da sich die Wirbelkörper ebensowenig wie die Bausteine eines gemauerten Hauses verändern lassen. Im allgemeinen sind die folgenden zwei Jahrzehnte eine Zeit, in der wir unsere Wirbelsäule nur gelegentlich bemerken. Natürlich kann uns urplötzlich ein Hexenschuß plagen, weil wir uns die Wirbelgelenke beim Vorbeugen verkantet haben. Auch anstrengende körperliche Arbeiten oder das Gegenteil, einseitige sitzende Tätigkeiten, können Beschwerden hervorrufen. Nur hinter den wenigsten Befindensstörungen dieses Alters stehen ernsthafte Erkrankungen. Die Situation ändert sich langsam im fünften Lebensjahrzehnt, zum Teil auch früher. Jetzt wirkt sich die Abnutzung zwischen Wirbelkörpern und

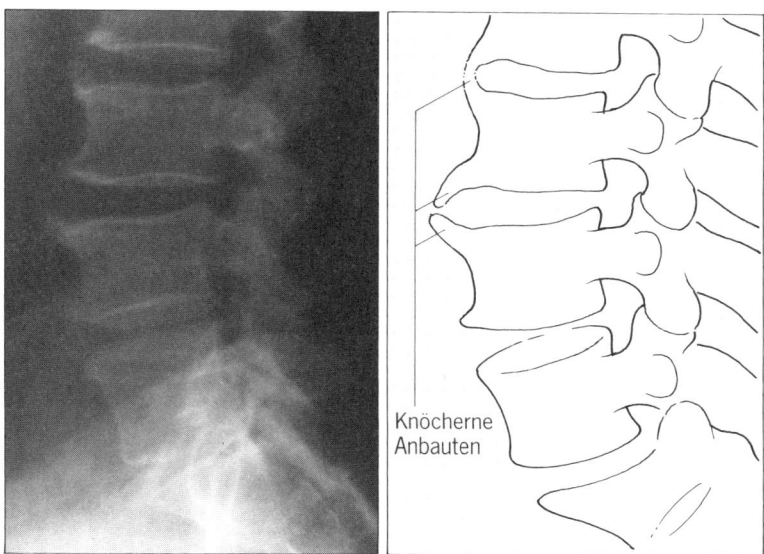

Knöcherne
Anbauten

Abb. 21   Das Röntgenbild zeigt eine Bandscheibenabnutzung der unteren Lendenwirbelsäule.

Bandscheiben aus. Nicht selten bereitet schon das morgendliche Aufstehen aus dem Bett Beschwerden, man verhebt sich schneller an Lasten, die zuvor mühelos getragen werden konnten. Der Bandscheibenvorfall ist eine typische Erkrankung des mittleren Erwachsenenalters.

Manche Menschen bemerken von dem Alterungsprozeß der Wirbelsäule kaum etwas. Nur das Röntgenbild und eine gewisse Einschränkung der Beweglichkeit weisen auf die Veränderung hin. Andere Personen leiden aufgrund dieser Minimalverschiebungen unter erheblichen Rückenschmerzen oder Ischiasbeschwerden. Bei ungünstigem Verlauf sind sie längere Zeit arbeitsunfähig oder müssen sogar einen körperlich schweren Beruf aufgeben. Im Röntgenbild stellen sich die Abnutzungen durch die Höhenminderung der Bandscheiben und feine, spitze Verkalkungen dar, die von den oberen und unteren Begrenzungen der Wirbelkörper ausgehen (Abb. 21). Mit den Jahren können sie wie Stalagmiten und Stalagtiten in einer Tropfsteinhöhle zusammenwachsen und den Bandscheibenraum umklammern. Dieser Versteifungsvorgang hat Auswirkungen auf die Beweglichkeit. Patienten, die von solchen Veränderungen betroffen werden, berichten, daß sie »steifer« geworden seien. Die Reaktion des Körpers ist sinnvoll. Das instabile und schmerzende Bewegungssegment wird mit der Versteifung ausgeschaltet. Nichts anderes macht der Orthopäde, wenn er einen Patienten mit einer Wirbelsäuleninstabilität operiert. Er setzt keine neue Bandscheibe ein, sondern überbrückt den Bandscheibenraum mit einem Knochenblock, den er aus dem Beckenkamm entnommen hat. Im Laufe von einigen Monaten heilt dieser übertragene Knochen ein und bildet eine feste Brücke zwischen den Wirbelkörpern. Der Schmerz läßt nach, die Bewegungseinschränkung wird in Kauf genommen. Ich kenne viele ältere Menschen, die mir erzählten, daß sie etwa ab dem 35. Lebensjahr häufig unter chronischen Kreuzschmerzen litten. Irgendwann, ungefähr im Alter von 60 Jahren, hätten sich die Schmerzen gegeben. Des Rätsels Lösung sehe ich im Röntgenbild. Die defekte Bandscheibe wurde vom Körper überbrückt, die schmerzhafte Lockerung heilte damit aus.

In höherem Alter ist der Bandscheibenvorfall relativ selten, da der innere Druck der Bandscheibe abgenommen hat. Andererseits ist der ältere Mensch nicht vor Komplikationen geschützt. Neben den oben beschriebenen Knochenanbauten an den Rändern der Wirbelkörper können sich Knochenauswüchse an den Wirbelgelenken bilden, die die Nerven bedrängen und ihre Funktion beeinträchtigen. Die Symptome entsprechen denen des Ischiasschmerzes oder des Hexenschusses. Detailliertere Informationen erhalten Sie im Kapitel über die Lendenwirbelsäule, S. 110.

Die Wirbelsäule im Alter

Die eigentliche Alterskrankheit der Wirbelsäule ist die Osteoporose, die durch eine Verminderung des Knochengewebes gekennzeichnet ist. Mit zunehmendem Lebensalter ändern sich der Stoffwechsel sowie die Zusammensetzung und Masse unseres Körpergewebes. Die Muskulatur verschmächtigt sich, die Haut wird dünner, die Knochendichte nimmt ab. Dieser Prozeß ist nicht krankhaft! Der ältere Mensch stellt sich auf die gewandelten Erfordernisse und den langsameren Lebensrhythmus ein. Natürlich wollen wir auch im Alter aktiv sein, uns bewegen, spazierengehen, wandern, vielleicht auch radfahren oder Tennis spielen, aber das Bedürfnis, sich wie ein Jugendlicher zu bewegen und körperliche Höchstleistungen zu erzielen, ist im allgemeinen nicht mehr vorhanden. Das Leben verläuft in ruhigeren Bahnen. Während somit einer mäßigen Knochenentkalkung kein Krankheitswert zukommt, ist eine ausgeprägte Osteoporose im Alter von 40 oder 50 Jahren anders zu beurteilen. Deuten die klinischen Zeichen oder das Röntgenbild auf eine frühzeitige Knochenentkalkung hin, so sollte mit speziellen Untersuchungsverfahren (Osteodensitometrie) eine Messung der

Knochendichte durchgeführt werden. Eine ausgeprägte Osteoporose ist behandlungsbedürftig. Die Prinzipien der Osteoporosetherapie beschreibe ich im Kapitel über die Erkrankungen der Brustwirbelsäule ab Seite 100.

Alt werden, jung bleiben?

Es bleibt die Frage, wie wir mit einer möglichst gesunden und leistungsfähigen Wirbelsäule alt werden können. Eine allgemeingültige Antwort läßt sich darauf nicht geben. Jeder Mensch verfügt über unterschiedliche Voraussetzungen und hat andere Vorstellungen von seinem Leben. Es ist nicht immer nur von Vorteil, jünger zu erscheinen. Ich erinnere mich an eine bereits 55jährige, erheblich jünger aussehende Patientin, die mich wegen wiederkehrender Rückenschmerzen aufsuchte. Sie war sehr gepflegt und »achtete auf sich«. Das Untersuchungsergebnis war weitgehend normal. Ich fand nur eine leichte seitliche Ausbiegung der Wirbelsäule und eine geringe Bandscheibenabnutzung der Hals- und Lendenwirbelsäule. Ein Bandscheibenvorfall oder eine ernste Erkrankung war nicht vorhanden. Ich erläuterte der Patientin den Befund und die Möglichkeiten, sich wirbelsäulengerecht zu verhalten. Daneben verordnete ich ihr einige Massagen. Während der folgenden Konsultationen unterhielten wir uns ausführlich über ihre Beschwerden. Ein halbes Jahr später sah ich sie erneut wieder. Sie berichtete mir, daß die Behandlung erfolglos geblieben wäre. Zwar hätte der Masseur sein Bestes getan, auch ich hätte mich bemüht, aber es sei alles nur viel schlechter geworden. Früher hätte sie Bäume ausreißen können, und jetzt merke sie ihre Wirbelsäule schon nach leichter Hausarbeit oder morgens beim Aufstehen.

Was war in der Patientin vorgegangen? Sie hatte ihren Körper in den letzten Monaten schon bei kleinsten Anstrengungen bemerkt. In den vorangegangenen Jahren wurden Belastungen als selbstverständlich hingenommen; Gelenke, Muskeln, Sehnen und Knochen meldeten sich nicht, wenn sie intensiv beansprucht wurden. Die Situation hatte sich geändert. Die Patientin konnte ihrem Körper nicht mehr alles abverlangen. Sie machte die Erfahrung, älter zu werden. Für sie war diese Erkenntnis besonders schmerzlich: Sie wurde von ihrer Umwelt jünger eingeschätzt, bewegte sich jugendlicher und paßte sich ihren jüngeren Bekannten an. Sie wurde von Frauen ihres Alters beneidet, weil sie jung geblieben war. Letztlich litt sie unter dieser Situation, denn sie hatte etwas zu verlieren. Wenn sie sich in ihrer Gestik, der Motorik und der ganzen Körpersprache so gegeben hätte, wie ihr zumute war, dann wäre sie rasch gealtert. Sie hätte ihre Jugendlichkeit, auf die sie so stolz war, verloren. Die Ursache ihrer Schmerzen war keine Erkrankung, sondern das Auseinanderfallen des kalendarischen Alters mit ihrem Aussehen. Da sie sich diesen Konflikt nicht eingestehen konnte, überschritt sie immer wieder ihre natürlichen Leistungsgrenzen. Der Körper »antwortete« mit Schmerzen, die von der Wirbelsäule und der Muskulatur ausgingen.

Ich möchte Ihnen nicht nahelegen, sich älter zu fühlen. Sie sollten nur bedenken, daß auch aktive Menschen eine Grenze haben, die nicht auf Dauer ohne Schaden überschritten werden kann. Sind Sie sich dessen bewußt, dann kann Ihnen durch die körperliche Aktivität kaum ein Nachteil entstehen; ganz im Gegenteil, Sie bleiben tatsächlich länger »jung«.

Wenn ich an ältere Patienten von 70 und 80 Jahren denke, die besonders rege geblieben waren, dann handelte es sich vor allem um Menschen, die sich bis zuletzt eine Aufgabe gestellt hatten. Zum Teil waren sie noch im Alter von weit über 70 Jahren berufstätig. Ich erinnere mich an einen Rechtsanwalt, der immer noch halbtags arbeitete, an Patienten, die einen Garten zu versorgen hatten oder ehrenamtliche Tätigkeiten in der Kirche und Vereinen ausübten. Andere hatten ein Hobby, das sie körperlich und geistig forderte. Obwohl es in ihrem Alter möglich gewesen wäre, haben sie sich nie zur Ruhe gesetzt. Sie haben gemerkt, daß diese Ruhe ihnen nur gut tat, wenn sie mit einer anderen Aufgabe kombiniert war. Nur wenn man zeitweise angespannt ist, kann man die Entspannung genießen, sonst wird aus der Erholung leicht Langeweile.

Wirbelsäule und Psyche

Auf den ersten Blick ist nicht einzusehen, was die Wirbelsäule mit der Psyche zu tun haben soll. Wir können uns vorstellen, daß jemand seelisch erkrankt, daß er an unbegründeten Ängsten leidet, Konflikten aus dem Wege gehen möchte, depressiv ist oder Wahnvorstellungen entwickelt. Das sind eindeutige seelische Erkrankungen. Aber die Wirbelsäule?

Als ich meine Tätigkeit als Orthopäde aufnahm, war ich überzeugt, daß Wirbelsäulenschmerzen organische Ursachen haben. In den meisten Kliniken liegt das Schwergewicht der Weiterbildung auf operativen Verfahren, mit denen man einen Nerven freilegt, eine Bandscheibe ausräumt oder einen Tumor beseitigt. Von seelischen Einflüssen wird nur ganz am Rande gesprochen. Aber je länger ich mit Menschen zu tun habe, die an Wirbelsäulenbeschwerden leiden, um so klarer wird mir, daß organische Erkrankungen nur einen Teil der Beschwerden erklären, mit denen Rückenpatienten zum Arzt gehen. So eindeutig wie ein Bandscheibenvorfall organisch bedingt ist, so klar lassen sich Störungen abgrenzen, die ihre Ursache in einem seelischen Ungleichgewicht haben.

Besonders eindrucksvoll war für mich die Geschichte einer 50jährigen Patientin, die Ärztin und Psychotherapeutin war und täglich mit den seelischen Ursachen von Schmerzen umgehen mußte. Sie wurde plötzlich durch Rückenschmerzen erheblich behindert und konnte die eigene Praxis nur mit Mühe aufrechterhalten. Sie hatte bereits zuvor eine Vielzahl medizinischer Autoritäten, Orthopäden, Neurochirurgen und Schmerztherapeuten konsultiert und alle nur denkbaren Untersuchungen über sich ergehen lassen.

Im Gegensatz zu den von ihr beklagten Schmerzen fand ich bei der Untersuchung keinen krankhaften Befund. Die Wirbelsäule war gut beweglich, und selbst bei stärkerem Druck auf die Wirbelkörper gab die Ärztin keine Beschwerden an. Das Gefühl in den Beinen war ungestört, eine Muskelschwäche fehlte. Ich konnte mir den Befund nicht recht erklären, und wir unterhielten uns nach der Untersuchung lange über ihre persönliche Situation und die Arbeit. Dabei ergaben sich ganz neue Aspekte. Sie arbeitete den ganzen Tag bis an die Grenze ihrer Leistungsfähigkeit in der Praxis. Nach einiger Zeit berichtete sie, daß sie sich vor einem halben Jahr noch eine zusätzliche Last aufgebürdet hätte. Sie hatte zugesagt, in kurzer Zeit ein relativ umfangreiches Buch fertigzustellen. Während sie diese Aufgabe bei einem größeren zeitlichen Spielraum nicht überfordert hätte, kam sie durch ihre Praxis in arge Bedrängnis. Die Rückenschmerzen traten bereits zwei Wochen nach ihrer Zusage auf. Da sie die mit den Schmerzen verbundene Leistungseinschränkung nicht ertragen konnte, unterzog sie sich von Anfang an einer umfangreichen und sehr aufwendigen Therapie. Die Ärzte verordneten ihr muskelkräftigende Übungen, um die Wirbelsäule zu stabilisieren. Als der gewünschte Effekt nicht eintrat, wechselte sie die Therapeuten, absolvierte ein zusätzliches Krafttraining und verstärkte damit die ohnehin schon erhöhte Muskelspannung. Sie stellte immer höhere Anforderungen an ihren Körper und ging unwillkürlich den falschen Weg. Der zugesagte Buchbeitrag und das Training überforderten sie physisch und psychisch. Ihre eigenen Patienten hatte sie richtig beraten und ihnen empfohlen, alle Aufgaben, die nicht unbedingt notwendig sind, zu streichen. Es wäre besser gewesen, auch sie hätte den Streß, der ihre seelische Anspannung und damit auch ihren Muskeltonus erhöhte, abgebaut. Der Körper hatte instinktiv richtig reagiert. Die Schmerzen sollten sie auf die Überforderung hinweisen und sie zum Innehalten zwingen. Ihre Wirbelsäule war nicht mehr bereit, »mitzuspielen«. Gegenüber ihren Patienten, die sie psychotherapeutisch betreuen mußte, konnte sie sich nicht gehen lassen, sie mußte Verständnis für deren Probleme zeigen und gleichzeitig Rückgrat und Haltung beweisen. Sie mußte anderen eine Stütze sein, obwohl sie selbst der Unterstützung bedurft hätte.

Nicht nur eine Überarbeitung, auch andere Gründe können uns psychisch belasten. Es gibt Situationen, in denen wir uns familiäre oder berufliche Sorgen machen, in denen wir trauern oder uns einfach die Energie fehlt, Pflichten, die uns sonst leicht fallen, zu erfüllen. Der Widerspruch zwischen unserer seelischen Verfassung und dem Bild, das wir nach außen abgeben (müssen), schafft eine nur schwer ausgleichbare Spannung: Ein trauernder Mensch, der seiner Umgebung Haltung beweisen und immer aufrecht gehen muß, dem aber der innere Halt fehlt, wird seine Rückenmuskulatur krampfhaft anspannen. Eigentlich möchte er sich hängen lassen, er muß sich aber aufrichten und die Muskulatur dazu zwingen, etwas gegen seine innere Verfassung zu tun. Verspannungen, Muskelverhärtungen und Schmerzen in der Hals- und Lendenwirbelsäule sind die Folgen.

Menschen, die während eines langen Zeitraums überfordert sind oder denen der familiäre und soziale Rückhalt fehlt, neigen besonders leicht zu solchen Schmerzen. Hierzu gehören zum Beispiel Gastarbeiter, die von der Familie getrennt leben und die Sprache ihres Arbeitslandes nur unvollkommen sprechen.

Eine besonders kritische Zeit, in der organische Veränderungen seelische Folgen haben, sind die Wechseljahre der Frau. Die Hormonumstellung führt zu körperlichen Veränderungen, die als Leistungseinbuße empfunden werden. Aus dem Widerspruch zwischen zu hohen eigenen Ansprüchen und einer veränderten Leistungsfähigkeit entstehen psychische Konflikte und Spannungen, die sich wiederum im Tonus der Muskulatur ausdrücken. Mit der erhöhten Muskelspannung verändert sich die Durchblutung der Muskulatur, der Druck auf die kleinen Wirbelgelenke nimmt zu. Die hormonelle Umstellung und ihre seelische Verarbeitung können Mißempfindungen hervorrufen, die sich in einer veränderten Muskelspannung und in chronischen Rückenschmerzen zeigen.

Neben den offensichtlichen Ursachen der Arbeitsüberlastung, der hormonellen Veränderung, der zu hohen beruflichen Leistungsanforderungen und kultureller Entwurzelung gibt es auch Gründe, die für uns nicht so einfach zu erfassen sind. Manche psychischen Erkrankungen, für die wir keinen Auslöser finden können, erscheinen unter dem Bild chronischer Rückenschmerzen. Ein Beispiel ist die Depression, die nicht durch ein äußeres Ereignis (Verlust von Familienangehörigen, Verlust des Partners) ausgelöst wurde. Dem depressiven Menschen fehlt die Lebensperspektive, er ist hoffnungslos. Die Wirbelsäule gibt ihm keinen Halt. Er hat Angst vor der

Zukunft und leidet an seiner Existenz. Unfähig, selbst aktiv zu werden, wartet der Patient auf eine Veränderung seiner Situation. Er bewegt sich nur wenig. Die Muskulatur stützt ihn nicht, und das ohnehin labile gesundheitliche Gleichgewicht wird noch weiter gestört. Sein Schmerz ist ein Zeichen dafür, daß er mit seinem Körper nicht zurechtkommt und – im Extremfall – sogar nicht mehr leben möchte. Er verhält sich gegenüber seinem noch intakten Körper aggressiv. Er fühlt sich gebrochen und berichtet dem Arzt, daß er einen »bohrenden Schmerz« habe, die Wirbelsäule sei »wie durchgebrochen«.

Die Familienangehörigen oder den Partner kann diese Erkrankung sehr belasten. Je stärker psychosomatisch die Depression verarbeitet wird und sich in scheinbar organischen Rückenschmerzen zeigt, um so schwieriger ist es, dem Patienten zu helfen. Man kann dem Kranken nur wünschen, daß er einen Arzt findet, der die Ursachen seiner Schmerzen richtig deutet und eine Therapie einleitet, die ihn seelisch stabilisiert. Oftmals ist eine begleitende medikamentöse Behandlung mit antidepressiven Medikamenten erforderlich, zum Teil reicht eine Psychotherapie. Bei leichteren Krankheitszuständen kann die unterstützende Behandlung durch einen nicht psychotherapeutisch ausgebildeten Hausarzt oder Orthopäden eine Linderung erreichen. Ich habe erlebt, daß Patienten, deren Leiden ernstgenommen wurde und die im Gespräch einen Trost fanden, viel besser mit ihren Schmerzen umgehen konnten. Als nicht speziell für psychosomatische Krankheiten ausgebildeter Arzt vermeide ich es allerdings, übertriebene Hoffungen auf völlige Beschwerdefreiheit zu wecken.

Gefährlich wird die Situation für den Patienten, wenn er die Suche nach der Ursache seiner seelischen Erkrankung dadurch erschwert, daß er den Arzt immer wieder wechselt und von einem Organspezialisten zum anderen wandert. Da der konsultierte Orthopäde, Neurochirurg oder Schmerztherapeut nicht immer die gesamte Vorgeschichte kennt, können ihm die seelischen Gründe für die Erkrankung verborgen bleiben. So kann er eine kleine unbedeutende Bandscheibenvorwölbung für die Ursache der Beschwerden halten und dem Patienten einen operativen Eingriff empfehlen. Wird in dieser Situation eine Operation durchgeführt, dann ist die Auswirkung fatal. Da die Ursache nicht die organische Veränderung war und die Operation nur an der Bandscheibe ansetzte, wird der Kranke nicht beschwerdefrei. Der seelische Zustand bleibt unverändert schlecht. Zusätzlich leidet der Patient jetzt an den organischen Folgen der Operation, der mit ihr verbundenen Bandscheibenerniedrigung und der Narbe, die wiederum zum Ausgangspunkt von Schmerzen werden kann. In der Fachsprache hat sich für dieses Krankheitsbild der Begriff »Postnukleotomie-Syndrom« eingebürgert. Er erklärt nur wenig und sagt lediglich aus, daß sich die Wirbelsäulenbeschwerden trotz der Operation nicht gebessert haben.

Aber selbst nach einer erfolglosen Operation ist der Zeitpunkt für eine gezielte Behandlung unter Einschluß der Psychotherapie noch nicht verpaßt. Eine hilfreiche Alternative kann eine mehrwöchige stationäre Behandlung in einer psychosomatisch orientierten Klinik sein, in der viele Patienten das erste Mal lernen, mit ihrem Körper umzugehen und auf dessen innere Stimme zu hören. Sie erfahren, daß sie sich »gehen lassen dürfen« und die Haltung ihre Gefühle widerspiegelt. Sie sollen sich von dem äußeren und inneren Druck, der ihr Handeln und Empfinden bestimmt, lösen und eine größere Entscheidungsfreiheit im täglichen Leben zurückgewinnen. Die gezielte psychotherapeutische Behandlung wird durch Entspannungsübungen und eine physikalische Therapie ergänzt. Vorsichtige Massagen, Bäder und Packungen wirken entspannend. Patienten, die bereit sind, seelische Ursachen für ihre Schmerzen zu akzeptieren, haben günstige Heilungschancen und können langfristig von ihren Schmerzen befreit werden.

Ein Grund, warum immer wieder Menschen mit Konflikten oder seelischen Erkrankungen unter Kreuzschmerzen leiden, liegt an der gesellschaftlichen Bewertung von seelischen und organischen Krankheiten. Eine psychische Erkrankung wird immer noch als zweitklassig angesehen. Im Gegensatz dazu läßt sich der Bandscheibenvorfall mit dem Herzinfarkt, der Krankheit der beruflich Erfolgreichen und Angesehenen («Managerkrankheit»), vergleichen. Obwohl die Annahme, daß vorwiegend sozial gut situierte Personen von Herzkrankheiten betroffen werden, längst widerlegt ist, hat sich in der Allgemeinheit das »positive Image« dieses Leidens erhalten. Beide Krankheiten lassen sich »vorzeigen«, sie sind gesellschaftsfähig. Kein Mensch würde auf den Gedanken kommen, einen Bandscheibenvorfall mit charakterlichen Mängeln oder Schwächen in Verbindung zu bringen. Leider gilt das nicht im gleichen Maße für seelische Erkrankungen. Zwar heißt das Sprichwort »*Irren ist menschlich*«, aber es bezieht sich mehr auf den Irrtum als darauf, daß jeder von uns ebenso wie von einem Schnupfen, einer Grippe oder einem Bandscheibenvorfall auch von einer psychischen Krankheit betroffen werden kann. Erst wenn sich die Erkenntnis durchsetzt, daß seelische Leiden »normale Krankheiten« sind und sich mit ihnen keine Persönlichkeitsdefekte verbinden, die von negativen moralischen Wertungen begleitet werden, wird der therapeutische Zugang und damit die Hilfe für den Kranken erleichtert.

Vielleicht haben Sie beim Lesen den Eindruck gewonnen, daß die Psyche nur eine negative Rolle spielt und daß wir vor allem unter ihr leiden. Das ist durchaus nicht der Fall. Der Körper läßt sich nicht von unserem seelischen Befinden trennen. Ohne eine psychische Motivation und die vom Gehirn ausgehenden Befehle sind wir außerstande, körperliche Leistungen zu erbringen. Wir können unsere Aufgaben im täglichen Leben nur erfüllen, wenn wir einen inneren Antrieb verspüren. Diese Energie kommt nicht so sehr aus rationalen Überlegungen, sondern aus unseren Empfindungen. Die Psyche gibt uns die Kraft, Aufgaben zu erfüllen, die scheinbar »übermenschlich« sind. Erst unsere Gefühle von Liebe, Freude, Aktivität, Zuneigung und Abwehr machen das Leben lebenswert. Dazu gehört, daß wir trauern können und über Verluste nur schwer hinwegkommen. Seelische und körperliche Reaktionen lassen sich nicht trennen, Freude und Trauer sind keine mechanischen psychischen Abläufe, sondern zeichnen sich wie andere Regungen durch ein enges Zusammenspiel aus. Unsere psychische Verfassung macht uns erst zu Individuen. Wir schöpfen Kraft aus diesem Wechsel von Höhen und Tiefen und bekommen dadurch erst den Blick für das Schöne. Das Wissen um die positiven Seiten des Lebens läßt uns Verluste überwinden und Krankheiten leichter überstehen.

Gibt es ein Leben ganz ohne Schmerz?

Vor ungefähr 150 Jahren schrieb der bekannte Chirurg *Johann Friedrich Dieffenbach* (1792–1847) ein Buch über die Äthernarkose. Es trägt den schönen Titel *»Der Aether gegen den Schmerz«*. In dieser Veröffentlichung gab *Dieffenbach* seiner Freude Ausdruck, daß es den Menschen gelungen war, sich von den stärksten Schmerzen bei Verletzungen oder einer Operation durch die Narkose zu befreien. Er schrieb: »Der schöne Traum, daß der Schmerz von uns genommen, ist zur Wirklichkeit geworden. Der Schmerz, dies höchste Bewußtwerden unserer irdischen Existenz, die deutlichste Empfindung der Unvollkommenheit unseres Körpers, hat sich beugen müssen vor der Macht des menschlichen Geistes, vor der Macht des Aether-Dunstes. Wohin wird oder wohin kann diese große Entdeckung noch führen? Durch sie ist die halbe Todesbahn zurückgelegt, der Tod hat nur noch sein halbes Grauen.«

Die Medizin hat den stärksten, den vernichtenden Schmerz überwinden können. Wir sind heute in der Lage, große operative Eingriffe so auszuführen, daß der Patient davon nichts bemerkt. Aber an unseren alltäglichen Beschwerden hat sich in den letzten 150 Jahren nur wenig geändert. Wenn wir uns die große Zehe stoßen, dann bekommen wir einen heftigen Schmerz, so daß wir laut aufschreien. Fassen wir mit der Hand auf eine Herdplatte, dann verbrennen wir uns. Wenn wir morgens ein Brötchen essen und uns in die Lippe beißen, dann tut uns das genauso weh wie unseren Urgroßeltern. Ich nehme an, daß die Menschen vor 150 Jahren nicht mehr und nicht weniger an Rückenschmerzen gelitten haben wie wir heute. Ist der Mensch deswegen nicht doch unvollkommen? Und können wir von der Medizin nicht erwarten, daß die Schmerzen, die viele Krankheiten und Befindensstörungen begleiten, beseitigt werden?

Ich bin in dieser Hinsicht pessimistisch. Ich glaube, daß wir mit den alltäglichen Schmerzen auch in Zukunft leben müssen. Der Schmerz schützt uns vor Schädigungen von außen und ermöglicht es, Gefahren frühzeitig zu erkennen. Was würde passieren, wenn wir die Hand nicht von der heißen Ofenplatte wegziehen würden? Die Verbrennung wäre weitaus schlimmer. Ohne das empfindliche Schienbein würden wir uns viel häufiger die Haut des Unterschenkels verletzen, der Knochen würde viel eher freiliegen und sich entzünden. Verharren wir lange in einseitiger Körperhaltung, dann tut uns ein Bein oder ein Arm oder die Wirbelsäule weh. Wir müssen uns die Füße vertreten, erst nach einigen Schritten geht es wieder besser. Der Körper hat uns gezwungen, die einseitige Haltung aufzugeben, und damit die Voraussetzung für eine Regeneration verbessert. Die unwillkürlichen Bewegungen, die wir tagsüber und selbst im Schlaf ausführen, dienen vor allem der Vermeidung einer Gewebeschädigung. Querschnittsgelähmte, deren Beine bewegungsunfähig sind, haben weder ein Schmerz- noch Berührungsempfinden unterhalb der Schädigungsstelle. Sie spüren nicht, wenn die Fersen oder das Gesäß zu lange auf einer Stelle liegen und Druckstellen oder sogar Geschwüre entstehen.

Der Schmerz verhindert, daß wir uns auf Dauer überarbeiten oder unsere Leistung auf Kosten des Körpers immer weiter erhöhen. Er setzt uns natürliche Grenzen und schützt uns vor uns selbst (Abb. 22). Rückenschmerzen sind ein Signal. Sie weisen uns darauf hin, daß eine bestimmte Bewegung oder Körperhaltung für unseren Rücken schädlich ist und die Nerven, Bandscheiben oder Wirbelgelenke gefährdet sind. Der Schmerz signalisiert, daß wir eine andere Haltung einnehmen, uns bewegen oder ausspannen müssen. Er ist ein Hilferuf unseres Körpers, den wir annehmen und nicht verdrängen sollten.

Der akute Hexenschuß oder der Bandscheibenvorfall kann mit Schmerzmitteln behandelt werden, der »alltägliche« morgendliche Schmerz oder Beschwerden, die aus einer Wirbelsäulenabnutzung entstehen, sind kein Grund, zu Medikamenten zu greifen.

Manche neurologischen Erkrankungen gehen mit einer Verminderung des Schmerzempfindens und der Tiefensensibilität einher. Da Patienten, die an einer Rückenmarkschwindsucht (*Tabes dorsalis*) leiden, diese Empfindungsqualitäten fehlen, können sie ihre Bewegungen nicht kontrollieren; sie belasten ihre Gelenke anders als ein Gesunder. Wenn wir uns das Kniegelenk verdrehen, dann spannen wir reflektorisch die schützenden

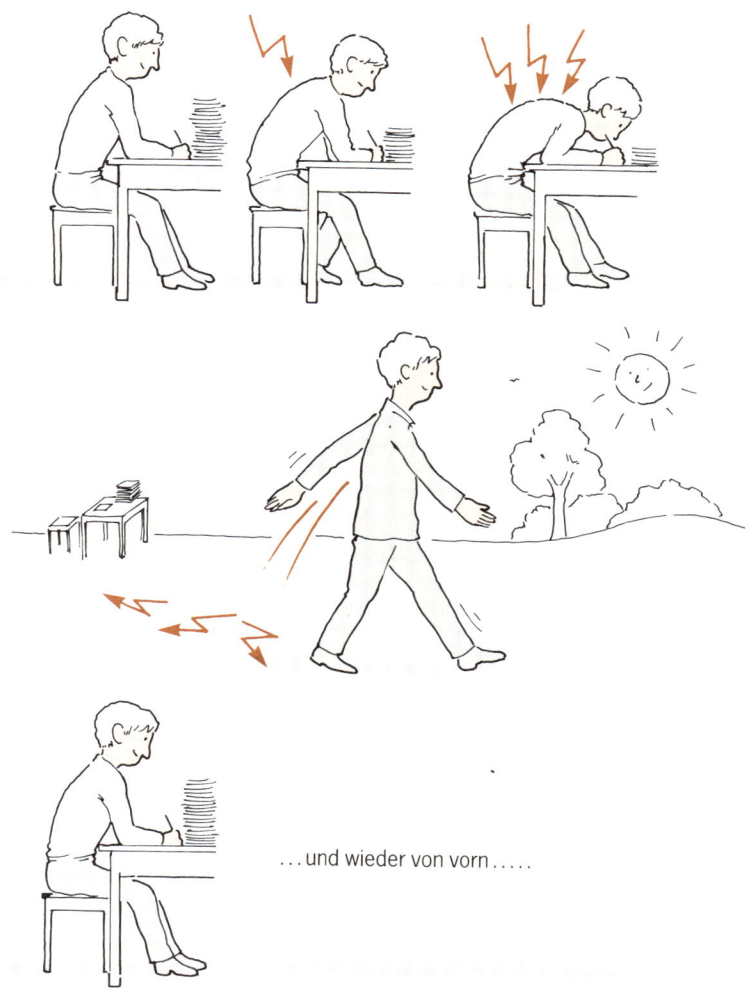

... und wieder von vorn .....

Abb. 22 Der Schmerz schützt die Gesundheit.

Muskeln an und sind beim nächsten Schritt vorsichtiger. Ein Patient mit dieser Erkrankung kann das nicht. Er spürt keinen Schmerz, wenn er sich vertritt. Dadurch zieht er sich im Laufe des Tages viele geringfügige Verletzungen zu, die in der Summe das Gelenk vollständig zerstören. Der Kranke kann nach Jahren oder Jahrzehnten nicht mehr normal laufen.

Auch die völlig Schmerzlosigkeit ist kein paradiesischer Zustand. Es gibt eine seltene, genetisch bedingte Erkrankung, die durch das Fehlen jeglicher Schmerzempfindung gekennzeichnet ist (*Analgesie-Syndrom*). Die Menschen, die an dieser Krankheit leiden, sind durchaus nicht zu beneiden. Wenn sie morgens ein Brötchen essen, dann bohren sich die Krümel in die Lippe. Sie spüren den Schmerz nicht, der uns dazu veranlaßt, den Krümel mit der Zunge von der Lippe zu wischen. Ohne Schmerzempfinden beißen sie ein zweites Mal in das Brötchen und verletzen sich die Lippe mit dem scharfkantigen Fremdkörper. Ist der Kaffee zu heiß, dann bemerken sie zwar die Hitze, aber nicht den Schmerz. Uns läßt das scharfe Messer den Finger bei der kleinsten Verletzung reflektorisch zurückziehen und verhindert, daß wir »ins Messer laufen«. Kinder, die mit dem Analgesie-Syndrom geboren werden, erreichen kaum jemals das Erwachsenenalter. Sie sind von morgens bis abends unsichtbaren und nicht kalkulierbaren Gefahren ausgesetzt. Der Schmerz warnt und schützt sie nicht.

Unsere Wirbelsäule wäre nicht in der Lage, ihre Funktion für mehr als sieben Jahrzehnte zu erfüllen und uns aufrecht zu tragen, wenn sie uns nicht dauernd Hinweise zum richtigen Verhalten geben würde. Sie kennt nur eine Sprache: den Schmerz. Aber sie signalisiert uns damit, daß wir uns anders bewegen müssen. Der Hexenschuß kann ein überlegter Warnschuß der Natur sein.

Rückenschmerzen: Ursachen und Behandlung

Auf den folgenden Seiten erhalten Sie Informationen zu häufigen Erkrankungen, die von der Hals-, Brust- und Lendenwirbelsäule ausgehen. Um Ihnen die Möglichkeit zu geben, gezielt nachzulesen, habe ich die einzelnen Veränderungen nach dem Ursprung der Schmerzen eingeteilt. Eine Ausnahme machen die rheumatischen Erkrankungen der Wirbelsäule und der Muskulatur, auf die ich zum Schluß eingehe. Grundlegende Informationen zur Krankheitsentstehung werden in den Abschnitten wiederholt, um sie auch dem Leser verständlich zu machen, der nur an »seinem Problem« interessiert ist. Wenn Sie das Buch systematisch lesen, können Sie darüber hinweggehen.

Jedes Kapitel beginnt mit den Symptomen (Krankheitszeichen, Beschwerden), im Anschluß werden die Ursache der Veränderung, Diagnostik, Therapie und die Heilungsaussichten (Prognose) beschrieben. Wahrscheinlich kann Ihnen die Lektüre nicht alle Fragen beantworten. Manche Probleme erschließen sich erst im Gespräch mit dem Arzt. Ziel des Bändchens ist es nicht, Sie zu einem Wirbelsäulenspezialisten weiterzubilden, sondern Ihnen Hinweise für den Umgang mit Ihrem Rücken zu geben und Ihnen die Möglichkeiten und Grenzen der Medizin aufzuzeigen.

Da der Erfolg der Behandlung mit Ihrem eigenen Engagement steht und fällt, finden Sie am Schluß jeden Kapitels die Überschrift »*Was Sie selbst tun können*«. Hier gehe ich auf das eigene Verhalten und bewährte Hausmittel ein, die die Beschwerden lindern oder beseitigen können.

≡ Die Halswirbelsäule

Die Halswirbelsäule ist der beweglichste Teil unseres Rückgrats. Wir müssen den Kopf innerhalb kürzester Zeit nach rechts und links drehen, vor- und zurückneigen. Eine Konstruktion, die den Kopf direkt mit einer Bandscheibe verbinden würde, wäre viel zu schwerfällig. Die Natur hat sich etwas Besonderes einfallen lassen. Die obersten beiden Wirbelkörper, der Atlas und der Axis, unterscheiden sich deutlich von den tiefer gelegenen Wirbeln (Abb. 23). Der zweite Halswirbelkörper (*Axis*) ist zum Kopf hin zapfenförmig ausgebildet. Er ersetzt den Körper des ersten Wirbels. Dieser, der *Atlas*, ist ein ringförmiger Knochen mit Gelenkfacetten an den oberen, unteren und inneren Begrenzungen. Er dreht sich exzentrisch um den Zapfen des Axis. Damit sich der an der vorderen Seite des Wirbelkörpers

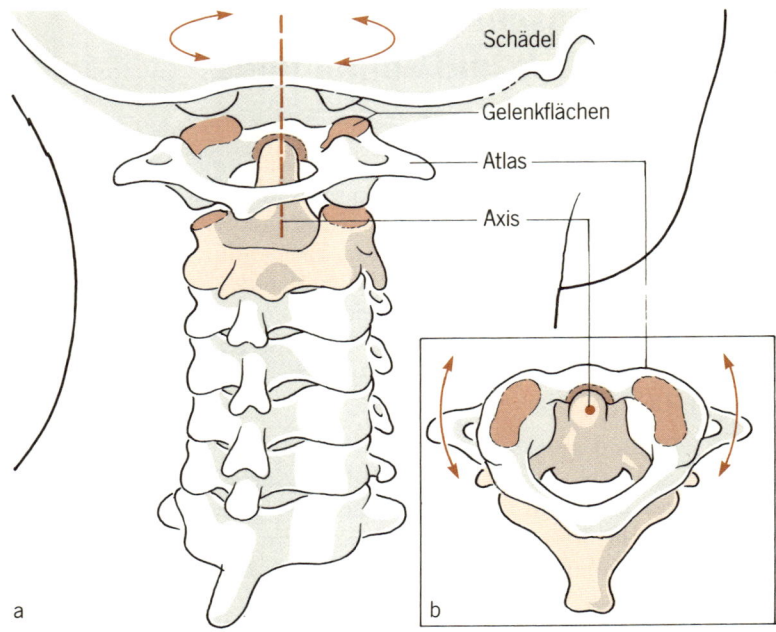

Abb. 23   Halswirbelsäule. Ansicht des Korpfdrehgelenks von oben (a). Das Zusammenspiel
von Hinterhaupt, Atlas und Axis ermöglicht eine maximale Beweglichkeit (b).

liegende Zapfen nicht in Richtung des Rückenmarks verschieben kann, wird
er durch starke Bänder in seiner Position gehalten. Atlas und Schädel
werden durch das obere Kopfgelenk verbunden. An den seitlichen Facetten
des ersten Wirbelkörpers befinden sind eiförmige Gelenkflächen, auf denen
das Hinterhaupt mit seinem exakt passenden Gelenkknorpel ruht. Die
Bewegung des Kopfes setzt sich aus einem äußerst komplizierten Zusammenspiel mehrerer Gelenke und Wirbelkörper zusammen. Die Einschal-
tung verschiedener Segmente der Gliederkette ermöglicht eine Feinabstimmung, die mit einem Gelenk allein oder einer einfacheren Konstruktion
nicht zu erreichen wäre.

      Durch die Querfortsätze der Halswirbelsäule schlängeln sich
rechts und links Blutadern, die das Gehirn mit frischem Sauerstoff versorgen (*Arteria vertebralis*). In jeder Etage ist rechts und links eine kreisrunde
Öffnung für die Arterie ausgespart (Abb. 24). Stärkere Bandscheibenschäden und Knochenanbauten als Folge der altersbedingten Abnutzung können
den Durchmesser der Gefäße einengen und dadurch die Blutversorgung der

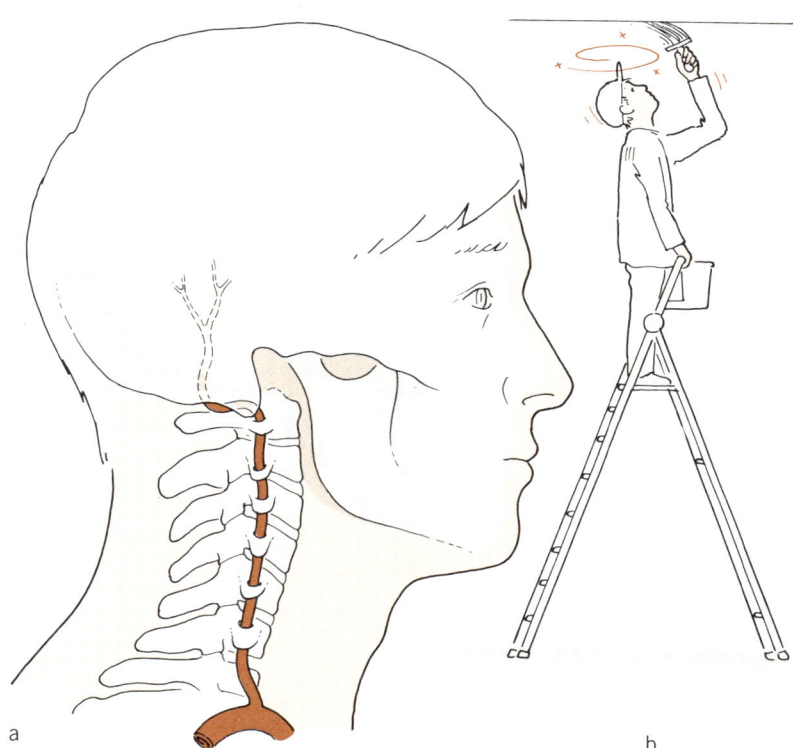

Abb. 24   Die Halswirbelarterie läuft durch die Querfortsätze der Wirbelkörper und versorgt die Hirnbasis mit sauerstoffreichem Blut (a). Bei Überkopfarbeiten kann die Durchblutung beeinträchtigt werden (b).

Hirnbasis und des Innenohres drosseln. Aber auch Extrembewegungen und Zwangshaltungen des Kopfes oder eine chronisch erhöhte Muskelspannung können das gleiche Ergebnis hervorrufen. Die verminderte Durchblutung des Innenohres führt neben Hörstörungen zu Schwindel und einer Beeinträchtigung des Gleichgewichtempfindens.

Verspannungen und Kopfschmerzen: das Zervikalsyndrom

Schmerzen, die von der Halswirbelsäule ausgehen, strahlen häufig in die Schulter-Nacken-Muskulatur aus. Die Patienten berichten, daß sie innerlich verspannt seien. Sie verspüren einen brennenden und ziehenden

Schmerz im Nacken, der sich bis zu den Innenseiten der Schulterblätter und dem Hinterhaupt ausdehnt. Hinter diesem Krankheitsbild, das als »Zervikalsyndrom« bezeichnet wird, verbergen sich ganz unterschiedliche Ursachen. Ungünstig wirken sich Tätigkeiten an Schreibautomaten und Datensichtgeräten aus, die ohne Pausen verrichtet werden. Das gleiche gilt für lange Autofahrten. Während eine gemischte Bürotätigkeit mit Arbeiten am Computer, Ablagen, Telefonaten, Besprechungen und Diktaten die Wirbelsäule nicht übermäßig beansprucht, leiden Personen, deren Aufgabe darin besteht, Daten zu erfassen, ausschließlich Texte zu schreiben oder monotone Montagearbeiten zu verrichten, besonders häufig am Zervikalsyndrom. Eine Ursache ist die einseitig statische Körperhaltung. Die Arbeitsabläufe sind ergonomisch (arbeitswissenschaftlich) optimal gestaltet und weitgehend standardisiert. Scheinbar unnötige Handgriffe und Bewegungen wurden so weit als möglich ausgeschaltet. Kurzfristig steigert diese rationale Arbeitsorganisation die Effizienz. Längerfristig ist die Beschränkung auf wenige Arbeitsgänge aus orthopädischer Sicht kritisch zu beurteilen, da das Bewegungsbedürfnis des Körpers ignoriert wird. Während einzelne Muskeln überbeansprucht werden, sind andere Muskelgruppen unterfordert. In der Folge entstehen schmerzhafte Verkrampfungen.

Solange der einseitigen Arbeit körperliche Bewegung, beispielsweise in einer Gymnastikgruppe oder einem Sportverein, gegenübersteht, läßt sich die berufliche Beanspruchung kompensieren. Fehlt der Ausgleich, dann nimmt die Wahrscheinlichkeit zu, unter Muskelverspannungen zu leiden. Bei der Untersuchung tastet man die harten Stränge der Schulter- und Nackenmuskulatur. Die inneren Ränder der Schulterblätter sind sehr schmerzhaft. Auch die Bewegung des Kopfes kann eingeschränkt sein. Da den Beschwerden eine statische Überlastung zugrunde liegt, die vor allem die Muskulatur betrifft, sind die Nerven nicht beeinträchtigt. Die Kopfschmerzen stehen in einem direkten Zusammenhang mit der erhöhten Muskelspannung. Sie nehmen unter Streß zu, klingen aber, sobald die Arbeit für einen gewissen Zeitraum unterbrochen wird, rasch wieder ab. Anfangs gehen die Verspannungen am Wochenende oder während des Urlaubs zurück, der Patient wird beschwerdefrei. Besteht die erhöhte Muskelspannung über viele Jahre oder sogar Jahrzehnte, dann verändert sich die Stellung der Halswirbelkörper zueinander. Während die Halswirbelsäule beim Gesunden eine leichte Hohlschwingung beschreibt, zieht die verspannte Muskulatur die Wirbelkörper in eine gerade, gestreckte Position oder sogar in einen Rundrücken. Der Radiologe spricht bildlich von einer »Kamelhalsstellung« (Abb. 25). Die Wirbelsäule ist nicht auf diese Formveränderung eingestellt, da die Bandscheiben und die Wirbelgelenke ihre Aufgabe am besten in einer leichten Hohlschwingung erfüllen können. Eine gestreck-

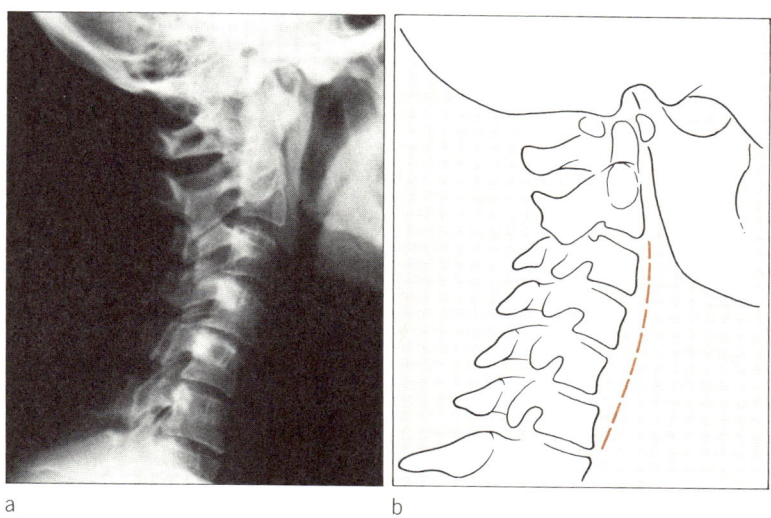

a   b

Abb. 25   Die Fehlhaltung der Halswirbelsäule verursacht Kopf- und Nackenschmerzen und
           begünstigt die Abnutzung.

te oder gar nach hinten gewölbte Halswirbelsäule ist viel stärkeren Belastungen und Abnutzungen ausgesetzt, die sich vor allem in einer Verschmä-
lerung des Bandscheibenraumes zwischen dem 5. und dem 7. Halswirbelkörper zeigen. Die im Laufe von Jahrzehnten erworbene Wirbelsäulenfehl-
stellung läßt sich kaum normalisieren, wenngleich die davon ausgehenden
Beschwerden gelindert werden können.

Die **einfache Verspannung** ist nicht unbedingt behandlungsbedürftig. Ist sie infolge einer kurzfristigen Überlastung, einer Unterkühlung,
eines Luftzuges oder einer Aufregung entstanden, dann können Sie damit
rechnen, daß die Beschwerden mit dem Wegfall der auslösenden Ursache
wieder abklingen. Haben Sie den Eindruck, daß die Verspannung bei Ihrer
üblichen Tätigkeit auftritt, dann sollten Sie nach dem Auslöser suchen und
überlegen, wie Sie die Arbeit umstrukturieren können. Manchmal reicht
bereits eine kleine Veränderung des Arbeitsplatzes. So kann ein bandschei-
bengerechter Bürostuhl mit anatomisch angepaßter Rückenlehne und Arm-
stützen die Hals- und Brustwirbelsäule entlasten. Vielleicht ist die Stellung
des Bildschirmes oder der Tastatur ungünstig und erzwingt eine Fehlhaltung des Kopfes. Oftmals läßt sich eine bessere Position der Vorlage, von der
die Daten abgenommen werden, finden (Abb. 26). Viel schwieriger ist die
Veränderung des Arbeitsplatzes in der industriellen Produktion.

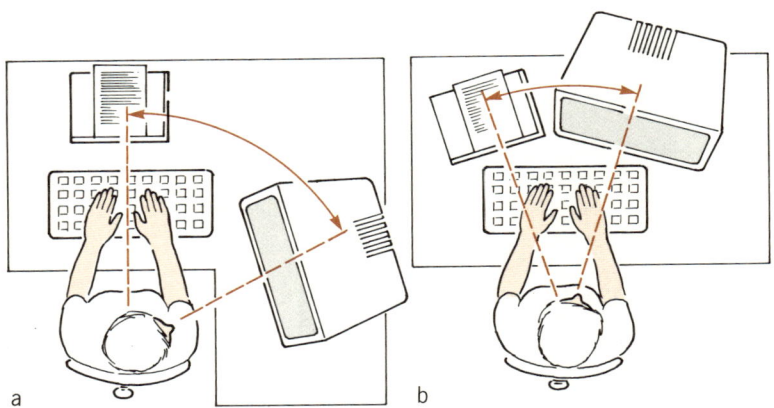

Abb. 26   Eine falsche Körperhaltung am Arbeitsplatz kann zu Verspannungen führen (a).
Verbesserte Arbeitsorganisation hilft, sie zu vermeiden (b).

Sie sollten möglichst nicht immer die gleiche Arbeit ausüben. Ich hoffe, es wird sich mit der Zeit in den Büros (und in den Fabriken) herumsprechen, daß es besser ist, im Laufe des Tages unterschiedliche Tätigkeiten zu verrichten. Vermeidbare Überlastungen und Beschwerden würden erst gar nicht auftreten, die Arbeitsfreude würde steigen und das Betriebsklima günstig beeinflußt. Da der Krankenstand durch die Zufriedenheit und das Befinden der Mitarbeiter mitbestimmt werden, spricht aus betriebswirtschaftlicher Sicht viel für eine Arbeitsorganisation, die auf die anatomischen Gegebenheiten und Bedürfnisse der Wirbelsäule Rücksicht nimmt.

Anhaltende Verspannung. Wenn die Verspannung bereits über mehrere Tage oder Wochen anhält und Sie den Eindruck gewinnen, daß sie sich nicht von alleine löst, dann sollten Sie Ihren Hausarzt oder Orthopäden aufsuchen. Er wird Sie untersuchen und feststellen, ob es sich bei der Verspannung tatsächlich um ein »einfaches Zervikalsyndrom« oder einen Reizzustand einzelner Nerven bzw. eine gravierende Fehlstellung zwischen den Wirbelkörpern handelt. Nicht immer muß bereits beim ersten Arztbesuch ein Röntgenbild angefertigt werden; andererseits sind Beschwerden, die über eine längere Zeit anhalten, mit Hilfe des Röntgenbildes abzuklären, um keine schwerwiegenden Erkrankungen zu übersehen. Das Röntgenbild gibt auch Aufschluß darüber, ob bereits eine Fehlstellung der Halswirbelsäule eingetreten ist oder die Beschwerden allein durch die erhöhte Muskelspannung ausgelöst wurden. Die Strahlenbelastung ist gering, Nebenwirkungen sind von der Aufnahme nicht zu befürchten. Eine weitere Diagnostik ist in aller Regel nicht erforderlich.

Die Behandlung

Eine Verspannung läßt sich mit verschiedenen muskelauflockérn-
den Therapieverfahren lindern oder beseitigen. Am bekanntesten ist die
manuelle Massage. Sie wird häufig mit einer Rotlichtbestrahlung oder
Wärmepackungen (z. B. Fango) ergänzt. Die Wärme verbessert die Durchblutung und entkrampft die Muskulatur. Nach dieser Vorbereitung ist es für
den Masseur einfacher, die verspannten Muskelstränge sowie besonders
schmerzhafte Punkte und isolierte Muskelknoten (Myogelosen) zu ertasten.
Sehr oft verschwindet der muskuläre Hartspann nach fünf bis zehn Behandlungen. Der langfristige Erfolg hängt vor allem davon ab, ob es dem Patienten gelingt, sich körperlich umzustellen und einen Ausgleichssport zu beginnen und ob er seine Arbeit so umstrukturieren kann, daß erneute Überbela-
stungen vermieden werden.

Eine gute Massage schmerzt nicht! Bereits während der Massage sollen Sie das Gefühl haben, daß sich die Muskulatur entkrampft, um
sich danach »wie befreit« zu fühlen. Die Beweglichkeit der Halswirbelsäule
nimmt zu, die Schmerzen werden gelindert. Ich bin sehr ungehalten, wenn
ich Patienten sehe, die mit blauen Flecken in die Sprechstunde zurückkom-
men und berichten, ihr Masseur habe ihnen gesagt, daß die Behandlung
»wehtun« müsse. Der Muskel sei so hart gewesen, daß er nur mit aller Kraft
zu bearbeiten gewesen wäre. Eine derart kräftige Massage mag beim Gesunden zur »Entschlackung« nach einem Saunagang angezeigt sein, für die
verspannte oder schmerzende Halswirbelsäule ist sie Gift.

Neben der Massage hat sich die *Iontophorese* bewährt. Es handelt
sich um eine **Reizstrombehandlung**, bei der mit Hilfe des elektrischen
Stroms geringe Mengen muskelauflockernder Medikamente in das Unter-
hautgewebe eingebracht werden. Die Behandlung dauert etwa zehn bis
zwanzig Minuten. Um eine ausreichende Wirkung zu erzielen, ist mindestens ein halbes Dutzend Anwendungen erforderlich.

Auf der Kombinination von Wechsel- und Gleichströmen beruht die
Anwendung *diadynamischer Ströme* nach Bernard. Dieses praktisch neben-
wirkungsfreie Verfahren (*Ausnahme*: Patienten mit Herzschrittmachern
und Metallimplantaten) steigert die Durchblutung, setzt die Muskelspannung herab und lindert den Schmerz.

Auf einem anderen Wirkungsmechanismus beruht der **Ultraschall**. Von einem Behandlungskopf, der vom Therapeuten über die verspannten Muskelpartien bewegt wird, gehen nicht hörbare Schallwellen
aus. Der Schalldruck führt zu einer inneren Reibung im Gewebe, erzeugt
dabei Wärme und versetzt die Zellen in eine Schwingung. Man spricht von

einer »Mikromassage«. Muskelverhärtungen werden aufgelockert, die Spannung nimmt ab. Gerade Beschwerden, die von den Muskelansätzen des Hinterhaupts oder der Innenseite des Schulterblatts ausgehen, sprechen gut auf eine Ultraschallbehandlung an. In niedriger Dosierung ist die Ultraschalltherapie nebenwirkungsfrei.

Bei wiederkehrenden Verspannungen hat sich die **Krankengymnastik** bewährt. Hierbei geht es weniger darum, die Muskulatur der Halswirbelsäule zu trainieren, als vielmehr Techniken zu erlernen, mit denen man sich selbst entspannen und die Beweglichkeit des Kopfes verbessern kann.

Was Sie selbst tun können

Wenn Ihre Halswirbelsäulenbeschwerden durch einen kühlen Luftzug entstanden sind, dann brauchen Sie sich keine Sorgen zu machen: Die Schmerzen verschwinden, wie sie gekommen sind. Anders ist es, wenn Sie unter wiederkehrenden Verspannungen leiden. Sie sollten sich Gedanken machen, wodurch »Ihr« Zervikalsyndrom ausgelöst wird. Wenn Sie die **Ursache finden** und beseitigen können, wachsen die Chancen, auf Dauer von den lästigen Schmerzen befreit zu werden. Neben den mechanischen Auslösern führen Streß und Konflikte zu einer erhöhten Anspannung. Unsere Sprache gibt uns Hinweise auf den Zusammenhang zwischen *Anspannung* und *Verspannung*. Dauert der Streß nur kurze Zeit an, dann können Sie leichtere Beschwerden hinnehmen und abwarten. Sind Sie nicht in der Lage, die Ursache der Verspannung auszuschalten, dann sollten Sie versuchen, sich von dem Problem oder dem Konflikt innerlich zu distanzieren. Es ist viel leichter, einen so allgemeinen Rat zu geben, als ihn zu verwirklichen. Allerdings nützt es, sich den Konflikt bewußt zu machen. Selbst wenn sich die Verspannungen dadurch nicht lösen, ist man ihnen nicht mehr hilflos ausgeliefert.

Einer Reihe von Patienten hat in Konfliktsituationen das **autogene Training** geholfen. Kurse werden von Volkshochschulen, Vereinen oder Krankengymnasten angeboten.

Wärme in Form von Rotlichtbestrahlungen oder ein warmes Bad nach getaner Arbeit kann sich günstig auswirken; das lockert ebenso wie Einreibungen mit durchblutungsfördernden Salben die verhärtete Muskulatur.

Ein Hinweis zum Schluß: Ich kann Ihnen *nicht* empfehlen, beim einfachen Zervikalsyndrom Medikamente einzunehmen. Sind die Beschwerden spontan entstanden, so klingen sie von alleine wieder ab. Leiden Sie unter chronischen Beschwerden, dann werden die Verspannungen wahrscheinlich wiederkehren, solange die Ursache nicht beseitigt ist. Ein schmerzlinderndes oder muskelentspannendes Präparat nützt deshalb nur für Stunden. Mit Medikamenten können Sie weder der Entstehung einer Fehlstellung der Halswirbelsäule noch einer frühzeitigen Abnutzung der Bandscheiben und Wirbelgelenke vorbeugen. Bei längerfristiger Anwendung wachsen die Gefahren unerwünschter Nebenwirkungen auf Magen, Leber, Niere und Blutbild.

Der akute Schiefhals (Tortikollis)

Der akute Schiefhals ist der »Hexenschuß der Halswirbelsäule«. Er kommt aus heiterem Himmel gerade in dem Moment, wenn Sie ihn am wenigsten gebrauchen können. Sie wollen morgens aufstehen, zur Arbeit gehen oder Ihre Familie versorgen, heben den Kopf vom Kopfkissen, und im gleichen Moment können Sie die Halswirbelsäule nicht mehr bewegen. Der Kopf ist nach rechts oder links gedreht, wenn Sie in den Spiegel schauen, sind Sie schief. Der Versuch, den Kopf in eine normale Position zu bringen, scheitert an der Blockierung und den Schmerzen. Wenn Sie mit der Hand an den Hals fassen, spüren Sie eine brettharte Muskulatur. Der geringste Druck mit dem Finger schmerzt. Der akute Schiefhals beeinträchtigt das Allgemeinbefinden so stark, daß Sie alle Pläne für den Tag aufgeben müssen. Möglicherweise versuchen Sie noch, den Arbeitsplatz mit einem öffentlichen Verkehrsmittel zu erreichen oder Ihre Kinder für die Schule fertig zu machen, aber viel weiter reicht die Kraft nicht. Ihre Kollegen werden Sie unweigerlich zum nächsten Arzt schicken. Dieser bestätigt die Diagnose »akuter Schiefhals« (Tortikollis).

Wie entsteht dieses Krankheitsbild? Die Halswirbelsäule ist sehr gut beweglich. Sie können den Kopf fast bis zum rechten Winkel drehen. Tagsüber führen Sie die Bewegungen kontrolliert aus. Im Schlaf, wenn die Muskulatur weitgehend entspannt ist, kann der Bewegungsumfang der Wirbelgelenke unwillkürlich überschritten werden. Hierbei verkanten sich die kleinen Wirbelgelenke gegeneinander. Die Gelenkkapseln sind sehr schmerzempfindlich, sie geben ein Signal an die Muskulatur, welche die Gelenke schützen will und sich rasch zusammenzieht. Die Halswirbelsäule ist nun »blockiert«. Weniger häufig entsteht der Schiefhals im Laufe des Tages bei einer ruckartigen Bewegung.

Leider verschwindet der Schiefhals nicht so schnell, wie er gekommen ist. Da die Schmerzen sehr stark sind, suchen die Patienten den Hausarzt, Orthopäden oder am Wochenende den Notarzt auf, um wenigstens eine Linderung zu erfahren. Die Untersuchung dient dazu, festzustellen, ob den Beschwerden nur diese sehr schmerzhafte, aber harmlose Verkantung der kleinen Wirbelgelenke zugrunde liegt oder ob sich hinter diesem Krankheitsbild ein Bandscheibenschaden verbirgt. Besteht außer der Blockierung der Halswirbelsäule keine weitere Veränderung, dann ist die Diagnose sicher und der Patient kann beruhigt werden. Die Anfertigung eines Röntgenbildes ist nicht immer erforderlich.

____ Die Behandlung

Die akuten Schmerzen müssen rasch gelindert werden. Allerdings braucht man nicht gleich die stärksten Medikamente einzusetzen, da die Blockierung mit der Zeit von selbst verschwindet. Ich versuche zuerst, durch eine leichte Zugbehandlung das Bewegungsspiel der Halswirbelsäule zu vergrößern. Manchmal gelingt es, die Beweglichkeit der Halswirbelsäule durch eine **Chirotherapie** wiederherzustellen. Der Arzt bewegt die Halswirbelsäule durch spezielle Griff- und Dehnungstechniken und löst die Blockierung der Wirbelgelenke. Eine solche Therapie sollte jedoch nicht erzwungen werden.

Sind einzelne Muskelstränge besonders schmerzhaft und extrem verhärtet, dann kann man eine krampflösende Behandlung mit einem örtlichen Betäubungsmittel durchführen. Dieses Präparat wird durch mehrere Einstiche mit einer sehr feinen Nadel in die Muskulatur oder unter die Haut gespritzt. Das Medikament schaltet die Schmerzempfindung aus. Allerdings beruht die Wirkung nicht so sehr auf der akuten Schmerzlinderung, als vielmehr der Herabsetzung der Muskelspannung. Dadurch sinkt der Druck in den kleinen Wirbelgelenken, die sich wieder einjustieren können. Sofern der akute Schiefhals über mehrere Tage anhält, läßt sich diese **Quaddel-** oder **Infiltrationsbehandlung** wiederholen. Da die Nadel extrem dünn ist, bereitet die Spritze kaum Schmerzen. Nebenwirkungen auf den Magen oder die inneren Organe sind nicht zu erwarten. Anschließend lege ich einen **Watteverband** an. Dazu nehme ich etwa 60 cm einer handelsüblichen Verbandwatte, lege sie um die Halswirbelsäule und wickle ganz locker eine Mullbinde darüber. Der Verband, der in leichter Vorneigung des Kopfes angelegt wird, ist für den Patienten sehr angenehm. Er stützt, wärmt und entlastet die Wirbelsäule, die Durchblutung der Muskulatur wird verbessert (Abb. 27). Dieser nach dem Dresdner Orthopäden *Alfred Schanz* (1868–1931) benannte Verband trägt dazu bei, die Muskulatur zu entspannen.

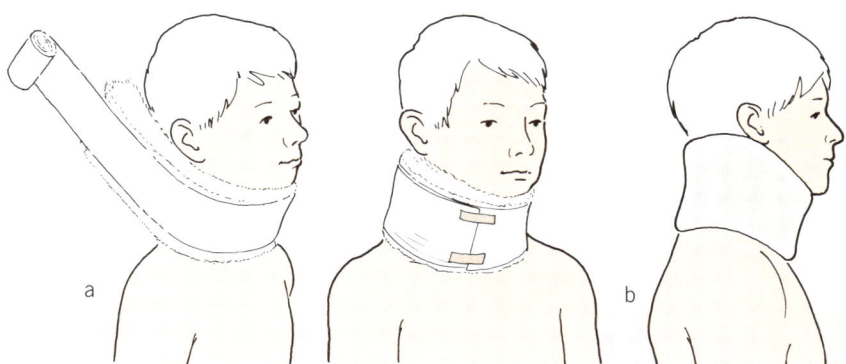

Abb. 27a   Schanzscher Watteverband
       b   Halskrawatte

Wenn die Nachtruhe gestört ist, verordne ich ein leichtes schmerzlinderndes Medikament, z. B. Aspirin (ASS) und kombiniere es mit einem
krampflösenden Präparat (z. B. 5 mg Diazepam). Da die Medikamente nur
einige Male eingenommen werden müssen, bestehen dagegen keine Bedenken. Am folgenden Tag geht es dem Patienten schon wieder viel besser. Zwar
ist der Schiefhals noch nicht völlig verschwunden, aber der Kopf kann besser
gedreht werden. In Ruhe sind die Schmerzen abgeklungen. Zwei oder drei
Tage später ist die Wirbelsäule wieder völlig frei beweglich. Sofern keine
zusätzlichen Veränderungen vorliegen, ist eine weitere Behandlung ent-
behrlich.

Was Sie selbst tun können

Wenn Sie selbst von einem akuten Schiefhals betroffen sind, sollten
Sie alle unnötigen Anstrengungen vermeiden. Kalkulieren Sie zwei oder
drei Tage Pause in Ihrer beruflichen Tätigkeit ein. Benutzen Sie einen Schal
oder lassen Sie sich einen Watteverband anlegen. Sie können die schmerzhaften Muskelpartien zuvor mit einer wärmenden Salbe einreiben. Verzichten Sie auf Übungen und brüske Bewegungen, mit denen Sie die Schmerzen
und die Muskelspannung nur erhöhen. Manchmal lindert eine Dusche,
deren Strahl auf die Halswirbelsäule gerichtet wird, den Schmerz. Auch
danach ist es empfehlenswert, sich warm zu halten. Solange Sie Schmerzen
haben, sollten Sie sich weder Kälte noch Zug aussetzen. Das wichtigste
Heilmittel ist Ihre Geduld, schon nach einigen Tagen ist Ihr Schiefhals
folgenlos abgeklungen.

Schulter-Arm-Schmerzen (Zervikobrachialgie)

Werden die Wirbelnerven vom benachbarten Knochen oder der Bandscheibe gedrückt, dann strahlen Schmerzen von der Halswirbelsäule bis in die Fingerspitzen aus. Ist die Schädigung schwerer, so können Gefühlsstörungen und eine Beeinträchtigung der Kraft oder Geschicklichkeit hinzutreten. Sie haben bereits oben gelesen, daß der Abstand zwischen den Wirbelkörpern im Laufe des Lebens abnimmt und der Knochen die Tendenz hat, an den Grenzflächen Kalk anzulagern, um damit seine Oberfläche zu vergrößern. Im allgemeinen ist diese Reaktion sinnvoll, da sie defekte Band-

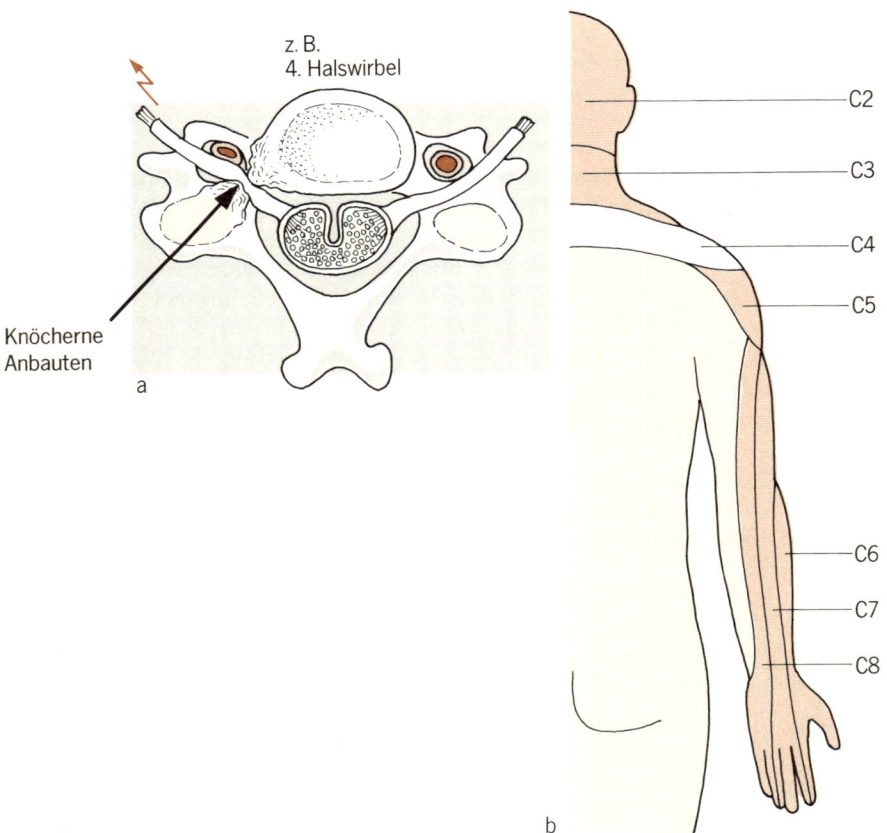

Abb. 28   Die seitlich der Halswirbelsäule austretenden Nerven (a) versorgen die Haut und die Muskulatur der Arme (b).

scheiben überbrückt und schmerzhafte Bewegungen mit der Zeit ausschaltet. Diese »Selbstheilung« hat jedoch einen gravierenden Nachteil: Die knöchernen Anbauten können die austretenden Halswirbelnerven drücken (Abb. 28).

Da mit der Bandscheibenerniedrigung eine vermehrte Beweglichkeit zwischen den einzelnen Wirbelkörpern einhergehen kann, entsteht eine weitere Schädigungsmöglichkeit. Den rechts und links der Wirbelsäule austretenden Nerven steht hier nur ein begrenzter Platz zur Verfügung. Verringert sich der Querschnitt des Austrittsloches, dann kann ein sehr unangenehmes und manchmal auch langwieriges Krankheitsbild entstehen. Im typischen Fall ist der Patient über 50 Jahre alt. Er berichtet über Schmerzen in der Halswirbelsäule, der Schulter, am Oberarm und an der Hand. Meist treten diese Beschwerden nur einseitig auf. Ist der Nerv stärker beeinträchtigt, dann klagt der Patient über ein »pelziges Gefühl«. Die Fingerspitzen von Daumen, Zeige- und Mittelfinger schliefen ihm immer wieder ein. Ihm fehle die volle Kraft beim Zupacken. Je nach dem Ort der Schädigung können auch andere Finger, zum Beispiel der Ring- und Kleinfinger, von der Taubheit betroffen sein.

Bei der Untersuchung findet man eine Einschränkung der Beweglichkeit der Halswirbelsäule. Manchmal nehmen die Schmerzen bei der Drehung des Kopfes zu. Die Kraft der betroffenen Hand ist herabgesetzt; die Finger können feine Berührungen nicht so gut unterscheiden wie an der gesunden Hand. Ein weiteres Zeichen für einen Nervenschaden ist das Fehlen einzelner Reflexe. Liegen die beschriebenen Symptome vor, so darf mit der weiteren Diagnostik nicht gezögert werden. Im Anschluß an die körperliche Untersuchung werden Röntgenbilder der Halswirbelsäule angefertigt, um zu erkennen, ob der Nerv durch eine knöcherne Einengung der Zwischenwirbellöcher geschädigt wird. Bestätigt sich dieser Verdacht oder muß vermutet werden, daß Veränderungen der Bandscheiben eine zusätzliche Rolle spielen, dann ist eine Computertomographie angezeigt. Diese Untersuchung bildet auch die Bandscheiben und Nerven ab, eine Vorwölbung oder ein Vorfall läßt sich mit ihr diagnostizieren. Die Wahl der Behandlungsmethode und die Heilungsaussichten hängen von der Schwere des Krankheitsbildes ab.

Die Behandlung

Die Zervikobrachialgie ist im allgemeinen kein Grund zur Sorge. Nachdem ich mich vergewissert habe, daß die seitlich der Halswirbelsäule austretenden Nerven genügend Platz haben und ein Bandscheibenvorfall unwahrscheinlich ist, leite ich eine möglichst schonende Behandlung ein. Der Patient muß es vermeiden, brüske Bewegungen, extreme Drehungen sowie Vor- und Rückneigungen auszuführen. Halswirbelsäule und Schultern sind warm zu halten. Ein feiner Woll- oder Seidenschal verhindert, daß der Luftzug oder plötzliche Kälteeinflüsse die Muskelspannung erhöhen und die Schmerzen verstärken. Gut bewährt hat sich der Schanzsche Watteverband (s. S. 81).

Da die Schulter-Arm-Schmerzen nicht so rasch verschwinden wie ein plötzlicher Schiefhals, sollten schwere körperliche Tätigkeiten für einige Zeit vermieden werden. Das gilt natürlich auch für häusliche Arbeiten. In keinem Fall dürfen Fenster geputzt, schwere Körbe beim Einkaufen getragen oder Gardinen aufhängt werden. Eine leichte Massage der Schulter- und Nackenpartie und abendliche Einreibungen mit einer wärmenden Salbe lindern die Schmerzen.

Schon vor mehreren hundert Jahren bewies der französische Arzt *Francis Glisson* (1597–1677), daß sich Halswirbelsäulenbeschwerden mit einem leichten Zug am Kopf bessern lassen. Die nach ihm benannte »**Glisson-Schlinge**« ist noch heute in abgeänderter Form in Gebrauch. Das Konstruktionsprinzip und die Wirkungsweise sind einfach. Ein gepolsterter Lederriemen wird um Kinn und Hinterhaupt gelegt. Jetzt kann die Wirbelsäule über einen daran angreifenden leichten Zug entlastet werden (Abb. 29a). Durch eine täglich oder mehrmals wöchentlich stattfindende Behandlung von 5 bis 20 Minuten lassen sich die Beschwerden vielfach erheblich bessern. Allerdings verträgt nicht jeder Patient diese Zugbehandlung gleich gut. Sie muß abgebrochen werden, sobald die Beschwerden zunehmen oder eine Taubheit in den Fingern auftritt.

An ihrer Stelle kann eine manuelle Behandlung durch einen erfahrenen Krankengymnasten oder Physiotherapeuten versucht werden. In diesem Zusammenhang ist der **Schlingentisch** zu erwähnen. Der Patient wird in einer besonderen Aufhängevorrichtung »schwerefrei« gelagert, und der Therapeut hat nun die Möglichkeit, seine Bewegungstherapie unter weitgehender Ausschaltung der Muskelspannung durchzuführen (Abb. 29b).

Mit einer **Wärmebehandlung**, zum Beispiel einer Infrarot- oder Kurzwellenbestrahlung oder einer Fangopackung und vorsichtigen Massagen, lassen sich die schmerzhaft verspannten Muskeln auflockern. **Reizstrombehandlungen** wie die Iontophorese und diadynamische Ströme haben sich ebenso wie das Zweizellenbad bewährt, bei dem die Unterarme in je ein Wasserbecken getaucht werden und ein sehr schwacher elektrischer Strom über die Arme und den Rücken fließt. Darüber hinaus kann der **Ultraschall** in niedriger Dosierung zur Anwendung kommen.

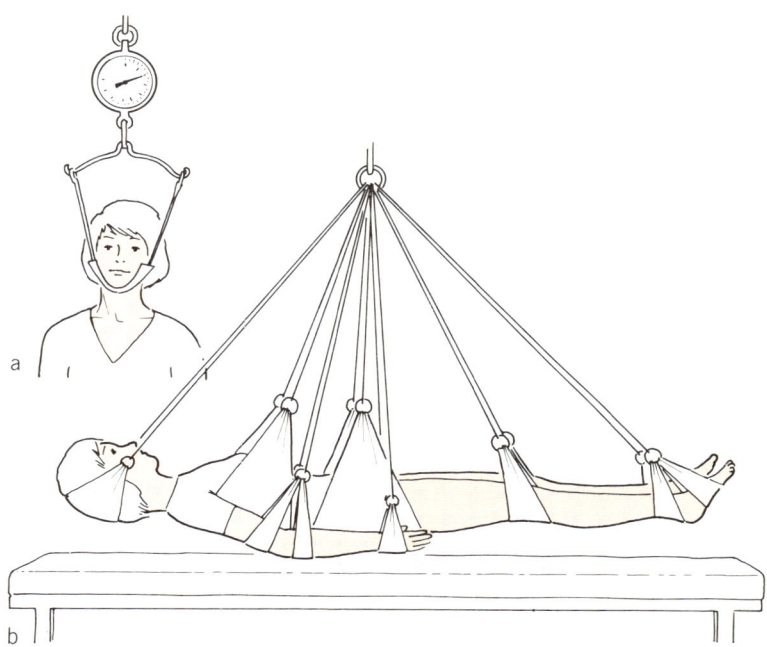

Abb. 29a Zugbehandlung der Halswirbelsäule in der Glissonsschlinge.
     b „Schwerelose" Aufhängung im Schlingentisch.

Chirotherapeutische Manipulationen, bei denen durch Zug und spezielle zusätzliche Bewegungen versucht wird, den Nerv zu befreien, sind dem erfahrenen Arzt vorbehalten. Dieses Behandlungsverfahren ist bei der Zervikobrachialgie mit äußerster Vorsicht anzuwenden. In den ersten Tagen kann es notwendig sein, Medikamente wie die relativ schwach wirkenden Schmerzmittel Aspirin (ASS, Acetylsalicylsäure) und Paracetamol einzusetzen. Stärkere Schmerzen lassen sich durch Antirheumatika (z.B. Diclophenac und Indometacin, maximal 3 x 50 mg täglich) beeinflussen. Zusätzlich hat sich die Gabe von muskelentspannenden Präparaten bewährt. In erster Linie ist hier an Diazepam in niedriger Dosierung (zum Beispiel 5 mg) zu denken.

Weitgehend unschädlich, aber gut wirksam ist das »**Quaddeln**« der Haut oder Infiltrieren der Muskulatur mit einem lokalen Betäubungsmittel (Abb. 30). Mit der Muskelentspannung vermindert sich der auf dem Nerven lastende Druck, der Teufelkreis von Schmerz, Verspannung und Druckschädigung des Nerven läßt sich vielfach durchbrechen.

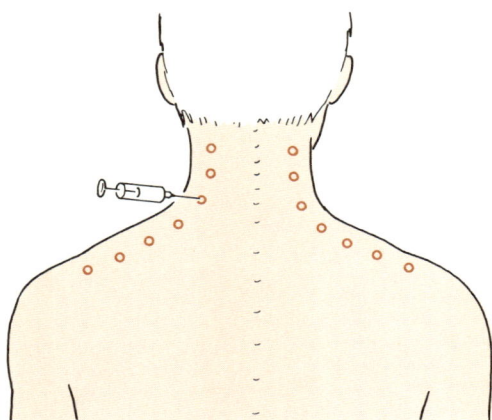

Abb. 30   Bei der Quaddelbehandlung wird ein lokales Betäubungsmittel in oder unter die Haut gespritzt.

Für eine begrenzte Zeit verordne ich gelegentlich eine **Halskrawatte** oder Kopfstütze, welche die Wirbelsäule vor unbeabsichtigten Bewegungen schützt, wärmt und stützt (Abb. 27, S. 81). Die Krawatte sollte nicht dauernd getragen, sondern täglich für einige Stunden abgelegt werden, um einen Gewöhnungseffekt zu vermeiden. Besonders ungünstig ist das Ergebnis, wenn man die Kopfstütze ununterbrochen über Wochen und Monate benutzt. Während dieser Zeit vermindert sich die Muskulatur, der Kopf wird »bleischwer« und kann nicht mehr alleine gehalten werden. Der Patient hat Angst sich ohne Stütze zu bewegen. Aus einer gut gemeinten Verordnung kann so eine ernsthafte gesundheitliche Beeinträchtigung werden. Die Entwöhnung dauert viele Wochen.

Natürlich werden nicht alle genannten Verfahren und Hilfsmittel zur Anwendung kommen; Ihr Arzt wird diejenigen auswählen, die ihm im individuellen Fall am aussichtsreichsten erscheinen. Über die Dauer der Therapie lassen sich keine verbindlichen Aussagen machen. Manche Menschen verspüren schon nach wenigen Tagen und zwei bis drei Behandlungen eine weitgehende Linderung oder Schmerzfreiheit. Bei anderen ist die Behandlung langwieriger. Nicht selten halten die lästigen Schmerzen über Wochen an. Trotzdem sind die Heilungsaussichten günstig. Eine wichtige Rolle spielt dabei das eigene Verhalten.

Sind die Schmerzen und Muskelverspannungen nicht die einzigen Symptome, sondern werden einzelne Finger taub und pelzig oder haben Sie den Eindruck, daß Sie in der Hand und im Arm weniger Kraft haben, dann muß an eine ernstere Erkrankung gedacht werden. Wahrscheinlich werden die Nerven, die für unser Tastempfinden und die Steuerung unserer Muskeln verantwortlich sind, so stark gedrückt, daß sie ihre Aufgabe nicht mehr erfüllen können. Hierfür kann eine nur vorübergehende Raumeinengung des Nerven, aber auch ein Bandscheibenvorfall oder eine knöcherne Auswölbung verantwortlich sein. Der Behandlung gehen ausführliche Untersuchungen voraus, um die Ursache der Schädigung sicher bestimmen zu können. Neben Röntgenspezialaufnahmen kann eine Computer- oder Kernspintomographie bzw. eine Myelographie erforderlich sein (s. S. 36−40). Ergibt die Untersuchung, daß das Krankheitsbild relativ gering ausgeprägt ist und nicht mit einer weiteren Verschlechterung zu rechnen ist, dann kann eine konservative Behandlung versucht werden. Die Halswirbelsäule wird in einer Halskrawatte (Zervikalstütze) ruhiggestellt. Da der Nerv auf den Druck mit einer Schwellung reagiert, ist die Anwendung des stark entzündungshemmenden und abschwellenden Kortisons möglich. Meistens wird dieses Präparat nur wenige Tage verabreicht. Bei einem zeitlich begrenzten Einsatz sind keine wesentlichen Nebenwirkungen zu erwarten, da die sonst gefürchteten Begleiterscheinungen wie Knochenentkalkung, Hautverdünnung, blaue Flecken und Magengeschwüre nur bei einer längerfristigen Zufuhr auftreten.

Läßt der computertomographisch (myelographisch) festgestellte Befund oder der Verlauf keine Besserung erwarten, so kann ein operativer Eingriff erforderlich werden. Hierbei befreit der Operateur den Nerven von dem Gewebe, das die Lähmung verursachte. Es kann sich um einen Teil der vorgefallenen Bandscheibe oder um Knochenauswüchse handeln. Muß mit einer Instabilität zwischen zwei Wirbelkörpern gerechnet werden, dann wird man eine operative Verbindung (Fusionierung, z. B. Operation nach *Cloward*, Abb. 31) anstreben. Der Operateur ahmt die Natur nach. Sie haben weiter oben gelesen, daß die Wirbelkörper bei einer Bandscheibenabnutzung an ihren Begrenzungen Kalk anlagern und die Beweglichkeit im Laufe der Zeit abnimmt. Die defekte Bandscheibe wird ausgeschaltet. Das gleiche macht der Operateur. Er entfernt Bandscheibengewebe und entnimmt aus den benachbarten Wirbelkörpern Knochengewebe. Dann wird ein »Knochendübel«, der aus dem Beckenkamm des Patienten entnommen wird, zwischen die beiden Halswirbelkörper eingesetzt. Der Eingriff erscheint in der Beschreibung komplizierter, als er in Wirklichkeit ist. Sie können auf der Abbildung gut das Prinzip der Operation erkennen. Nach zwei bis drei Monaten ist der Knochen fest eingeheilt, und die Kopfstütze, die bis dahin getragen werden muß, kann wieder abgelegt werden. Durch eine Krankengymnastik wird die Beweglichkeit der Halswirbelsäule weitgehend wiederhergestellt.

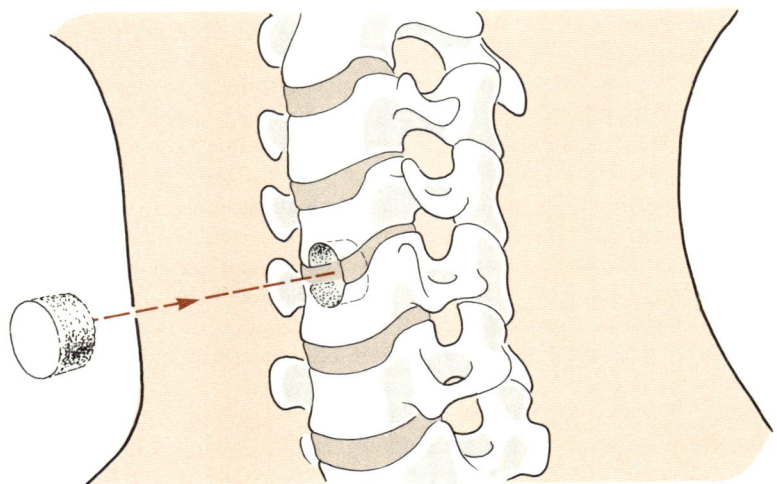

Abb. 31   Die Operation nach Cloward dient zur Stabilisierung einzelner Bewegungssegmente der Halswirbelsäule. Dazu wird ein Knochenblock, der den Bandscheibenraum überbrückt, eingesetzt.

Bei den meisten Patienten bilden sich die Kraftminderung und die Gefühlsstörungen zurück, die Schmerzen verschwinden oft direkt nach der Operation.

Was Sie selbst tun können

Ich habe bereits auf die Bedeutung der Wärme und das Vermeiden unkontrollierter Bewegungen hingewiesen. Jede extreme Rück- oder Vorneigung kann die Beschwerden verschlechtern. Das gleiche gilt für Drehbewegungen. So haben mir Patienten berichtet, daß sie die Schmerzen das erste Mal verspürten, als sie mit ihrem Wagen einparkten und dabei den Kopf sehr weit umwenden mußten. Versuchen Sie derartige Beanspruchungen für einige Zeit zu vermeiden. Wenn Sie sich umschauen, so drehen Sie sich mit dem ganzen Körper. Sie werden nicht ausschließen können, Gegenstände von einem Schrank herunter oder aus einem Regal, das sich nur kurz über dem Boden befindet, zu nehmen. Benutzen Sie einen Stuhl oder eine Leiter, beziehungsweise gehen Sie dabei in die Knie. Unterlassen Sie alle anstrengenden Arbeiten wie Fensterputzen, Tapezieren, Ausschneiden von Bäumen oder das Ernten von Obst. Geplante handwerkliche Arbeiten oder einen Hausputz sollten Sie verschieben.

Während es sinnvoll ist, die Halswirbelsäule bis zum völligen Abklingen der Schmerzen zu schonen, gilt diese Empfehlung nicht für die Arme und insbesondere nicht für die Schultergelenke. Manche Patienten versuchen, den Schmerz dadurch zu beeinflussen, daß sie den Arm ruhig halten. Das mag für zwei bis drei Tage angehen, aber wenn Sie die Schulter zwei Wochen lang nicht bewegen, besteht die Gefahr, daß Ihnen das Gelenk einsteift. Ein Beispiel:

Frau W. litt über Wochen an Schmerzen in der Halswirbelsäule und im rechten Arm. Da sie ihre Arbeit als Verkäuferin nicht unterbrechen wollte, unterließ sie es, einen Arzt zu konsultieren. Sie hielt den Arm möglichst ruhig, und scheinbar gab der Erfolg ihrer »Eigenbehandlung« recht. Die Schmerzen klangen ab. Allerdings bemerkte sie, daß sie nach einigen Wochen die Wäschestücke nicht mehr aus dem Regal nehmen konnte. Diese Bewegungseinschränkung führte sie in die Praxis. Sie schilderte mir ihre Vorgeschichte und klagte darüber, daß sie den rechten Arm nicht mehr richtig bewegen könne. Bei der Untersuchung ließ sich der Arm kaum noch seitlich abspreizen. Eine Drehung im rechten Schultergelenk war unmöglich; jeder Versuch, das Gelenk stärker zu bewegen, löste heftige Schmerzen aus. Als Folgeerkrankung der Zervikobrachialgie hatte sich Frau W. eine Schultersteife zugezogen, die viel schwieriger als das ursprüngliche Schulter-Arm-Syndrom zu behandeln war. Ich leitete eine intensive Bewegungstherapie ein, mit der die geschrumpfte Gelenkkapsel nach und nach wieder gedehnt wurde. Frau W. mußte nun doch ihre Arbeit unterbrechen und eine tägliche, zum Teil sehr schmerzhafte Krankengymnastik ausführen. Es dauerte ein halbes Jahr, bis die Schulter wieder frei beweglich war!

Sie können diese Komplikation vermeiden. Bewegen Sie Ellenbogen und Schulter trotz der Schmerzen (Abb. 32). Spreizen Sie Ihren Arm im Schultergelenk ab und führen ihn in gestreckter Position über den Kopf. Nun bewegen Sie ihn nach vorne und lassen ihn wieder herunter. Pendeln Sie mit dem hängenden Arm. Sie können auch Ihren anderen Arm zu Hilfe nehmen und mit dem gesunden Arm den Unterarm fassen und jetzt beide Arme nach vorne über den Kopf führen. Es reicht, wenn Sie diese Übungen drei-, viermal am Tag machen. Es geht darum, die sehr weite Schultergelenkkapsel, die sich bei hängendem Arm in der Achselhöhe zusammenfaltet, wiederholt auszuspannen. Durch die mehrmalige Abspreizung und Drehung des Armes wird sie gedehnt, eine Schrumpfung wird vermieden. Allerdings müssen Sie die Übungen unterbrechen, wenn der Schmerz zunimmt und Sie das Gefühl haben, daß der Arm danach kraftloser wird oder die Fingerspitzen bzw. andere Teile des Armes taub werden. Die Beeinträchtigung des Gefühls und der Kraft deutet auf eine ernste Schädigung des Nerven hin.

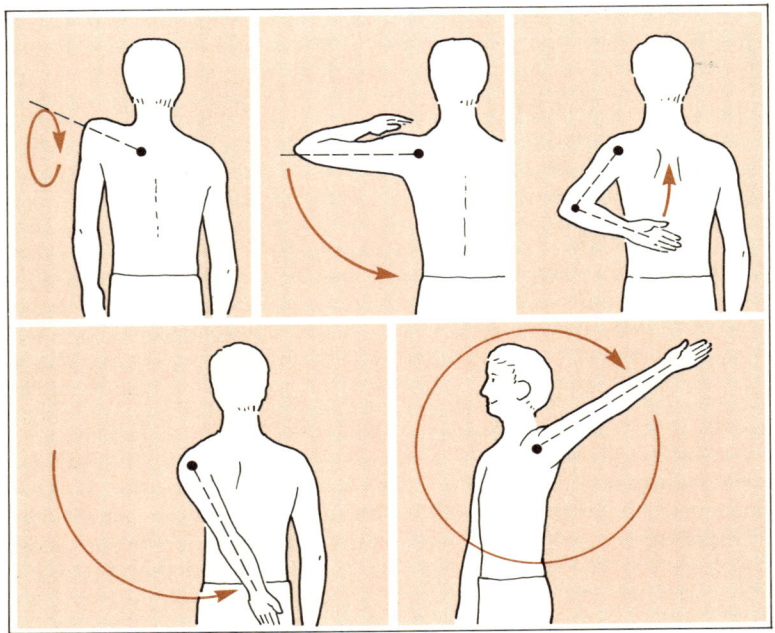

Abb. 32   Regelmäßige Übungen der Schulter beugen einer Einschränkung der Beweglichkeit
vor. Vermeiden Sie bei Schmerzen der Halswirbelsäule eine Ruhigstellung der
Schulter!

Sobald die Beschwerden abgeklungen sind, können Sie mit leichten
Übungen zur Kräftigung der Muskulatur beginnen.

Schwindel, Hörstörungen, Ohrensausen

Patienten, die in der zweiten Lebenshälfte stehen, klagen beim
Orthopäden nicht selten über Ohrgeräusche, Schwindel und Hörstörungen.
Ihr erster Weg hatte sie zum Hals-Nasen-Ohrenarzt geführt, der mit Ausnahme einer mäßigen Hörbeeinträchtigung nichts Krankhaftes feststellen
konnte und die Vermutung aussprach, daß eine Abnutzung der Halswirbelsäule die Durchblutung des Innenohres behindere (Abb. 24, S. 73). Manche
Menschen können den Beginn des Leidens genau angeben: Sie berichten von
einer einzelnen Kopfdrehung oder einem »Verliegen« im Schlaf. Oftmals läßt

sich jedoch trotz intensiver Nachfrage kein Auslöser finden. Während sich das Ohrgeräusch im Laufe des Tages kaum als störend erweist, kann es in der abendlichen und nächtlichen Ruhe als sehr quälend empfunden werden.

Bei dieser Erkrankung ist das Innenohr, in dem neben den Gehörzellen auch das Gleichgewichtsorgan untergebracht ist, gestört. Leider hat man bis heute nicht alle Ursachen dieses Beschwerdebildes aufdecken können. Deshalb ist die Therapie auf die individuellen Beschwerden abgestimmt und am Symptom orientiert. Da die Innenohrstörung durch eine Beeinträchtigung der Durchblutung der Hirnbasis ausgelöst sein kann, wird man versuchen, alle ungünstigen Einflüsse von seiten der Halswirbelsäule auszuschließen. Hierzu ist eine orthopädische, eine neurologische und eine Gefäßuntersuchung mit Röntgenaufnahmen und gegebenenfalls einer Computertomographie angezeigt.

Die Behandlung

Während der Hals-Nasen-Ohren-Arzt mit durchblutungsfördernden Tabletten oder Infusionen (zum Beispiel Vincamin, Pentoxifyllin) versucht, die Sauerstoffversorgung des Innenohres zu verbessern, wird der Orthopäde seine Therapie auf die Halswirbelsäule konzentrieren. Hierzu gehört die Anpassung einer Hals- oder Kopfstütze und die Einleitung einer physiotherapeutischen Behandlung. Unterschiedliche Elektrotherapien, wie das Zweizellenbad, die Iontophorese, aber auch vorsichtige Zugbehandlungen mit der Glisson-Schlinge können das Befinden günstig beeinflussen. Mit einer extrem niedrig dosierten Ultraschalltherapie des Innenohres über dem Warzenfortsatz am Hinterhaupt (0,1 Watt/ 1:10 Intervall) läßt sich manchmal eine Besserung erzielen. Die manuelle Krankengymnastik dient der Entkrampfung, mit einer sehr schonenden Massage und Fangopackungen wird die Muskulatur gelockert. Wegen der ungesicherten Ursache des Schwindels und dem unterschiedlichen individuellen Ansprechen auf die Therapie kann keine Behandlungsmethode Allgemeingültigkeit beanspruchen.

Was Sie selbst tun können

Vermeiden Sie abrupte Bewegungen und einseitige Kopfhaltungen, die die Durchblutung der Halswirbelsäulenarterien weiter verschlechtern. Hierzu gehören stärkere Drehungen (Einparken mit dem Auto) und Vor- sowie Rückneigungen (Fensterputzen, Einschrauben einer Glühbirne in eine Deckenlampe). Schwimmen und Radfahren belasten die Halswirbelsäule. Sowohl das Brust- als auch das Rückenschwimmen sind mit einer Kopfbeugung beziehungsweise Überstreckung verbunden, mit denen die Durchblutung beeinträchtigt werden kann. Besonders ungünstig ist das Fahren mit dem Rennrad. Damit die Augen bei dem niedrigen Lenker in Blickrichtung gelangen, muß die Halswirbelsäule überstreckt werden. Auch Tennis und andere Ballspiele haben eine volle Einsatzfähigkeit der Halswirbelsäule zur Voraussetzung und sollten bei dieser Erkrankung nur mit der nötigen Vorsicht ausgeübt werden. Dagegen sind der Aufenthalt an frischer Luft und Spaziergänge empfehlenswert. Besonders ungünstig sind Überkopfarbeiten. Maler, Isolierer und Elektriker müssen diese Tätigkeiten meiden oder sind bis zum Abklingen der Beschwerden arbeitsunfähig. Arbeiten auf Leitern und Gerüsten dürfen nicht ausgeübt werden, denn für diese Berufe ist ein intaktes Gleichgewichtsorgan Voraussetzung. Da das Innenohr durch einen übermäßigen Streß beeinflußt werden kann, sollten Sie versuchen, Ihren Tagesablauf möglichst geregelt und ruhig zu gestalten. Manchen Patienten helfen das autogene Training und andere Entspannungsübungen.

Die Schleuderverletzung der Halswirbelsäule

Die sehr gute Beweglichkeit der Halswirbelsäule macht sie anfällig für Verletzungen. Ihre Stabilität ist für normale Belastungen völlig ausreichend. Einer größeren Gewalteinwirkung, z. B. bei einem Verkehrsunfall, ist sie nicht gewachsen. Wenn Sie bei einem Unfall mit 30 oder 40 Stundenkilometern auf ein stehendes Fahrzeug auffahren und Ihr eigener Wagen abrupt abgebremst wird, dann erleiden Kopf und Halswirbelsäule eine sogenannte Peitschenschlagverletzung. Der Kopf bewegt sich aufgrund seiner Trägheit in der gleichen Geschwindigkeit weiter, während der Oberkörper vom Sicherheitsgurt zurückgehalten wird. Halswirbelsäule, Muskeln und Sehnen bremsen den Kopf abrupt ab, und es entsteht eine kompensatorische Schleuderbewegung nach hinten (Abb. 33). Sofern Kopfstützen vorhanden sind, wird ein extremes Abknicken der Halswirbelsäule nach hinten verhindert. Trotzdem können nach einem Schleudertrauma erhebliche funktionelle Störungen auftreten. Sie reichen von einer zeitweiligen Einschränkungen der Beweglichkeit, Durchblutungsstörungen der Hirnbasis und Zerrungen der Wirbelkörperbänder bis zur Zerstörung von Bandscheiben und der Verrenkung einzelner Wirbelkörper.

Die Behandlung richtet sich nach der Schwere der Verletzung und muß individuell auf den Patienten abgestimmt werden. Bei leichteren Zerrungen reicht die Ruhigstellung der Halswirbelsäule für einige Tage im

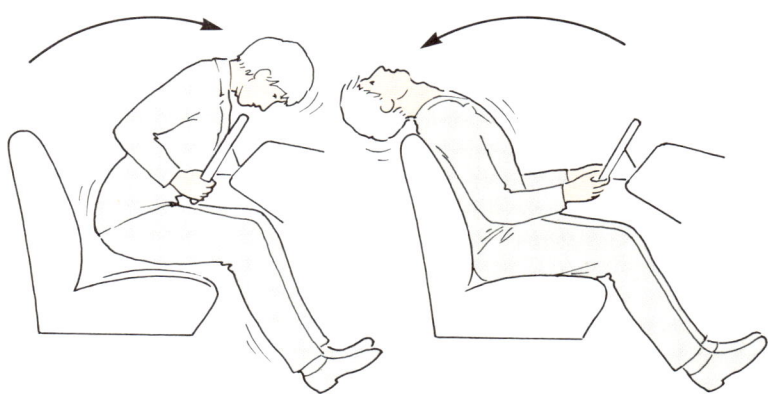

Abb. 33   Bei einem Auffahrunfall wird die Wirbelsäule anfänglich nach vorne und mit kurzer
Verzögerung nach hinten geschleudert (Schleudertrauma).

Schanzschen Watteverband oder die Verordnung einer Halskrawatte. Obwohl sich die Beschwerden über Wochen und Monate hinziehen können, sind die Heilungsaussichten im allgemeinen gut.

☰ Brustwirbelsäule und Brustkorb

Der Brustkorb hat vielfältige Aufgaben. Er schützt Lunge und Herz, ermöglicht uns im Zusammenspiel mit der Muskulatur die Atmung und stabilisiert die Wirbelsäule. Vom ersten bis zum zwölften Brustwirbelkörper gehen die Rippen rechts und links von den Wirbeln ab. Jede Rippe ist an zwei Stellen mit der Wirbelsäule gelenkig verbunden. Dadurch haben sie Kontakt mit dem oberen und unteren Rand der benachbarten Wirbelkörper und den Querfortsätzen. Nach vorne vereinigen sich die obersten sieben Rippen mit dem Brustbein. Die achte bis zehnte Rippe ist mit dem Brustbein über einen knorpeligen Bogen verbunden. Die Atembewegungen werden durch die Zwischenrippenmuskeln in Gang gesetzt (Abb. 35, S. 98). Die innige Verbindung mit dem Brustkorb schränkt die Mobilität der Brustwirbelsäule erheblich ein. Während die Bandscheiben durch die große Beweglichkeit der Hals- und Lendenwirbelsäule in diesen Abschnitten großen Scher- und Zugkräften ausgesetzt sind, ist dies an der Brustwirbelsäule nicht der Fall. Deshalb ist ein Bandscheibenvorfall zwischen dem ersten und zwölften Brustwirbelkörper eine extreme Seltenheit. Andererseits werden die Brustwirbelkörper statisch belastet. Sie verändern und verformen sich, wenn die Stabilität des Knochens nachläßt.

=== **»Ich habe immer wieder Schmerzen zwischen den Schulterblättern und im Brustkorb«: das Thorakalsyndrom**

Schmerzen, die von der Brustwirbelsäule ausgehen, werden als dumpf, ziehend oder stechend beschrieben; sie entstehen meist langsamer als der akute Schmerz der Hals- oder Lendenwirbelsäule. Typische Auslöser für diese Beschwerden sind längere Schreibtischarbeiten, das Aufräumen oder Putzen im Haus und das Umgraben oder Hacken des Gartens. Während die Schmerzen anfänglich nach Beendigung der Tätigkeit zurückgehen, können sie nach wiederholter Belastung anhalten und eine langwierige Behandlung erforderlich machen. Als weitere Ursache kommen Fehlformen der Wirbelsäule, zum Beispiel der Rund- und Flachrücken sowie die seitliche Wirbelsäulenverbiegung (Skoliose), in Betracht.

Der **Rundrücken** kann genetisch veranlagt oder während des jugendlichen Wachstumsschubes entstanden sein (Scheuermannsche Erkrankung). Ist die Fehlform stärker ausgeprägt, dann werden die vorderen Anteile der Brustwirbelsäule im Laufe des Lebens stärker belastet. Der Körper vermag diese ungünstige Beanspruchung über viele Jahrzehnte zu kompensieren. Da viele Menschen sitzende Arbeiten in vorgeneigter Haltung ausführen, kann ein Rundrücken, der für sich genommen nicht krankhaft ist, Beschwerden verursachen. In der medizinischen Fachsprache hat sich die Bezeichnung »Thorakalsyndrom« eingebürgert.

Aber auch der **Flachrücken**, dem die »S-förmige Feder« der Wirbelsäule fehlt, kann Probleme bereiten. Neben dem einseitigen Sitzen macht sich vor allem das Heben und Tragen schwerer Lasten ungünstig bemerkbar. Die Wirbelkörper und Bandscheiben werden bei dieser Fehlform stärker axial, das heißt von oben nach unten belastet (Abb. 15, S. 43).

Eine dritte Veränderung der Brustwirbelsäule, der in stärkerer Ausprägung Krankheitswert zukommt, ist die seitliche Wirbelsäulenverkrümmung, die **Skoliose** (Abb. 19, S. 55). Sie kann mit einem Rund- oder Flachrücken einhergehen. Gering ausgeprägte Fehlformen bereiten keine Beschwerden oder Funktionseinschränkungen, und vielfach wird die Skoliose erst im Erwachsenenalter als Zufallsbefund entdeckt. Der Orthopäde wundert sich, daß während des ganzen Lebens nie Schmerzen aufgetreten sind. Allenfalls berichtet der Patient, daß er während seiner Kindheit am Schulsonderturnen habe teilnehmen müssen. Werden mit der Skoliose aber Arbeiten ausgeübt, die die Belastungsfähigkeit überschreiten (hierbei ist wieder an einseitig statische oder schwere Arbeiten zu denken), dann kann sie Schmerzen verursachen. In der Regel sind die Patienten zu diesem Zeitpunkt älter als 40 oder 50 Jahre. Die Ausgleichsfähigkeit der Wirbelsäule hat im Laufe der Jahrzehnte abgenommen, die Fehlstellung kann nicht mehr so gut kompensiert werden.

Wenn Schmerzen von der Brustwirbelsäule ausgehen, ist die alleinige körperliche Untersuchung häufig nicht ausreichend. Der Arzt tastet die verspannte Rückenstreckmuskulatur und die empfindlichen Dornfortsätze. Die stärkere Bewegung der Brustwirbelsäule verursacht Beschwerden. Sofern ein erster Behandlungsversuch mit körperlicher Schonung, Rotlicht- oder Kurzwellenbestrahlungen und einer Elektrotherapie ohne Erfolg geblieben ist, sollte ein Röntgenbild angefertigt werden. Hieraus ergeben sich wichtige Hinweise für die weitere Therapie.

Gelegentlich treten Funktionsstörungen der Wirbel-Rippen-Gelenke auf, welche die Atmung in sehr unangenehmer Weise beeinträchtigen können. Die Patienten klagen, nicht richtig durchatmen zu können, oder bei dem Versuch, »richtig Luft zu holen«, stärkere Schmerzen zu empfinden. Auch das psychisch beeinflußte »verkrampfte Atmen« übt einen ungünstigen Einfluß auf die Wirbelsäule aus. Eine angeleitete Atemgymnastik beseitigt die Verkrampfung und verhilft dem Patienten zu einem »befreienden« Atmen.

Die Behandlung

Obwohl Formveränderungen der Brustwirbelsäule als Ursache der Schmerzen eine gewisse Rolle spielen, läßt sich der erworbene Wirbelsäulenaufbau im Erwachsenenalter nicht mehr korrigieren. Wir können nur auf zwei Wegen versuchen, die Beschwerden zu lindern: Zuerst muß der *Auslöser* beseitigt werden. Danach wird versucht, mit einer reizmindernden Physiotherapie und einer gezielten Gymnastik die *Schmerzen* zu dämpfen und die *Muskulatur* zu kräftigen. Auf keinen Fall darf die Wirbelsäule beweglicher gemacht oder eine über viele Jahrzehnte erworbene Fehlform korrigiert werden.

Sehr schön läßt sich das am Symbol der Orthopädie (Abb. 34), dem angeschlungenen jungen Baum, verdeutlichen: Sie können einen wachsenden Baum ohne Schwierigkeiten an einen Pfahl binden und sein Wachstum beeinflussen. Wenn Sie einen verwachsenen alten Baum nehmen und versuchen, mit Seilwinden den Stamm geradezurichten, dann werden Sie keinen Erfolg haben und nur den Bruch des Stammes riskieren. Ganz ähnlich verhält es sich mit der Wirbelsäule. Es ist eine falsche Annahme, daß sich Bewegung oder Form noch im reifen Erwachsenenalter ändern lassen. Aus diesem Grunde muß die krankengymnastische Behandlung der Brustwirbelsäule sehr vorsichtig durchgeführt werden.

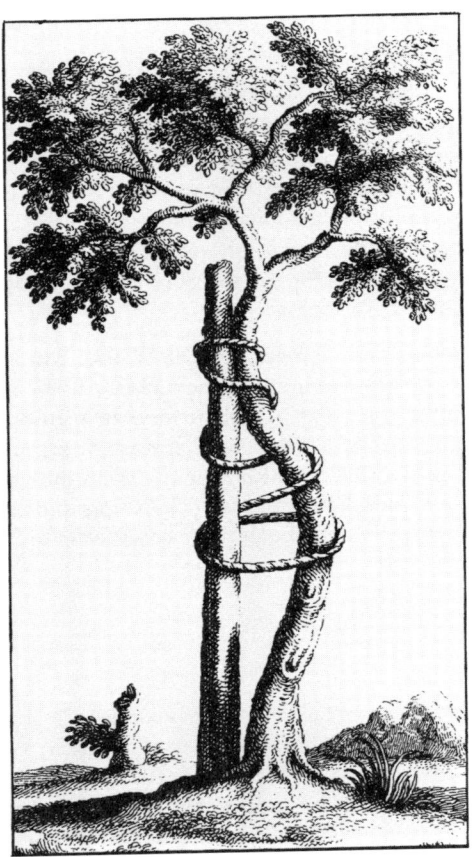

Abb. 34   Der angeschlungene Baum, das Symbol der Orthopädie.
(Aus: Nicolas Andry: L'Orthopédie ou l'art de prévenir et de corriger dans les enfans,
le difformités du corps ... (1741).)

Man versucht, die schmerzbedingte Verspannung der Brustwirbel-
säulenmuskulatur mit Wärmeanwendungen aufzulockern. Bewährt haben
sich das häusliche Rotlicht, die Kurz- oder Dezimeterwellen-Bestrahlung
und Fangopackungen. Wegen der Möglichkeit, das Wirbelsäulengefüge zu
stören, ist eine Massage nicht ohne weiteres angezeigt. Interferenzstrom-
Behandlungen, die Iontophorese mit durchblutungsfördernden Medikamenten und eine Ultraschallbehandlung lindern den Schmerz. Ist die Wirbelsäule so empfindlich, daß alle wärme- und elektrotherapeutischen Anwendungen den Schmerz verstärken, dann verordne ich für einige Tage ein

antirheumatisch wirksames Medikament und spritze ein örtliches Betäubungsmittel in die schmerzhafte Muskulatur. Danach gehen die Muskelspannung und der Schmerz relativ rasch zurück, der Patient findet wieder Ruhe, er kann schlafen und sich von seinen quälenden Beschwerden erholen.

Nach Abklingen der akuten Phase verordne ich eine Gymnastik, die die Muskulatur kräftigt und den einseitigen Beanspruchungen des Berufslebens entgegenwirkt.

—— *Was Sie selbst tun können*

Gerade bei Brustwirbelsäulenbeschwerden kann die Medizin nur begrenzt helfen. Sofern die auslösenden Bewegungen und Körperhaltungen nicht ausgeschaltet werden, reagiert die Wirbelsäule immer wieder auf die gleiche Weise – mit Schmerzen und Muskelverspannungen. Nehmen wir ein einfaches Beispiel:

Ein technischer Zeichner, Herr J., arbeitete im Sitzen an einem nur leicht schräg gestellten Zeichenbrett. Da die Pläne für ein neues Projekt dringend fertig werden mußten, machte er viele Überstunden und kam erst spät abends nach Hause. Während das leichte Ziehen in der Brustwirbelsäule anfänglich noch über Nacht abklang, wurden die Beschwerden nach vierzehn Tagen so schlimm, daß er nur mit Mühe die Pläne fertigstellen konnte. Ich behandelte Herrn J., und nachdem die schlimmsten Schmerzen bereits zurückgegangen waren, überlegten wir, wie sich der Arbeitsplatz »rückenfreundlich« gestalten ließ. Er probierte es zuerst mit einem schräger gestellten Reißbrett, an dem er wieder im Sitzen arbeitete. Zwar war diese Position deutlich angenehmer, aber bald kehrten die Beschwerden zurück. Dann probierte er, im Stehen zu zeichnen. Bisher hatte er immer das Sitzen vorgezogen, da ihm diese Haltung schonender und weniger anstrengend erschien. Nach einigen Wochen änderte er seine Meinung; ihm bekam das Arbeiten im Stehen viel besser. Die Zeichenplatte wurde auf eine Staffelei montiert, er mußte sich nun nicht mehr mit seinem Rundrücken nach vorne beugen. Die Muskulatur konnte sich entspannen, der Druck auf die vorderen Anteile der Wirbelkörper ließ nach. Nachdem die Schmerzen vollständig abgeklungen waren, wechselte er zwischen stehender und sitzender Arbeit.

Sicher läßt sich das Beispiel dieses technischen Zeichners nicht verallgemeinern, aber es ist möglich, die Tastatur eines Computers, den Bildschirm, die Höhe des Schreibtisches oder der Werkbank so zu verändern, daß der Wirbelsäule möglichst viel an unnützer und zusätzlicher Arbeit abgenommen wird.

=====   »Die Schmerzen ziehen gürtelförmig nach vorne in die Brust«:
die Zwischenrippenneuralgie (Intercostalneuralgie)

Im Gegensatz zu den mehr chronischen Schmerzen sind die Beschwerden bei der Zwischenrippenneuralgie (Intercostalneuralgie) sehr viel
heftiger. Sie ziehen gürtelförmig von der Brustwirbelsäule an den Rippen
entlang bis zum Brustbein oder in die Brust. Manchmal haben die Patienten
das Gefühl, an einer akuten Herzkrankheit zu leiden, und suchen den
Internisten auf, der mit Hilfe des EKGs und Blutuntersuchungen einen
Herzinfarkt oder eine schwere Durchblutungsstörung der Herzkranzgefäße
ausschließt. Die orthopädische Untersuchung ergibt, daß ein seitlich der
Brustwirbelsäule austretender Nerv gereizt wird (Abb. 35). Durch die Abnutzung der Wirbelgelenke und Bandscheiben ist der Querschnitt des Ner-
venaustrittsloches, der dem Nerven zur Verfügung steht, eingeengt. Eine
plötzliche Bewegung oder eine längere angestrengte Arbeit lösen heftige
Nervenschmerzen aus. Diese Neuralgie kann so stark sein, daß die Patienten weder durchatmen noch sich bewegen können.

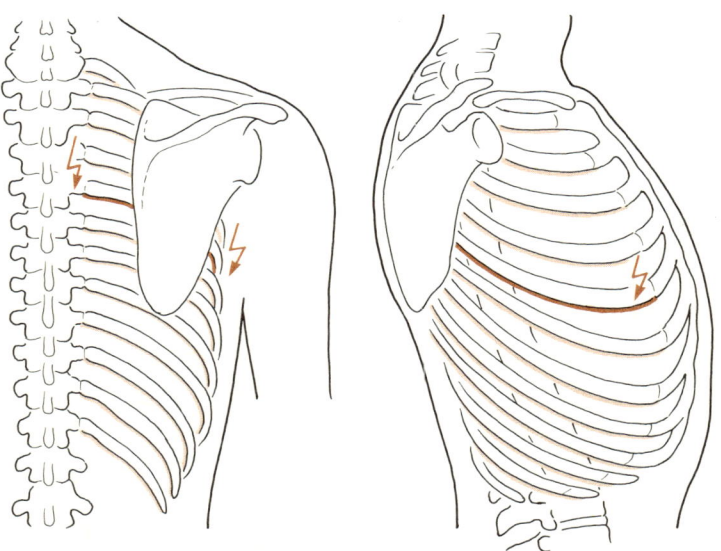

Abb. 35   Die Zwischenrippenneuralgie entsteht durch die Reizung eines Brustwirbelnerven.
Die Schmerzen ziehen gürtelförmig um den Brustkorb.

Sofern die Schmerzen nicht innerhalb weniger Tage verschwinden, fertige ich ein Röntgenbild an, um die Form der Wirbelsäule, ihre Veränderungen und Abnutzungen besser beurteilen und die Therapie darauf abzustimmen zu können. Gleichzeitig kann ich Tumoren und Entzündungen als Krankheitsursache ausschließen.

―― *Die Behandlung*

Bei der starken Neuralgie steht die medikamentöse Therapie im Vordergrund. Neben der Verordnung von antirheumatisch wirksamen Medikamenten (Ibuprofen, Indometacin, Diclophenac) in Tabletten- oder Zäpfchenform erweist sich die Anwendung eines örtlichen Betäubungsmittels als sehr wirksam. Hierzu werden einige Milliliter des Medikaments (z. B. Meaverin) in die Nähe des gereizten Nerven und die umgebende Muskulatur gespritzt. Da die Lokalanästhetika keine Abhängigkeit hervorrufen, kann die Behandlung mehrmals bis zum Abklingen der akuten Schmerzen wiederholt werden. Ist die Nachtruhe gestört, dann sollte zusätzlich ein beruhigendes und muskelentspannendes Medikament (z. B. Diazepam) eingenommen werden. Nachdem der schlimmste Schmerz abgeklungen ist, kommt die physikalische Behandlung zu ihrem Recht. Hierbei werden die gleichen Verfahren, die ich im Kapitel über das Thorakal-Syndrom (s. S. 96) beschrieben habe, eingesetzt.

―― *Was Sie selbst tun können*

Solange Sie akute Schmerzen haben, werden Sie kaum in der Lage sein, Ihren normalen Tätigkeiten nachzugehen. Mit einer kurzen, einige Tage dauernden Schonung helfen Sie Ihrem Körper, die Erkrankung möglichst rasch zu überwinden. Um erneuten Schmerzattacken vorzubeugen, sollten Sie sich Gedanken über den Auslöser machen. Nicht immer wird es Ihnen gelingen, die Ursache zu identifizieren. Bei der akuten Zwischenrippenneuralgie können neben Überlastungen auch Fehlbewegungen oder ein Luftzug die Ursache gewesen sein. Es ist deshalb sinnvoll, nach körperlichen Anstrengungen das durchgeschwitzte Hemd zu wechseln, um einer erhöhten Muskelspannung durch die Abkühlung zuvorzukommen. Auch der Zwischenrippenneuralgie läßt sich durch eine kräftige Rückenmuskulatur vorbeugen.

»Ich werde von Jahr zu Jahr immer krummer«: die Brustwirbelsäule im Alter (die Osteoporose)

An der Brustwirbelsäule zeigt sich der Alterungsprozeß mit besonderer Deutlichkeit. Stehen zwischen dem 30. und 60. Lebensjahr Beschwerden, die von der Lendenwirbelsäule ausgehen, im Vordergrund, so gewinnen die Veränderungen der Brustwirbelsäule im siebten Lebensjahrzehnt zunehmend an Bedeutung. Sie haben im Abschnitt über die Anatomie gelesen, daß unser Körpergewicht ungleich verteilt ist. Die Wirbelsäule wird durch Brust und Bauch nach vorne gezogen. Ich habe das am Beispiel des Krans erläutert, der mit Seilen verspannt ist, die ein Umfallen verhindern. Die Muskulatur erfüllt die gleiche Funktion: Sie sichert unsere aufrechte Haltung gegen das Gewicht von Brustkorb und Bauch. Da wir im Alter eher ein paar Pfunde zuviel ansetzen, wird das Ungleichgewicht zwischen aufrichtenden und vorbeugenden Kräften verstärkt. Für jedes Kilo Übergewicht müßten wir entsprechend mehr Muskulatur bilden. Leider ist das Gegenteil der Fall. Die Muskelmasse nimmt mit den Jahren langsam ab. Das altersbedingte Ruhebedüfnis kann in einen Bewegungsmangel münden.

Mindestens ebensowichtig wie die ungleiche Gewichtsverteilung und die zurückgehende Spannkraft der Muskulatur sind die Verminderung der Knochensubstanz und die Abnahme des Kalksalzgehaltes. Während eine leichte bis mäßige Osteoporose als normal anzusehen ist, gewinnt der starke Knochenabbau Krankheitswert. Die Wirbelkörper können dabei so brüchig werden, daß schon das normale Körpergewicht ausreicht, um sie zusammenzudrücken. Die Bandscheiben dellen die oberen und unteren Begrenzungen der Wirbel ein. Überwiegt durch das Gewicht von Brustkorb und Leib der Zug nach vorne, dann werden die vorderen Begrenzungen der Wirbelkörper zusammengestaucht. Das Röntgenbild läßt keinen Zweifel an der Diagnose: Je nach Art des Bruchs erkennt man eine typische Verformung, die als Fisch- oder Keilwirbel bezeichnet wird (Abb. 36).

Wegen des Wasserverlustes der Bandscheiben und der Osteoporose werden wir im Alter kleiner. Bedeutsamer als die verlorenen Zentimeter sind die osteoporotischen Wirbelbrüche, die die aufrechte Haltung beeinträchtigen. Die Keilwirbel führen zu einem Rundrücken, der im Volksmund die Bezeichnung »Witwenbuckel« erhalten hat. Der Name weist darauf hin, daß vorwiegend ältere Frauen von ihm betroffen sind.

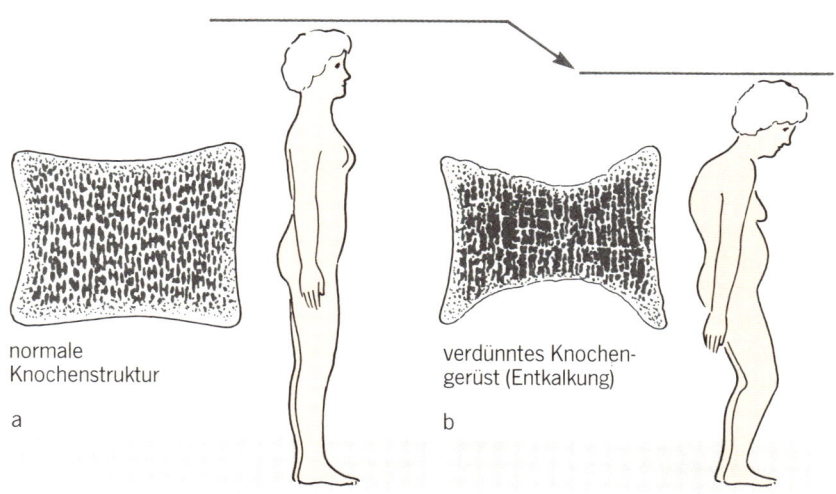

normale
Knochenstruktur

verdünntes Knochen-
gerüst (Entkalkung)

a   b

Abb. 36a   Normale Knochenstruktur, aufrechte Haltung.
      b   Bei der schweren Osteoporose ist die Stabilität der Wirbelkörper gemindert. Die
          Folge können Wirbeleinbrüche, ein Rundrücken und die Verminderung der Körper-
          größe sein.

— *Die Behandlung*

Wenn eine *schwerwiegende* Osteoporose festgestellt wurde, die bereits zu Wirbelbrüchen geführt hat oder die Stabilität der Wirbelkörper so
stark beeinträchtigt, daß mit dem Eintritt von Brüchen zu rechnen ist, dann
sollte eine *medikamentöse Behandlung* eingeleitet werden. Neben einer
kalzium- und vitaminreichen *Ernährung* hat sich der Einsatz knochenauf-
bauender Hormone bewährt. Kalzitonin, ein körpereigenes Hormon, hemmt
den Knochenabbau und verbessert die Kalksalzaufnahme in den Knochen.
Da die frühzeitige Osteoporose eng mit den Wechseljahren verbunden ist
und der Abfall des Sexualhormons Östrogen dabei eine große Rolle spielt,
sollte diese Substanz über einen längeren Zeitpunkt ersetzt werden. Die
hormonelle Behandlung muß in Abstimmung zwischen Frauenarzt, Inter-
nist oder Hausarzt und Orthopäden erfolgen. Es gibt verschiedene Erkrankungen, bei denen der Einsatz dieses Hormons nicht erfolgen sollte. Hierzu

gehören Leberschädigungen, Thrombosen, Embolien und verschiedene Tumoren.

Auch der alternde Knochen ist in der Lage, sich bis zu einem gewissen Grade veränderten Belastungen anzupassen. Die *physikalische Therapie* macht sich diese Anpassungsfähigkeit des Körpers zunutze. Patienten, die osteoporotische Wirbelbrüche erlitten, werden nach kurzer Schonung krankengymnastisch und physiotherapeutisch behandelt. Anspannübungen kräftigen die Muskulatur, die Reizstrom- und Ultraschallbehandlung lindern die Schmerzen. Eine besonders günstige Wirkung entfalten warme Bewegungsbäder. Das Wasser verleiht dem Körper Auftrieb und entlastet die Wirbelsäule. Die Krankengymnastik im Bewegungsbad wird als angenehm empfunden, sie fördert den Stoffwechsel und die Funktion von Muskeln und Knochen. Ziel der Behandlung ist es, den Patienten von therapeutischer Hilfe unabhängig zu machen und ihm zur Unabhängigkeit mit zu verhelfen.

_____   *Was Sie selbst tun können*

Während die medizinische Behandlung nur der Versuch ist, die vorhandene Knochenstruktur zu erhalten und zu kräftigen, kann die »eigene Behandlung« der Entstehung einer Osteoporose in vielen Fällen vorbeugen. Das A und das O ist die Bewegung. Wir können der Osteoporose und dem »Witwenbuckel« entgegenwirken, indem wir bis in das hohe Alter körperlich aktiv bleiben. Eigentlich haben wir es verdient, uns im Alter von 70 Jahren »zur Ruhe zu setzen«, aber unserem Körper tun wir damit keinen Gefallen. *Wer rastet, der rostet*; wer sich nicht bewegt, gibt dem Körper zu verstehen, daß er den vorhandenen kräftigen Knochen nicht mehr benötigt. Der Knochenabbau schreitet stärker voran, als es notwendig wäre. Da es viel schwerer ist, sich mit 70 Jahren als im Alter von vierzig auf eine aktive Lebensführung einzustellen, ist der Rat eindeutig: Beginnen Sie so früh wie möglich mit einem Ausgleichssport, einer Gymnastik oder regelmäßigen Spaziergängen.

Ich möchte Ihnen ein Beispiel geben, wie günstig sich die körperliche Bewegung auswirkt: Unsere Wochenenden verbringen wir in einem kleinen Mittelgebirgsdorf, in dem unser Nachbar, ein über 70jähriger Bauer, seinen kleinen Hof allein versorgt. Er hat noch vier Kühe und muß alle anfallenden Arbeiten selbst erledigen. Hierzu gehören die Bestellung des Gartens, das Aussäen und Abernten der Felder, das Heraustreiben und Melken der Kühe sowie das Abladen der Stroh- und Heuballen. Wir haben nicht den Eindruck, daß er unter großem Druck oder Streß arbeitet. Er teilt sich den Tag so ein, daß er mittags zwei Stunden zuhause verbringt. Den Rest der Zeit ist er auf den Beinen, er fordert seinen Körper Tag für Tag. Bei ihm ist die Gefahr der Entstehung einer Osteoporose oder einer allgemeinen Muskelerschlaffung viel geringer als bei einem gleichaltrigen Menschen, dem dieser Ausgleich fehlt, der vor allem zu Hause sitzt, liest, fernsieht und »sich pflegen« kann. In Wirklichkeit verbirgt sich hinter dieser »Pflege« eine Vernachlässigung des Körpers. Das Übermaß an Ruhe ist ein wesentlicher Risikofaktor für die Entstehung der Osteoporose.

Wahrscheinlich spielt unsere Erbausstattung beim Auftreten der krankhaften Knochenentkalkung eine Rolle. Aber wir wissen weder, welche genetischen Anlagen wir haben, noch können wir sie beeinflussen. Im Gegensatz dazu haben wir die Möglichkeit, die Funktion unserer Wirbelsäule bestmöglich zu erhalten. Dazu müssen wir kein Bauer sein; es reicht, aktiv zu bleiben, einen kleinen Garten zu versorgen, spazierenzugehen, radzufahren oder zu schwimmen. Auch andere regelmäßige Arbeiten, wie zum Beispiel die des Bankboten, den ich auf Seite 53 beschrieben habe, verhindern das »Einrosten« der Gelenke und eine frühzeitige Alterung des Knochens.

Menschen mit einer Osteoporose sollten auf eine kalk- und vitaminreiche Nahrung achten. Bei konsequenter Behandlung sind die Aussichten günstig und die Patient(inn)en der Osteoporose nicht ausgeliefert. Sehr detaillierte Informationen erhalten Sie in dem leicht lesbaren und gut verständlichen Buch von Christian Lauritzen und Helmut W. Minne: *Osteoporose. Wenn die Knochen schwinden*, das ebenfalls in der TRIAS-Reihe erschienen ist.

Die Vorbeugung gegen Osteoporose ist nicht nur für den älteren Menschen wichtig, sie ist eine Aufgabe, der wir uns während des gesamten Lebens stellen müssen. Es gibt Ärzte, die die These vertreten, die Vorbeugung gegen die Osteoporose beginne bereits im Kindesalter. Wenn wir unseren Kindern Spaß an der Bewegung und Freude am eigenen Körper vermitteln können, dann behalten sie im späteren Leben das Bedürfnis, sich zu bewegen. *Ein Tag ohne körperliche Aktivität ist ein verlorener Tag.*

Das Wissen um die Bedeutung der Bewegung setzt sich erst langsam durch. Früheren Generationen wurde die Freude am eigenen Körper durch militärischen Drill (z. B. während der Zeit der nationalsozialistischen Herrschaft) abgewöhnt. Nach dem Krieg mußten viele Menschen körperlich schwere Arbeit verrichten und empfanden die Befreiung von ihr als eine Wohltat. In den letzten zwei Jahrzehnten hat sich ein Bewußtseinswandel durchgesetzt. Auch Personen, die bisher nicht die Möglichkeit hatten, sich intensiv sportlich zu betätigen, interessieren sich für Tennis, Dauerlauf,

Schwimmen, Radfahren oder eine andere Disziplin. Diese Entwicklung ist nur zu begrüßen.

≡ Die Lendenwirbelsäule

Die Lendenwirbelsäule trägt die ganze Last unseres Rumpfes und gibt das Gewicht an das Kreuzbein weiter. Da die obere Begrenzung des Kreuzbeins nach vorne geneigt ist (Abb. 3b, S. 20), treten im untersten Bandscheibenraum zwischen dem fünften Lenden- und dem ersten Kreuzbeinwirbelkörper erhebliche Scherkräfte auf. Die Lendenwirbelsäule läßt umfangreiche Vor- und Rückbewegungen zu. Wir sind in der Lage, sie viel besser zu kontrollieren und einzusetzen als die Brustwirbelsäule. Kaum eine Bewegung des Körpers geschieht ohne Mitbeteiligung der Lendenwirbelsäule. Die dynamische Beanspruchung ist günstig, denn die Bandscheibe, die selbst nicht durchblutet ist, benötigt diese Bewegung, um den Stoffaustausch mit den umgebenden Strukturen und den kleinsten Blutgefäßen aufrechtzuerhalten. Andererseits führt die mechanische Beanspruchung zu einer erhöhten Abnutzung der untersten Bandscheibensegmente und der angrenzenden Wirbelkörperverbindungen, die sich am frühesten im Übergang zwischen Lendenwirbelsäule und Kreuzbein zeigt. Bei jedem Schritt unterliegen die Bandscheiben einem Lastwechsel. Im Laufe eines Jahres müssen sie viele hunderttausend Mal die Bewegung abfedern, bremsen und lenken. Da die Pufferfunktion der Bandscheibe den Faserring immer mitbeansprucht, »ermüdet« diese widerstandsfähige Struktur nach vielen Jahrzehnten.

≡ »Mir ist es wieder ins Kreuz gefahren«: der akute Hexenschuß (Lumbalgie)

Gerade eben noch konnte man seiner normalen Tätigkeit nachgehen, dann macht man einen Fehltritt auf der Straße, bückt sich nach vorne oder dreht sich im Bett um. Das Ergebnis: »Die Hexe hat geschossen«. Wie schmerzhaft ein solcher Hexenschuß sein kann, habe ich bereits auf den ersten Seiten des Buches beschrieben. Die Ursache für den akuten Schmerz liegt häufig nur in einer geringen Funktionsstörung der unteren Lendenwirbelsäule. Das gut abgestimmte System zwischen Bandscheibe, Wirbelkörper und kleinen Wirbelgelenken ist gestört worden. Die Wirbelgelenke können sich bei einer Bewegung so gegeneinander verkanten, daß die Gelenkkapseln, die mit sehr feinen Nerven ausgestattet sind, eine reflektorische

Verspannung der Muskulatur hervorrufen. Ein anderer Grund ist die Verlagerung des Bandscheibenkerns, der die Wirbelnerven bedrängt. Für den Patienten spielt die Ursache keine Rolle, solange sich die Bandscheibe nicht stärker vorgewölbt hat oder der Bandscheibenring eingerissen ist. Beim »einfachen« Hexenschuß klingen die akuten Schmerzen innerhalb einer Woche langsam ab, sei es, daß die Wirbelgelenke wieder ihre normale Stellung einnehmen oder der Bandscheibenkern sich zurückverlagert.

Die Häufigkeit des Hexenschusses nimmt bis in die zweite Lebenshälfte zu. Mit der Höhenminderung der Bandscheibe ist ein Spannungsverlust verbunden, die Fehlbewegungen zwischen den Wirbelkörpern nehmen zu. Daneben erhöht sich die Belastung und innere Reibung der Wirbelgelenke. Im hohen Alter wird der Hexenschuß wieder seltener, da die Wirbelsäule an den am stärksten belasteten Stellen Knochen anbaut und die Fehlbewegungen mit Hilfe dieser langsamen Verknöcherung mehr und mehr ausgeschaltet werden.

Wenn Sie mit akuten Kreuzschmerzen zum Arzt gehen, steht die körperliche Untersuchung im Mittelpunkt. Sie gibt Aufschluß darüber, ob es sich tatsächlich nur um einen akuten, aber vorübergehenden Rückenschmerz, einen Bandscheibenvorfall oder eine andere Erkrankung handelt. Sofern keine Nervenstörungen vorliegen, ist die Anfertigung eines Röntgenbildes bei der ersten Konsultation nicht unbedingt notwendig.

Die Behandlung

Die Behandlung richtet sich nach der Stärke der Beschwerden. Wenn ein Patient »nur noch auf allen vieren« gehen kann und sehr starke Schmerzen hat, dann bringt eine schmerzstillende und entkrampfende Spritze in den Gesäßmuskel eine rasche Linderung. In weniger ausgeprägten Fällen reicht die Einnahme eines Antirheumatikums oder eines einfachen Schmerzmittels. Da die medikamentöse Behandlung nur zeitlich begrenzt eingesetzt wird, sind keine wesentlichen Nebenwirkungen zu erwarten. Gut wirksam ist die Lagerung im Stufenbett. Hierbei werden die kleinen Wirbelgelenke und der Ischiasnerv gleichermaßen entlastet (Abb. 37). Manchmal verschwinden die Schmerzen bei dieser Lagerung innerhalb von Stunden. Ähnlich günstig wirkt sich die Seitenlagerung mit angezogenen Beinen aus. Ein Heizkissen im Bett, eine Wärmflasche oder Rotlichtbestrahlungen entkrampfen die Muskulatur.

Läßt die akute Muskelverspannung nicht nach oder ist es wahrscheinlich, daß die Schmerzen von einer Verkantung der kleinen Wirbelge-

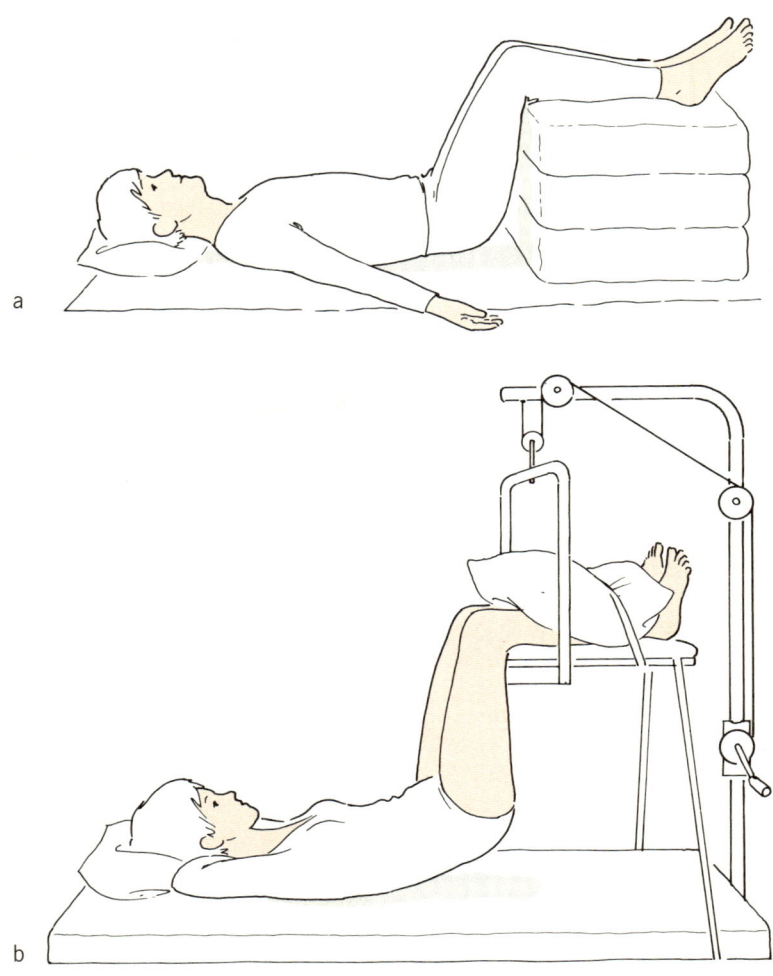

Abb. 37a   Lagerung im Stufenbett
      b   Perlsches Gerät

lenke ausgehen, dann trägt die Injektion eines örtlichen Betäubungsmittels
zur Muskelentspannung bei. Da jeder Mensch eine andere Schmerzschwelle
besitzt und durch die Beschwerden mehr oder weniger beunruhigt wird,
muß sich die Behandlung einerseits nach der Stärke der Schmerzen, andererseits nach der *Einstellung des Patienten* richten. Es gibt Menschen, die

nur wissen wollen, woher der Schmerz kommt und ob sie damit rechnen können, daß die Linderung in den nächsten Tagen von alleine eintritt. Kann man ihnen diese Auskunft mit einiger Wahrscheinlichkeit geben, dann verzichten sie gerne auf jede weitere Behandlung, verhalten sich ruhig und sind später froh, die Krankheit ohne Medikamente überwunden zu haben. Andere verfügen über eine viel niedrigere Schmerztoleranz und möchten die Beschwerden, »koste es, was es wolle«, so rasch wie möglich loswerden. Aber auch berufliche Gründe, eine dringende Dienstreise, ein Werkstück, das fertiggestellt werden muß, eine Baustelle, die kurz vor dem Abschluß steht, oder die Inventur, die keinen Aufschub duldet, sind Gründe, eine Lumbalgie mit stärkeren Medikamenten zu behandeln.

Klingt der Hexenschuß nicht innerhalb weniger Tage ab, so kann sich dahinter eine ernstere Bandscheibenerkrankung verbergen. Ich lege bei meinen Patienten deshalb großen Wert darauf, daß sie sich nach einiger Zeit noch einmal kurz in der Sprechstunde vorstellen. Es ist mißlich, wenn ein Patient weiter unter Beschwerden leidet und erst drei Monate nach der ersten Vorstellung erneut in die Praxis kommt und berichtet, daß die verordneten Medikamente überhaupt nichts geholfen hätten. Obwohl er sie nun mehrere Monate genommen habe, leide er weiterhin unter anhaltenden Schmerzen. Ich habe erlebt, daß die Untersuchung dann einen Gefühlsausfall und eine Schwäche der großen Fußzehe ergab, die auf einen Bandscheibenvorfall zurückzuführen war. Im Laufe der Wochen war eine Verschlechterung eingetreten, die sich durch eine frühzeitige und konsequente Behandlung hätte vermeiden lassen.

Was Sie selbst tun können

Haben Sie das Pech, von einem akuten Hexenschuß betroffen zu sein, so versuchen Sie nicht, unbedingt gerade zu gehen und gegen den Schmerz zu arbeiten. Suchen Sie sich eine Lage aus, in der Sie möglichst wenig leiden. Der Schmerz dient dazu, eine weitere Beeinträchtigung zu vermeiden. Schonen Sie sich! Dieser Rat gilt nur in der ersten Zeit, denn Sie sollen nicht für Wochen im Bett liegen bleiben. Auf die nützliche Wirkung einer Wärmflasche oder eines Heizkissens habe ich bereits hingewiesen. Auch das Stufenbett haben Sie schon kennengelernt. Sie müssen ausprobieren, ob Sie diese Lagerung vertragen. Oftmals wirkt ein warmes Bad entspannend. Scheuen Sie sich nicht, bei einem ausgeprägten Hexenschuß ein schmerzlinderndes Medikament einzunehmen. Sie erhalten zum Beispiel die folgenden gut wirksamen, nebenwirkungsarmen Präparate rezeptfrei in der Apotheke: Paracetamol, Acetylsalicylsäure (jeweils bis 4 x 500mg/Tag), Ibuprofen (bis 3 x 400mg/Tag).

Sobald der erste Schmerz abgeklungen ist, dürfen Sie vorsichtig etwas aktiver werden. Manchmal nützt es, sich mehr zu bewegen, spazieren-zugehen oder kleinere Arbeiten im Haushalt zu verrichten. Sie bekommen das Gefühl, daß die Bewegung sich wieder »einschleift«, und bevor Sie zur Ruhe kommen, hat der Schmerz deutlich nachgelassen. Bewerten Sie diese Entwicklung als ein gutes Zeichen, aber vermeiden Sie es, sich in der ersten Zeit zu überlasten. Jetzt ist ein rückengerechtes Verhalten besonders wichtig. Sie sollten weder Lasten anheben und tragen noch Arbeiten in vorgeneigter Körperhaltung oder Tätigkeiten über Kopf ausüben. Seien Sie mit der Wiederaufnahme Ihres Sports noch zurückhaltend. Erst wenn die Beschwerden einige Tage vollständig verschwunden sind, können Sie Ihre Wirbelsäule wieder zunehmend wie üblich beanspruchen.

»Bis ich morgens in die Gänge komme«: der morgendliche Rückenschmerz

Die ganze Woche muß man frühmorgens um 6 Uhr aufstehen. Endlich ist es Samstag oder Sonntag, und man freut sich, einmal richtig ausschlafen und im Bett liegenbleiben zu können. Aber es kommt anders. Die morgendliche Ruhe bereitet wenig Freude. Nicht nur, daß man von der inneren Uhr am Samstag erstmalig um 6 Uhr geweckt wird und nur langsam wieder eindämmert, eine Stunde später wacht man erneut wegen Kreuzschmerzen auf. Man verändert die Lage im Bett, legt sich auf die Seite, rollt sich erst auf den Bauch, dann auf den Rücken – es hilft alles nichts. Also steht man auf, setzt den Kaffee auf und bereitet den Frühstückstisch vor. Im Laufe dieser ersten halben Stunde nehmen die Schmerzen deutlich ab, und das Lob der übrigen Familienmitglieder über die uneigennützige Hausarbeit läßt den Rest der Beschwerden vergessen. Nach dem Frühstück ist die Körperpflege an der Reihe. Nach dem Rasieren beugt man sich zum Zähneputzen vor. Dabei kehrt der Schmerz in der Lendenwirbelsäule mit alter Heftigkeit zurück. Man möchte ärgerlich werden, denn dieses Gefühl des »Durchbrechens« paßt überhaupt nicht zu dem freien Tag. Eine Stunde später sind die Beschwerden wieder verschwunden.

Viele Männer und Frauen, die das 30. Lebensjahr überschritten haben, berichten über derartige Probleme. Sie fühlen sich nicht alt, haben aber das Gefühl, daß mit ihrer Wirbelsäule etwas nicht in Ordnung ist. Die Untersuchung ergibt meistens einen normalen Befund. Treten die Beschwerden regelmäßig auf, dann fertige ich ein Röntgenbild an, um andere Erkrankungen auszuschließen. Im allgemeinen sehe ich nur einen geringfügigen Verschleiß.

Die Patienten sind über meine Antwort nicht sonderlich glücklich: Ich erkläre ihnen, daß die Beschwerden wahrscheinlich durch eine Reizung der kleinen Wirbelgelenke entstehen. Diese waren während der Nacht »ruhiggestellt«. Wegen der relativ einseitigen Haltung war der Stoffwechsel nicht optimal. Die Wirbelsäule braucht den Lagewechsel. Sie meldet ihre Bedürfnisse frühzeitig an und erzwingt das Aufstehen. Ob diese Theorie der Schmerzentstehung tatsächlich stimmt, vermag ich nicht mit Sicherheit zu sagen. In solch alltäglichen Fragen sind wir immer noch auf Vermutungen angewiesen. Andere Ärzte halten die erhöhte Wasseraufnahme des Bandscheibenkerns im Laufe der Nacht für die Ursache. Nach ihrer Meinung soll die morgens ausgedehnte Bandscheibe auf die sehr empfindlichen Strukturen der angrenzenden Wirbelsäulenabschnitte drücken und den Schmerz hervorrufen. Durch die Bewegung und das Aufstehen normalisiere sich die Bandscheibenhöhe. Die Flüssigkeitsabgabe an die Umgebung sei der Grund für die Schmerzlinderung. Ganz gleich, welche Theorie man bevorzugt: Der morgendliche Rückenschmerz bleibt eine lästige, aber nicht beunruhigende Erscheinung.

Überprüfen Sie, ob das Bett nicht zu hart oder zu weich ist. Man soll sich weder Druckstellen holen noch stärker in die Matratze einsinken. Manchmal genügt eine Änderung der Schlafposition. Bei Bauchlage in einem weicheren Bett sinkt die Wirbelsäule entsprechend der Schwerkraft in Richtung Matratze. Dadurch kommen die kleinen Wirbelgelenke stärker unter Druck und machen sich mit Schmerzen bemerkbar. Alles in allem ist dieser Rückenschmerz, der erst kurz vor dem Aufstehen beginnt und rasch abklingt, harmlos. Es gibt einen übertriebenen Spruch, der manchmal von sarkastischen Ärzten gebraucht wird: »Wer über dreißig Jahre alt ist und ohne Schmerzen aufwacht, ist krank.« So weit möchte ich nicht gehen, aber jede Übertreibung enthält auch ein Körnchen Wahrheit.

—— *Was Sie selbst tun können*

Es gibt keine spezielle Behandlung des morgendlichen Rückenschmerzes. Es geht mehr darum, Fehlbelastungen der Wirbelsäule im Laufe des Tages auszuschalten, um die Gefahr einer frühzeitigen Abnutzung zu vermeiden. Darüber hinaus kann dieser morgendliche Schmerz nicht durch Medikamente oder ein passives Abwarten, sondern nur durch die eigene Aktivität beeinflußt werden. Morgendliche Übungen, eine warme Dusche und die Vermeidung von Fehlhaltungen, zum Beispiel beim Waschen oder Zähneputzen, sind in der Regel ausreichend. Auf die Bedeutung des richtigen Bettes hatte ich bereits hingewiesen. In dem Kapitel »Die Wirbelsäule im täglichen Leben« erhalten Sie Informationen, wie Sie sich rückenschonend verhalten können.

━━   **»Ich breche durch«: Beschwerden bei Abnutzung von Bandscheibe und Wirbelgelenken (Lockerungssymptomatik, Facetten-Syndrom)**

Kreuzschmerzen im mittleren Lebensalter liegen vielfach eine Höhenminderung einzelner Bandscheiben und eine Arthrose der kleinen Wirbelgelenke zugrunde. Es erleichtert das Verständnis, sich ein Modell von zwei Wirbelkörpern und einer Bandscheibe vorzustellen. Auf der Abbildung 5, Seite 25, sehen Sie eine solche funktionelle Einheit, die als Bewegungssegment bezeichnet wird. Das linke Bild zeigt Ihnen eine normale und intakte Bandscheibe. Sie hat neben ihrer Stoßdämpferfunktion die Aufgabe, den Abstand zwischen den einzelnen Wirbelkörpern zu halten und damit eine leichte Steuerung durch die Wirbelgelenke zu gewährleisten. Im Laufe des Lebens verliert die Bandscheibe an Flüssigkeit, ihre Elastizität verringert sich, der Abstand zwischen den Wirbelkörpern nimmt ab. Parallel dazu erhöht sich der Druck in den kleinen Wirbelgelenken. Bewegungen, die früher mühelos und leicht abliefen, können jetzt durch den erhöhten Druck in den kleinen Gelenken erhebliche Schmerzen verursachen. Darüber hinaus entsteht mit der Erschlaffung der Bandscheibe eine begrenzte Instabilität. Solange die Wirbelkörper »hydraulisch« auseinandergedrückt werden, ist das Ringband, das die Bandscheiben umgibt und die einzelnen Wirbelkörper miteinander verbindet, straff gespannt. Der Wirbelkörper kann nicht aus der vorgegebenen Position ausbrechen. Anders ist es bei einer Bandscheibenerniedrigung. Hierbei sind eine oder mehrere Bandscheiben abgenutzt, die Wirbelkörper können sich um einige Millimeter nach vorne oder hinten verschieben. Die Wirkung ist ähnlich wie bei einer stärkeren Auswölbung der Bandscheibe. Die austretenden Nerven oder der ganze Nervenschlauch können unter Druck kommen und plötzlich einsetzende, akute Wirbelsäulenschmerzen auslösen. Man bezeichnet diese Veränderung im Unterschied zur stärkeren Verschiebung als »Pseudo-Gleiten« (Pseudo-Spondylolistese) oder »Lockerung des Bewegungssegmentes«.

Die Stärke der dadurch verursachten Schmerzen kann in weitem Rahmen variieren. In seiner leichtesten Form tritt er als morgendlicher Rückenschmerz auf. Er kann sich bei einer hochgradigen Bandscheibenabnutzung mit einer Instabilität in den Bewegungssegmenten (*Lockerung*) so sehr steigern, daß schon die kleinsten Bewegungen der Lendenwirbelsäule zur Qual werden. Typische Auslöser der abnutzungsbedingten Rückenschmerzen sind langes Stehen, das Heben und Tragen von Lasten, mehrstündiges Einkaufen in der Stadt, eine lange Autofahrt oder ein Theaterbesuch. Die Wirbelsäule ist danach »wie steif«. Eine leichte Vorneigung oder ein Positionswechsel, zum Beispiel das Einnehmen der Hocke, kann die Beschwerden vermindern. Die Betroffenen berichten, daß sie den Eindruck haben, »durchzubrechen«. Sie fühlen sich deutlich behindert.

Wenn Sie Ihren Arzt aufsuchen, vermutet er bereits bei der Schilderung der Beschwerden, daß eine Abnutzung vorliegt. Die untersten Wirbelkörper und die am Beckenkamm ansetzende Muskulatur schmerzen auf Druck. Nervenausfälle oder Gefühlsstörungen in den Beinen fehlen. Die Beweglichkeit der Lendenwirbelsäule kann recht gut sein. Oftmals erreichen die Patienten mit den Fingerspitzen den Boden, aber das Wiederaufrichten bereitet ihnen erhebliche Schmerzen. Sie nehmen dazu ihre Hände zu Hilfe und stützen sich auf den Oberschenkeln ab. Es dauert eine ganze Weile, bis sie gerade stehen. Erst jetzt geht es ihnen wieder besser. Patienten mit einer »Lockerung« vermeiden wegen der Schmerzen jede stärkere Vorneigung. Auf dem Röntgenbild sieht man die typischen, in der Abbildung hervorgehobenen Veränderungen, in erster Linie die Bandscheibenverschmälerung und die stärkere Zeichnung der kleinen Wirbelgelenke. Manchmal bestehen auch geringgradige Verschiebungen einzelner Wirbelkörper nach vorne oder nach hinten. Hierdurch werden entweder der Nervenschlauch im Wirbelkanal oder einzelne austretende Nerven gereizt.

Die Behandlung

Die Bandscheibenabnutzung ist ein chronischer Prozeß. Obwohl er im Laufe von Jahren zu einer Einschränkung der Beweglichkeit führt, nehmen die Beschwerden mit der Zeit ab. Wir können den Stoffwechsel der Bandscheibe durch unser eigenes Verhalten günstig beeinflussen, indem wir schädigende Einflüsse möglichst ausschalten und das »Muskelkorsett« der Wirbelsäule stärken. Bis zu einem gewissen Grade ist eine kräftige Muskulatur in der Lage, die altersbedingte Lockerung zu kompensieren. Eigenes Training, rückengerechtes Verhalten und eine gezielte Krankengymnastik sind die entscheidenden Säulen in der Behandlung der Bandscheibenabnutzung.

Erst an zweiter Stelle kommen alle anderen medizinischen Maßnahmen, die dazu dienen, den Stoffwechsel zu verbessern, die Muskulatur zu entkrampfen, den Schmerz zu lindern oder die Wirbelsäule von außen zu stützen. Wie beim Zervikal-Syndrom (s. S. 77) können Wärmeanwendungen in Form von Fango-Packungen oder Rotlicht, daneben Reizstrom, Ultraschall und spezielle Formen der Zugbehandlung (Perlsches Gerät, Abb. 37b) zur Anwendung kommen. Sofern eine Massage angezeigt ist, muß diese sehr vorsichtig ausgeführt werden, um die Wirbelkörper durch den Druck der Hand nicht gegeneinander zu verschieben und Schmerzen zu provozieren. Eine Mittelstellung zwischen Bewegungstherapie und Wärmeanwendung nimmt das Bewegungsbad ein, in dem krankengymnastische Übungen durchgeführt werden können. Das Wasser nimmt der Wirbelsäule einen großen Teil der Last des Körpers ab, die Gymnastik kräftigt die Muskulatur.

Eine langfristige medikamentöse Therapie mit Schmerzmitteln und Antirheumatika ist abzulehnen. Da die Ursache nicht beseitigt wird, lindern die Tabletten die Beschwerden immer nur für einige Stunden. Wird ein solches Präparat über lange Zeit eingenommen, dann besteht die Gefahr, daß Schädigungen der Leber, der Niere oder des Blutbildes eintreten. Ganz anders sind diese Medikamente bei kurzdauernder Anwendung zu beurteilen. Ist zum Beispiel bei einer bekannten Wirbelsäulenabnutzung eine akute Verstärkung der Schmerzen eingetreten, dann halte ich ihren Einsatz für gerechtfertigt. Klingen die Beschwerden allerdings nicht innerhalb von zwei bis drei Tagen ab, dann sollte ein Arzt konsultiert werden.

Bei einer stärkeren Lockerung oder abnutzungsbedingten Schmerzen kann eine äußere Stabilisierung sinnvoll sein. Mit Hilfe eines angepaßten Mieders wird der Wirbelsäule von außen der Halt gegeben, der ihr durch die Bandscheibenveränderung fehlt (Abb. 38). Kleine Vor- und Rückbewegungen der Wirbelkörper lassen sich damit dämpfen oder sogar ausschalten. Daneben wärmt das Mieder und schützt die Wirbelsäule vor einer Unterkühlung. Ich verordne ein solches Mieder nur bei stärkeren Beschwerden,

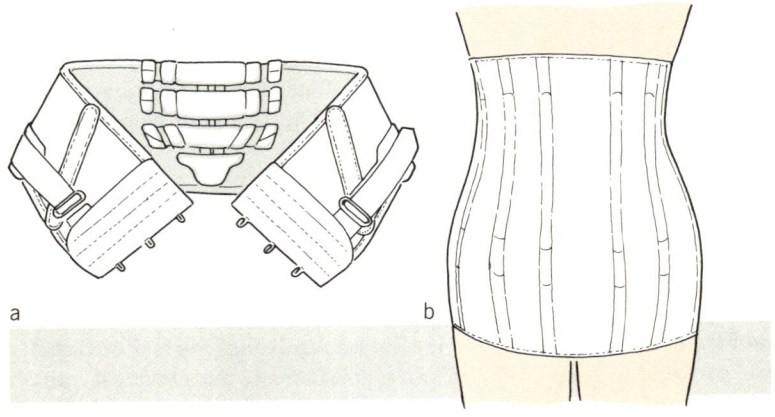

a   b

Abb. 38a   Bandage für die Lendenwirbelsäule

Abb. 38b   Mieder

bei einer leichteren Wirbelsäulenabnutzung ist das nicht nötig. Nach Abklingen der Schmerzen bewährt sich eine Krankengymnastik, um die Rückenstreck- und Bauchmuskulatur aufzutrainieren.

Was Sie selbst tun können

Sie haben im Abschnitt über die medizinische Behandlung der Bandscheibenabnutzung bereits erfahren, daß die muskuläre Stabilisierung im Mittelpunkt jeder Behandlung steht. Eine sinnvolle Therapie ist ohne Ihre eigene Aktivität nicht denkbar. Das »Muskelkorsett« schützt die Bandscheiben. Ein rückengerechtes Verhalten ist insbesondere Menschen mit altersbedingten Veränderungen der Bandscheiben zu empfehlen.

Bandscheibenvorfall und Bandscheibenvorwölbung

Diese bekannteste aller Wirbelsäulenkrankheiten entsteht, wenn der sehnige Ring, der die Bandscheibe umschließt und die innige Verbindung zwischen den einzelnen Wirbelkörpern herstellt, ausleiert oder einreißt. Jetzt kann Bandscheibengewebe gegen den Nerven vordringen und seine Funktion beeinträchtigen. Charakteristisch für einen Bandscheibenvorfall sind Schmerzen im Verlauf des Ischiasnerven, die mit einer Gefühlsstörung an der Außenseite des Beines und einer Fußheberlähmung verbunden sein können (Abb. 39). Am häufigsten tritt diese Erkrankung in dem stark belasteten Bandscheibenraum zwischen dem fünften Lenden- und dem ersten Kreuzbeinwirbel auf. Aber auch die darüber liegenden Etagen können betroffen sein. Je nachdem, in welcher Höhe die Bandscheibe ihr vorgegebenes Bett verläßt, unterscheiden sich die neurologischen Ausfälle voneinander (s. S. 28). Durch die einfache Untersuchung mit dem Reflexhammer lassen sich Hinweise auf die Höhe der Schädigung gewinnen. Ist zum Beispiel der Achillessehnen-Reflex ausgefallen, dann kann man davon ausgehen, daß der Nerv im untersten Bandscheibensegment gedrückt wird, während eine fehlende Antwort beim Beklopfen der Kniescheibensehne dafür spricht, daß der vom dritten und vierten Lendenwirbelkörper ausgehende Nerv, der den Oberschenkelmuskel versorgt, eine Schädigung erlitten hat.

Besteht der Verdacht auf einen Bandscheibenvorfall, dann sollte die Diagnose möglichst rasch gesichert werden. Mit dem Röntgenbild läßt sich erkennen, ob Fehlstellungen oder Strukturveränderungen der Knochen vorhanden sind. Die Computertomographie zeigt das Ausmaß und die Höhe

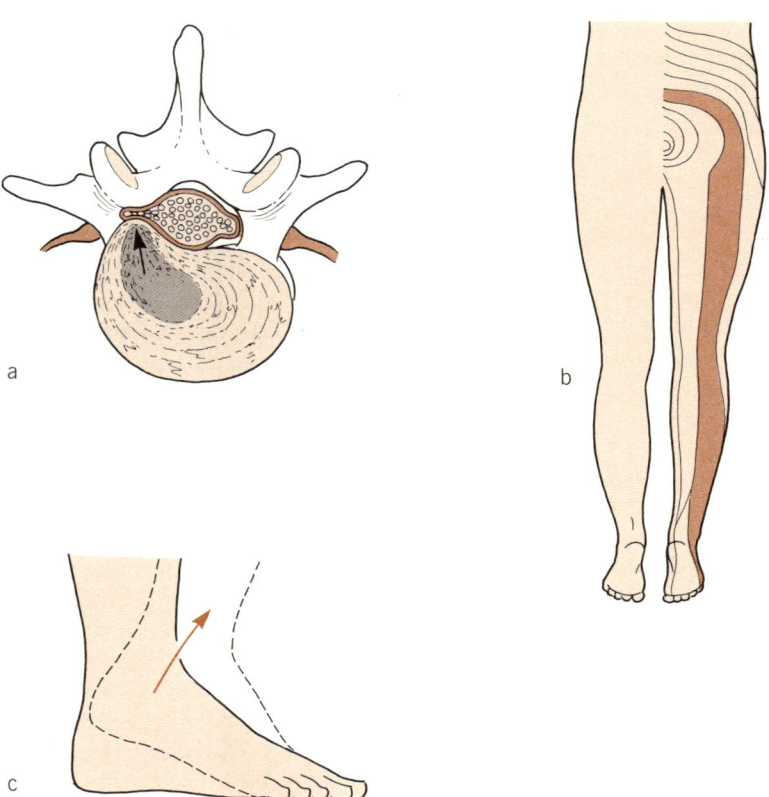

a

b

c

Abb. 39   Bandscheibenvorfall: Bandscheibengewebe drückt auf den austretenden Wirbelnerven und den Nervenschlauch (a). Dadurch entstehen ein Gefühlsausfall im dazugehö-
rigen Hautareal (b) und ein Reflexausfall (c). Der Betroffene kann sich auf diesem Bein
nicht mehr auf die Zehenspitzen stellen.

der Bandscheibenschädigung. Während bei einer nur geringen Beeinträchtigung des Nerven ein konservativer Behandlungsversuch angezeigt ist,
sollte in schweren Fällen, das heißt wenn der Nervenschlauch oder der

austretende Nerv stark gequetscht wird, nicht länger mit einer Operation gezögert werden. Besonders dringlich ist dieser Eingriff, wenn der Vorfall Blase oder Mastdarm lähmt. Die Wahrscheinlichkeit, daß sich die Funktion nach einem schweren Vorfall wieder zurückbildet, ist um so geringer, je länger die Schädigung bestanden hat. In Zweifelsfällen wird die Kernspintomographie zur weiteren Diagnostik herangezogen.

Die Behandlung

Bandscheibenvorwölbungen oder Vorfälle, die zu keinem Nervenausfall geführt haben, können versuchsweise ohne Operation behandelt werden. Hierzu gehören eine möglichst schmerzarme Lagerung (Stufenbett), die Anwendung von Wärme, spezielle Zugverfahren (z. B. Perlsches Gerät, Abb. 37b), eine manuelle Krankengymnastik sowie Stanger- und Bewegungsbäder. Auch eine Reizstrom- und Ultraschalltherapie kann angezeigt sein. Gehen die Schmerzen trotz mehrwöchiger Behandlung nicht zurück oder besteht eine Nervenschädigung, dann sollte beim Vorliegen eines entsprechenden computertomographischen Befundes mit dem Eingriff nicht gewartet werden. Der Operateur, ein Neurochirurg oder Orthopäde, macht einen kleinen Schnitt über den Dornfortsätzen, schiebt die Muskulatur ab, legt das Gewebe zwischen den Wirbelbögen frei und kann nun den Nervenschlauch erkennen (Abb. 40[1]). Sobald dieser beiseite gehalten wird, sieht man das in den Wirbelkanal ausgetretene Bandscheibengewebe. Es wird mit einer kleinen Zange herausgezogen. Anschließend entfernt man lockeres Gewebe aus der Bandscheibe. Nachdem der Operateur sich vergewissert hat, daß alle Blutgefäße sorgfältig verschlossen wurden, läßt er die beiseite geschobene Muskulatur wieder über die Wirbelbögen gleiten, verschließt die Muskelhaut und näht Unterhaut bzw. Haut. Von diesem Standardverfahren gibt es vielfältige Abweichungen. Bei schwerwiegenden Erkrankungen ist ein größerer operativer Eingriff mit Wegnahme eines Teils des Wirbelbogens angezeigt (Hemilaminektomie, Laminektomie). Je nach Befund kann sowohl eine mikrochirurgische Technik oder sogar eine Sondenoperation (perkutane Nukleotomie) durchgeführt werden.

---

[1] Wenn Sie sich weitergehend über das Krankheitsbild »Bandscheibenvorfall« informieren möchten, kann Ihnen das Buch »Bandscheibenschäden« von Paultheo Oldenkott, das ebenfalls bei TRIAS erschienen ist, empfohlen werden.

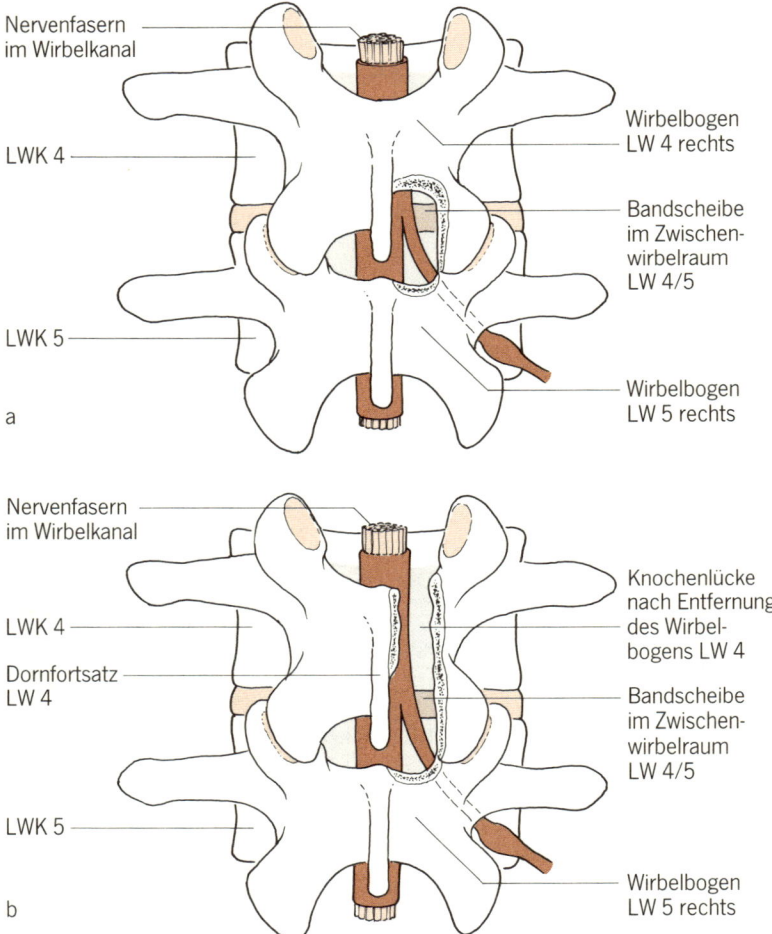

Abb. 40a Nach Freilegung des Wirbels und Entfernung eines Teils des Wirbelbogens läßt sich die Bandscheibe erkennen und vorgefallenes Gewebe entfernen.

b Bei ausgedehnten Vorfällen kann die Wegnahme einer Hälfte des Wirbelbogens erforderlich werden (Hemilaminektomie)

Die perkutane Nukleotomie verdient es, näher beschrieben zu werden. Sie wurde Mitte der achtziger Jahre in den USA von dem Arzt *Gary Onik* entwickelt und in Deutschland 1987 von dem Wiesbadener Radiologen *Hanfried Weigandt* eingeführt. Hierbei wird eine Sonde seitlich der Wirbelsäule unter Röntgenkontrolle durch einen kleinen Hautschnitt bis in die betroffene Bandscheibe eingeführt und ein Teil des gallertigen Gewebes mit einem speziellen Instumentarium abgesaugt. Dadurch vermindert sich der im Zwischenwirbelraum herrschende Druck, der fibröse Ring wird entlastet. Im Laufe der folgenden Monate bildet sich die Vorwölbung zurück. Viele Patienten berichten sofort nach dem unter lokaler Betäubung durchgeführten Eingriff von einer Besserung oder sogar Schmerzbefreiung. Die Heilanzeige für die perkutane Nukleotomie ist jedoch auf diejenigen Patienten eingeschränkt, bei denen eine Vorwölbung vorhanden ist, die den fibrösen Ring noch nicht durchbrochen hat. Liegt den Beschwerden ein »freier Vorfall« zugrunde, der sich in den Wirbelkanal eingeschlagen hat, dann kommt nur die offene Operation in Frage. Mit den bisherigen Instrumenten ist es nicht möglich, Gewebe aus dem Wirbelkanal zu entfernen.

Zur Zeit läßt sich noch nicht genau sagen, wie groß der Anteil der Bandscheibenpatienten sein wird, der mit diesem neuen technischen Verfahren von den Schmerzen befreit werden kann. Die neue Methode setzt eine hohe Spezialisierung voraus. Auch wenn sich die ersten guten Erfolge bestätigen, ist mit einer längeren Zeit zu rechnen, bis sich die Methode durchgesetzt hat und in spezialisierten Kliniken zur Verfügung steht. Ein Allheilmittel gegen Rückenschmerzen ist die perkutane Nukleotomie sicher nicht, und man wird gerade bei den chronischen Beschwerden mit ihrer Anwendung sehr zurückhaltend sein.

Wenn Sie selbst von einem operationswürdigen Vorfall betroffen sind, so sollten Sie mit dem behandelnden Arzt ausführlich über den Eingriff, die Heilungsaussichten und die Nachbehandlung sprechen.

— *Was Sie selbst tun können*

Wird der Bandscheibenvorfall, bei dem keine Nervenausfälle vorhanden sind, konservativ behandelt, dann müssen Sie darauf achten, sämtliche Bewegungen, die zu einer stärkeren Vorwölbung oder einem Vordringen des Gewebes gegen den Nerven führen könnten, zu vermeiden. Hierzu gehören das Heben von Lasten, Arbeiten in vorgeneigter Position, langes Sitzen, das Bücken mit krummem Rücken und wirbelsäulenbelastende Sportarten. Wenn Sie ihr Verhalten darauf einrichten und der Vorfall nur gering ausgeprägt ist, dann sind die Chancen, daß die Wirbelsäule ihre volle

Funktionsfähigkeit wiedergewinnt, relativ hoch. Es gibt Fälle, in denen eine Computertomographie, die ein oder zwei Jahre nach dem Vorfall angefertigt wurde, keine Veränderungen mehr zeigte.

Ist eine Operation notwendig, dann hängt der Erfolg auch wesentlich von Ihnen selbst ab. Es ist nicht einfach, nach dem Eingriff den richtigen Weg zwischen vorsichtiger Beanspruchung und ängstlicher Schonung der Wirbelsäule zu gehen. Durch eine Überbelastung kann das beste operative Ergebnis wieder zunichte gemacht werden. Genauso groß ist die Gefahr bei einem übervorsichtigen Verhalten, wenn der Patient die Wirbelsäule monatelang zu sehr schont und ängstlich auf jeden Schmerz achtet. Hierdurch kann sich eine negative Erwartungshaltung verfestigen, die dazu führt, daß man der Wirbelsäule überhaupt nichts mehr zumuten mag. Der ängstliche Patient ist schon beim kleinsten Ziehen oder Unwohlsein besorgt, er sucht immer wieder Ärzte auf, bittet um überflüssige diagnostische Untersuchungen und findet keine Ruhe. Im ungünstigen Fall kann sich dieses Beschwerdebild verfestigen. In der Fachsprache hat sich dafür die Bezeichnung »Postnukleotomie-Syndrom« eingebürgert (s. S. 65).

Sofern manche Schwerarbeiten oder Tätigkeiten in Zwangshaltung nach einem Eingriff nicht mehr auf Dauer ausgeübt werden können, ist ein Wechsel des Arbeitsplatzes oder eine Umschulung sinnvoll.

Die Krankengymnastik und das Training der Muskulatur stehen nach der Operation des Bandscheibenvorfalls im Mittelpunkt der Behandlung. Tägliche Rückenübungen sollten in Zukunft genauso zum Tagesablauf gehören wie das morgendliche Zähneputzen. Begleitet wird die Gymnastik durch ein Verhaltenstraining für den Alltag. Der operierte Patient lernt, wie er aus dem Bett aufsteht, sich bückt, sitzende Arbeiten verrichtet und Lasten hebt. Für die meisten Arbeiten und den überwiegenden Teil aller Sportarten kann nach einem intensiven Muskelaufbautraining wieder grünes Licht gegeben werden.

Ein unbekanntes Gelenk macht Probleme: der Reizzustand des Kreuz-Darmbein-Gelenkes

Während wir unser Hüft-, Knie- oder Handgelenk gut kennen, spüren wir die Verbindung zwischen dem Kreuzbein und den Darmbeinen erst bei einem Verschleiß oder einer Entzündung. Die Arthrose entsteht vor allem, wenn ein oder beide Kreuz-Darmbein-Gelenke verschieden belastet werden. Das ist zum Beispiel der Fall, wenn ein Bein kürzer ist und so bei jedem Schritt eine Verschiebung im Becken eintritt. Die Last der Wirbelsäule wird dabei nicht mehr gleichmäßig auf das rechte und linke Bein verteilt. Der Körper ist in der Lage, diese Fehlbelastung für eine gewisse Zeit zu kompensieren. Nach einiger Zeit sind die »Reserven« erschöpft, und das Gelenk reagiert mit den typischen Zeichen der Arthrose: Schmerzen, einer herabgesetzten Belastbarkeit und dem Anbau kleiner Knochenzacken. Neben diesem unangenehmen Reizzustand, von dem vor allem Frauen betroffen sind, kann sich eine Entzündung in den Kreuz-Darmbein-Gelenken festsetzen. Sie ist das typische Zeichen einer Bechterewschen Erkrankung. Ihre Ursache ist unklar, sie führt im Laufe von Jahrzehnten zu einer Bewegungseinschränkung der Wirbelsäule. Die Kreuz-Darmbein-Gelenke werden bereits im Anfangsstadium von der Entzündung betroffen und können vollständig verknöchern. Während der Entzündungsprozeß hier zum Erliegen kommt, schreitet er vielfach an der Wirbelsäule fort. Ich gehe auf die Bechterewsche Erkrankung näher auf Seite 129 ein.

Um dem Ausgangspunkt der Schmerzen im Becken auf die Spur zu kommen, sind ein Röntgenbild und gegebenenfalls spezielle Schichtaufnahmen oder eine Knochen-Szintigraphie erforderlich. Bei den Schichtaufnahmen werden mehrere Röntgenbilder von einer sich um das Kreuz-Darmbein-Gelenk in einer Kreisbahn befindlichen Röhre angefertigt. Dieses Gelenk kommt dabei besonders deutlich zur Darstellung. Die Aufnahmen ermöglichen es, den Verschleiß von einer Entzündung zu unterscheiden und eine Aussage über die Stärke des Prozesses zu machen.

Die Szintigraphie ist eine nuklearmedizinische Untersuchung. Dem Patienten wird ein sehr schwach radioaktiver Stoff, der sich in den Knochen und Gelenken anreichert, in die Vene gespritzt. Er verteilt sich beim Gesunden gleichmäßig im gesamten Skelett. Bei einer Entzündung ist die Durchblutung der betroffenen Region erhöht. Auf dem farbigen Bild stellen sich die Zonen erhöhter Durchblutung mit dem radioaktiven »Kontrastmittel« als eindeutige Krankheitsherde dar (Abb. 41). Aus der Stärke der Durchblutungssteigerung lassen sich Hinweise auf die Ursache der Erkrankung gewinnen.

Die Behandlung

Entstand die Arthrose des Kreuz-Darmbein-Gelenks durch eine Fehlbelastung infolge einer Beinverkürzung, dann läßt sich mit einer Erhöhung des Absatzes oder der Anfertigung einer erhöhten Einlage, die im Schuh des verkürzten Beines getragen wird, Abhilfe schaffen. Die Belastung normalisiert sich, die Schmerzen gehen zurück.

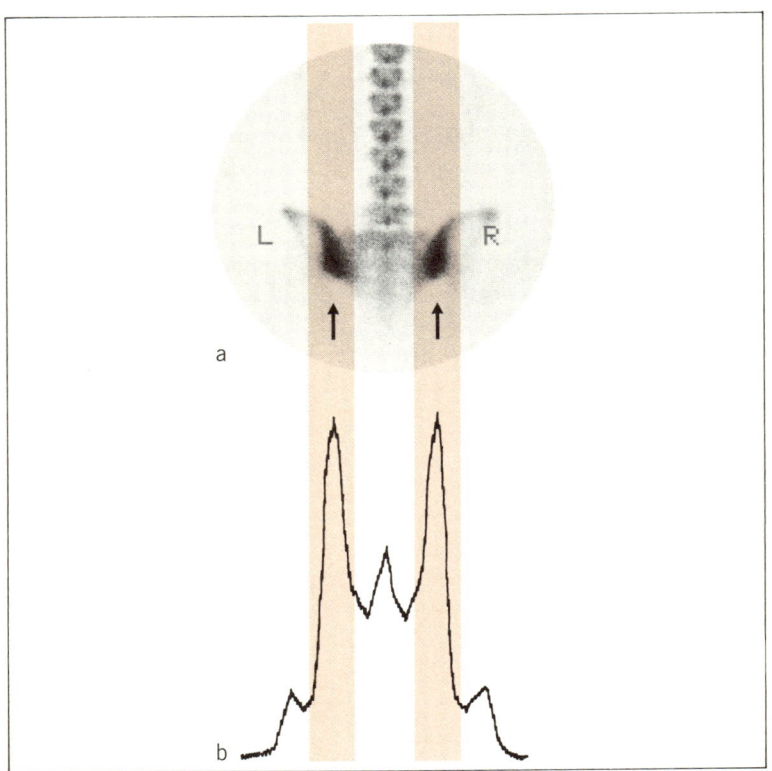

Abb. 41   Knochenszintigraphie bei Entzündung der Kreuz-Darmbein-Gelenke
a   Die Entzündung führt zu einer Mehrdurchblutung der Gelenke
b   Quantitative Auswertung zur Abschätzung der Stärke der Entzündung
Ich danke Herrn Dr. Halbsguth, Radiologe in Frankfurt/M., für die Zurverfügungstellung der Aufnahmen.

Ist die Arthrose jedoch weiter fortgeschritten, dann müssen andere Behandlungsverfahren zur Anwendung kommen. Die Elektrotherapie, der Ultraschall, aber auch Spritzen in die Kreuz-Darmbein-Gelenke mit reizmindernden Medikamenten kommen in Frage. Sind die Schmerzen sehr heftig, dann kann die Injektion eines niedrig dosierten Kortisonpräparates in Mischung mit einem lokalen Betäubungsmittel (zum Beispiel 10 mg Prednisolon in 5 ml Meaverin) einen deutlichen Rückgang der von der Arthrose ausgehenden Schmerzen bewirken.

— *Was Sie selbst tun können*

Je nachdem, ob es sich um einen akuten oder chronischen Reizzustand handelt, ist die Anwendung von Wärme oder Kälte angezeigt. Sind die Schmerzen akut und kommen sie eindeutig vom Kreuz-Darmbein-Gelenk, dann kann man versuchsweise eine Eispackung auflegen. Gewinnen Sie den Eindruck, daß der Beutel mit den Eisstückchen Sie zu stark unterkühlt, dann legen Sie ein Leinentuch zwischen das Eis und die Haut.

Bei chronischen Beschwerden wirkt die Wärme besser. Vollbäder, die Wärmflasche oder ein Heizkissen entkrampfen und lindern den Schmerz. Sie sollten überprüfen, ob Ihre Schuhe fußgerecht sind und Ihren Zehen ausreichend Spiel lassen. Ein durch zu enge, zu hohe oder zu kurze Schuhe beeinträchtigter Gang kann die Schmerzen verstärken. Zwar können Sie die Arthrose nicht beseitigen, aber in vielen Fällen verschwinden die Beschwerden nach einigen Monaten wieder, wie sie gekommen sind. Die aktivierte Arthrose ist in einen ruhenden Zustand übergegangen.

»Ich habe immer Rückenschmerzen, und kein Arzt findet die Ursache«: der »Weichteilrheumatismus« (generalisierte Tendomyopathie)

Herr F., der mir in der Sprechstunde gegenübersitzt, kann auf eine lange Leidensgeschichte zurückblicken. Seit mehr als zehn Jahren geht er von Arzt zu Arzt. Er berichtet über seine Schmerzen: »Mir tut mein Kreuz fürchterlich weh, es beginnt am Kopf und zieht bis zum Steißbein. Aber nicht nur der Rücken schmerzt, auch die Schultern, meine Ellenbogen die beiden Hüften. Ich fühle mich furchtbar schlecht. Schon morgens, wenn ich aufstehe, möchte ich am liebsten im Bett liegen bleiben. Im Laufe des Tages bekomme ich dann noch Kopfschmerzen. Ich bin schon bei so vielen Ärzten gewesen, jetzt habe ich von Ihnen gehört, Sie sind meine letzte Rettung.«

Die Klagen dieses Patienten bringen mich in eine schwierige Situation. Offensichtlich liegt ein chronisches Leiden vor, das sich bisher trotz ärztlicher Behandlung nicht hatte bessern lassen. Der Patient ist verzweifelt und hofft, daß ein anderer, »neuer«, bisher nicht in seine Krankheit einbezogener Arzt die Beschwerden lindern kann oder wenigstens die Ursache findet. In der ersten Konsultation untersuche ich den Patienten ausführlich und bitte ihn, mir für den nächsten Termin alle vorliegenden Befunde mitzubringen. Bei seiner langen Leidensgeschichte halte ich es für überflüssig und in bezug auf das Röntgen sogar schädlich, alle technischen Untersuchungen neu anzufertigen. Darüber hinaus wird die Qualität der Diagnose nicht besser, wenn das gleiche Verfahren zum xten Mal durchgeführt wird.

Um nicht unter dem »Druck des Wartezimmers« zu stehen und ausreichend Zeit für das nächste Gespräch zu haben, bestelle ich den 41jährigen in den Abendstunden nach der regulären Sprechstunde. Krankhafte Organveränderungen sind nicht festzustellen. Herr F. kann die Wirbelsäule und alle Gelenke gut bewegen. Auffällig ist die empfindliche Muskulatur. Überall wo die Muskeln und Sehnen in den Knochen einstrahlen, klagt der Patient bereits bei leichtem Druck über einen starken Schmerz (Abb. 42). Seine Beschwerden treten unabhängig von einer Belastung auf. Sie sind beim Schlafengehen besonders heftig. Herr F. berichtet darüber hinaus über Einschlafstörungen. Ist er endlich zur Ruhe gekommen, dann kann er bis zum nächsten Morgen durchschlafen, wacht aber erneut mit Schmerzen auf. Sobald er sich eine Aufgabe, an der ihm viel liegt, gestellt hat, fühlt er sich leistungsfähig. So habe er ohne Schwierigkeiten einem Freund beim Umzug helfen können. Natürlich habe er keine extremen Gewichte getragen, die Arbeit sei auf eine ganze Gruppe von Männern verteilt worden, alle packten gemeinsam zu und leerten nebenbei die eine oder andere Flasche Bier. Der Umzug sei sehr entspannend gewesen.

Bei Patienten mit einer so langen »medizinischen Karriere« kommen ganz verschiedene Ursachen in Betracht. Ihre Schmerzen müssen ernstgenommen werden. Ich habe mehrfach erlebt, daß sich hinter einem jahrelang unerkannten Leiden eine rheumatische Erkrankung der Wirbelsäule versteckte. Sie war nur so gering ausgeprägt, daß die vorbehandelnden Ärzte ihre Zeichen noch nicht erkennen konnten. Mit der Zeit schritt die Entzündung fort, die Veränderungen wurden deutlicher. Der Arzt, den der Patient aufsucht, wenn das Krankheitsbild weitgehend ausgeprägt ist, hat »Glück«. Er kann ihm eine Diagnose präsentieren und ihn erstmals seelisch entlasten. Endlich ist die Ursache gefunden. Der Patient weiß, warum er Schmerzen hat, und muß nicht das Gefühl haben, zu übertreiben oder zu »markieren«.

Bei Herrn F. sind aber alle Blut- und Röntgenbefunde normal. Nachdem ich eine Entzündung oder eine rheumatische Erkrankung ebenso wie eine Abnutzung ausschließen kann, stehe ich vor dem gleichen Problem wie die anderen Ärzte. Die Vorgeschichte und die Schilderung seiner Beschwerden deuteten darauf hin, daß bei Herrn F. eine psychosomatische Erkrankung vorliegt. Der Patient hat zweifelsohne starke Schmerzen, ohne daß dafür eine organische Veränderung ausschlaggebend ist. Er leidet unter seinem Körper und vor allem unter der Wirbelsäule. Ich gewinne im Gespräch den Eindruck, daß die äußerlich tastbare Muskelverspannung auf einen inneren Spannungszustand zurückzuführen ist.

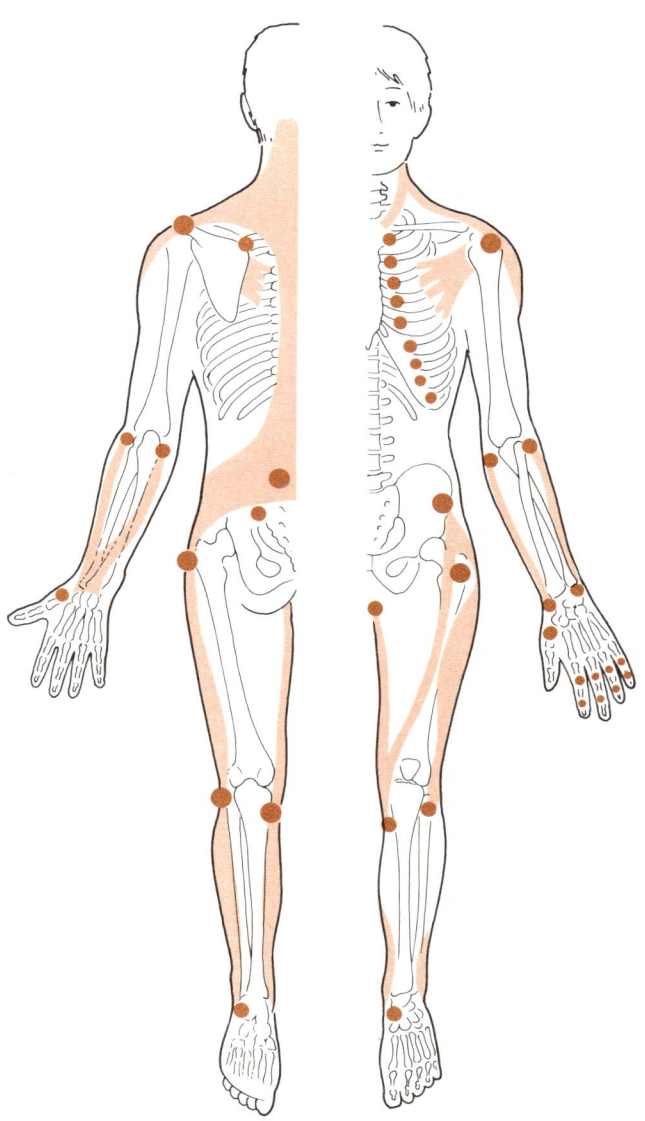

Abb. 42   Bevorzugte Ausgangspunkte und Bereiche weichteilrheumatischer Schmerzen.

Für eine erhöhte Muskelspannung sind vielfältige Auslöser denkbar, zum Beispiel eine berufliche Überlastung, eine private Konfliktsituation oder auch das Gefühl, mit dem Leben nicht mehr fertig zu werden. Schon die Sprache sagt uns, daß wir körperliches und seelisches Befinden nicht voneinander trennen können. Sind wir mit einer sehr intensiven Arbeit beschäftigt, dann sprechen wir davon, »angespannt« zu sein. Dieser Begriff ist aus der Körpersprache entnommen. Um eine Leistung zu vollbringen, müssen wir Kraft aufwenden und die Muskeln anspannen. Was aber passiert, wenn unser Organismus durch äußere oder innere Signale immer wieder in einen Spannungszustand versetzt wird?

Frühere Generationen mußten ihren Lebensunterhalt mit körperlicher Arbeit verdienen. Wenn sie abends zur Ruhe fielen, waren sie erschöpft, »entspannt«. Das Leben ist für uns im Vergleich zu unseren Vorfahren materiell leichter geworden, allerdings haben die grundsätzlich geänderten Rahmenbedingungen auch neue Probleme geschaffen. Die seit der Aufklärung vor zweihundert Jahren in Gang gekommene Demokratisierung der Gesellschaft hat die festgefügten Klassen aufgelockert und eine soziale Mobilität ermöglicht, die psychisch schwer zu bewältigen ist. Unser Platz in der Gesellschaft ist nicht mehr vorbestimmt. Die positiven Alternativen (Aufstieg) nehmen ebenso zu wie die negativen (Abstieg). Immer wieder müssen wir Entscheidungen treffen, die über unsere Zukunft bestimmen. Obwohl »oben« und »unten« weiterhin bestehen, verwischen sich scheinbar die Machtstrukturen. Hierarchien werden schlechter erkennbar. Um unsere Chance zu nutzen, sind wir gezwungen, uns anzustrengen, »alle Kräfte anzuspannen«.

In der »Konsumgesellschaft« lassen sich die Bedürfnisse leichter erfüllen. Andererseits kollidiert die unkomplizierte Bedürfnisbefriedigung mit den über Generationen ausgebildeten inneren Normen, dem Gewissen oder dem Über-Ich. Die freie Entscheidung über Essen, Trinken, Ruhe und Bewegung oder Sexualität ist erst in diesem Jahrhundert für immer mehr Menschen selbstverständlich geworden. Aber diese Freiheit hat ihren Preis. Die »Zivilisationskrankheiten« Übergewicht, Alkoholismus und die neurotischen Fehlentwicklungen zeigen, daß wir Schwierigkeiten haben, mit ihr umzugehen. Obwohl die Möglichkeiten, ein erfülltes Leben zu führen, noch nie so groß waren wie heute, bestimmen wir mit unserem Fehlverhalten sogar indirekt den Zeitpunkt unseres Todes: Die Herz-Kreislauf-Krankheiten haben den größten Anteil an der Gesamtmortalität.

Der Wohlstand beruht nicht zuletzt auf einer gesellschaftlichen Norm, die Leistungsfähigkeit zu jedem Zeitpunkt und an jedem Ort verlangt. Obwohl wir sie verinnerlicht haben und sie zu einem Teil von uns selbst geworden ist, kann sie sich lähmend auf den Menschen auswirken. Wir sind keine Maschinen, die robotermäßig funktionieren, wir haben Gefühle und können uns nicht jeder Situation gleichgut anpassen. Im Gegensatz zu einer Zeit, in der die Religion eine feste Stütze darstellte und man sich mit seinen Problemen einem »Seelsorger« anvertrauen konnte, fehlt diese entlastende Einrichtung heute. Der mündige, nur auf sich selbst angewiesene Mensch muß seine Konflikte mit sich selbst verarbeiten oder verdrängen. Ihm fehlt die Möglichkeit »zu beichten«, um damit an einer religiösen Zeremonie teilzunehmen, die früher ganz wesentlich zur Spannungslösung und Konfliktbeseitigung beitrug. Nachdem das Problem einer höheren, »göttlichen« Instanz mitgeteilt und um »Erlösung von dem Übel« gebeten wurde, gewährte der Glaube »Vergebung«.

Ich möchte den kleinen Exkurs hier abbrechen. Ich wollte damit nur andeuten, daß wir als biologische Wesen uralten Verhaltensmustern unterliegen, mit denen wir uns noch heute in einer anders strukturierten Umwelt zurechtfinden müssen. Die alten religiösen Bewältigungsmuster haben ihre Allgemeingültigkeit verloren, die Medizin hat zum Teil ihre Funktion übernommen, ohne daß sich die meisten Ärzte und Patienten der neuen Rolle der »Heilkunde« bewußt sind.

Kommen wir auf den Patienten F. zurück. Die organbezogene Medizin ist gegenüber dieser Krankheit, die als *weichteilrheumatisches Syndrom*, *Tendomyopathie* oder im Englischen als *Fibrositis-Syndrom* bezeichnet wird, relativ machtlos. Bei den psychosomatischen Schmerzen überlagern sich psychische mit organischen Ursachen. So kann zum Beispiel ein Schmerz, der wegen einer Abnutzung auftrat und unzureichend bekämpft wurde, das Allgemeinbefinden so weit beeinträchtigen, daß andere überlastete Körperteile sich melden und langsam ein chronisches Schmerzbild entsteht, das dem des Weichteilrheumas entspricht.

Die Behandlung

Die organbezogene Behandlung eines Patienten, der an einem weichteilrheumatischen Syndrom leidet, soll ihm helfen, wieder Zutrauen zum eigenen Körper gewinnen. An erster Stelle steht das Gespräch, die Aufklärung über das Leiden und die Bereitschaft des Arztes, den Patienten mit seinen Beschwerden »anzunehmen«. Es setzt aber auch vom Patienten die Bereitschaft voraus, mitzuarbeiten und sich nicht in den Schmerzen »zu verkriechen«. Erschwert wird jede Behandlung, wenn der Patient die psychosomatische Erkrankung als rein organbezogen ansieht, eine Psychotherapie ablehnt und seine einzige Hoffnung auf neue diagnostische und operative Verfahren setzt.

Neben der psychischen Stabilisierung durch Zuhören und Zuspruch sind physikalische Anwendungen, vorsichtige Massagen und eine Krankengymnastik angezeigt. Die Therapeuten müssen jedoch wissen, daß der Patient nicht überlastet werden darf und selbst kleinste Besserungen positiv zu bewerten sind. Der Patient sollte lernen, mit einem Teil der Beschwerden zu leben, und nicht die Erwartung haben, innerhalb kurzer Zeit von seinem Leiden restlos befreit zu werden. Diesen verständlichen Wunsch kann die Medizin nicht erfüllen. Mit der Zeit ist die körperliche Belastung langsam zu steigern. Dabei muß es sich nicht um ein sportliches Training handeln, es reichen regelmäßige Spaziergänge oder das Schwimmen in einem Thermalbad. Kurzfristig kann die Anwendung von muskelentspannenden und entkrampfenden Medikamenten empfohlen werden (z. B. Diazepam). Manchmal wird auch ein antidepressiv wirkendes Medikament verordnet werden. Wegen der Gefahr einer Abhängigkeit sollte die medikamentöse Therapie nur unter ärztlicher Aufsicht erfolgen.

Das Weichteilrheuma bessert sich öfters nach einer Kur. Der Patient kann sich und seinen Körper pflegen und kommt zur Ruhe. In manchen Sanatorien und Rehabilitationskliniken wird ein Entspannungsprogramm und eine begleitende Psychotherapie angeboten, die sich zuhause ambulant fortsetzen läßt. Eine Gesprächspsychotherapie ist allerdings nur erfolgversprechend, wenn der Kranke eine psychische Ursache seiner Beschwerden nicht von vornherein ausschließt. Ist der Leidensdruck sehr ausgeprägt und bestehen keine Widerstände gegen eine Psychotherapie, dann sind die Erfolge einer mehrwöchigen stationären Behandlung in einer psychosomatischen Klinik gut. Es war für mich erfreulich zu sehen, wie sich das Befinden von Patienten, die ich über Jahre ohne eine wesentliche Linderung betreut hatte, innerhalb eines zwei- bis dreimonatigen stationären Aufenthaltes grundlegend besserte. Die Patienten wurden zuversichtlicher und viel lebensfroher. Sie stellten sich nur noch in sehr langen Intervallen zu einer Kontrolluntersuchung bei mir vor. Einige von ihnen überwanden das Weichteilrheuma vollständig. Der erhebliche zeitliche Aufwand wurde durch die verbesserte Lebensqualität mehr als wettgemacht. In den psychosomatischen Kliniken ergänzen körperbezogene Verfahren wie Krankengymnastik, Bewegungsbäder und Massagen die psychotherapeutische Einzel- und Gruppenbehandlung. Die Krankenkassen übernehmen die Kosten des stationären Aufenthaltes.

Was Sie selbst tun können

Im Kampf gegen das »Weichteilrheuma« kommt der eigenen Aktivität die größte Bedeutung zu. Darin liegt jedoch die entscheidende Schwierigkeit. Ein Patient mit einem Weichteilrheuma würde fragen: »Was kann ich denn machen, ich habe doch immer fürchterliche Schmerzen?«

Nur abwarten, bis der Schmerz von alleine verschwindet, reicht nicht. Da die »Schmerzfühler« falsch eingestellt sind und schon bei minimalen Beanspruchungen gereizt werden, besteht die Hauptaufgabe darin, die Schmerzschwelle langsam anzuheben. Bewegen Sie sich trotz der Beschwerden. Die Überwindung der Passivität ist der erste und wichtigste Schritt, um sich von dem Leiden zu befreien. Nutzen Sie die Angebote, die Ihnen sowohl von Ärzten, Psychologen, Physiotherapeuten und vor allem von Ihrer Familie, von Sportvereinen, Wandergruppen usw. geboten werden. Verzichten Sie nicht auf einen Spaziergang, den Ihre Frau oder Ihr Mann Ihnen vorschlägt, obwohl Sie sich vielleicht unwohl fühlen. Sie ärgern sich hinterher, wenn Sie ihn abgeschlagen haben. Ebensowenig sollten Sie eine lange geplante Urlaubsreise wegen der Beeinträchtigung Ihres Befindens absagen. Allerdings müssen Sie die während der Reise auf Sie zukommenden Beanspruchungen realistisch einschätzen. Eine Wandertour, die mit 20 bis 30 km langen Märschen verbunden ist, werden Sie nicht durchstehen können. Aber man kann in den Bergen oder an der See einen geruhsamen Urlaub verleben und die Entspannung in den Mittelpunkt stellen.

Da die Medizin und der beste Arzt Sie nicht völlig von Ihren Schmerzen befreien können, sollten Sie bei dem Arzt bleiben, den Sie kennen und zu dem Sie Vertrauen haben. Eine der größten Gefahren, die Patienten mit weichteilrheumatischen Schmerzen drohen, ist ein häufiger Arztwechsel. Er führt dazu, daß ausschließlich organbezogen behandelt wird. Wenn Sie zum Beispiel unter einer akuten Muskelverspannung und chronischen Rückenschmerzen leiden und eine durchgeführte Computertomographie zufälligerweise eine leichte Bandscheibenvorwölbung ergibt, dann wird der Arzt, der Sie nicht näher kennt, in dieser kleinen Vorwölbung möglicherweise den Schlüssel zu Ihrer Krankheit sehen und Sie operieren. Danach können sich die Schmerzen eigentlich nur verschlechtern. Die Anpassungsstörung, die nach der Operation auftritt, die das Weichteilrheuma begleitende Passivität und die erhöhte Schmerzempfindlichkeit lassen erwarten, daß die Krankheit in erneuter Stärke zurückkehrt und eine resignative Stimmung entsteht. Es ist für die Ärzte nicht immer einfach, zwischen eindeutig bandscheibenbedingten und weichteilrheumatischen Erkrankungen zu unterscheiden. Es gibt Ärzte, die aus therapeutischem Optimismus auch die letzte Möglichkeit der Therapie – die Operation – ausschöpfen möchten, um den leidenden Patienten zu helfen. Während die technische Medizin uns großartige Möglichkeiten eröffnet hat, schwere Bandscheibenvorfälle mit ausgeprägten Lähmungen innerhalb kurzer Zeit vollständig auszuheilen, hilft uns der Fortschritt beim Weichteilrheuma nicht weiter. Manche Enttäuschung eines Patienten mit chronischen Schmerzen hat ihre Ursache in dieser Unvollkommenheit der Medizin.

Wenn Sie unter weichteilrheumatischen Beschwerden leiden, sollten Sie versuchen, sich möglichst wirbelsäulenbewußt zu verhalten und – sofern Sie kräftemäßig dazu in der Lage sind – tägliche Rückenübungen durchführen (s. S. 174 ff.). Die Gymnastik ist nicht sklavisch zu absolvieren; sie hilft Ihnen, das Körpergefühl zu verbessern und einen äußeren Halt zu gewinnen. Sehr günstige Wirkungen haben auch unterschiedliche Entspannungstechniken, das autogene Training und unkonventionelle Verfahren wie die Feldenkrais-Methode, bei der der Patient lernt, sich von äußeren Normen zu befreien und seinen eigenen Körper zu akzeptieren.

≡ Rheumatische Erkrankungen der Wirbelsäule

Was ist Rheuma? Seit Jahrhunderten werden ziehende Schmerzen in den Gelenken, den Gliedern oder der Wirbelsäule als »Rheuma« bezeichnet. Der Begriff kommt aus dem Griechischen und bedeutet »ziehender, fließender Schmerz«. In der Umgangssprache hat sich diese ursprüngliche Bedeutung erhalten. Wir beschreiben mit »Rheuma« ein Gliederreißen oder –ziehen und Schmerzen in den Knochen, den Gelenken und der Muskulatur. Wenn der Arzt von einer rheumatischen Erkrankung spricht, dann meint er mit wenigen Ausnahmen (zum Beispiel Weichteilrheuma) den **entzündlichen Rheumatismus**. Hierzu gehören verschiedene Erkrankungen, deren Ursachen wir bisher noch nicht kennen. An den Gelenkkapseln, den Muskeln und Sehnen spielt sich eine Entzündung ab, die mit Schwellungen, einer erhöhten Flüssigkeitsproduktion der Gelenkinnenhaut und einem Umbau des Bindegewebes verbunden ist.

Den rheumatischen Erkrankungen liegen möglicherweise eine unerkannte Infektion, die genetische Anlage oder eine Kombination unterschiedlicher Ursachen zugrunde (*multifaktorielle Krankheitsentstehung*). Die Aufgabe des Arztes ist dadurch begrenzt. Er muß versuchen, die Krankheit frühzeitig zu erkennen und die Symptome zu lindern, um die Beschwerden für den Patienten erträglicher zu gestalten. Man spricht von einer »symptomatischen Behandlung«.

An der Wirbelsäule spielen vor allem zwei entzündlich-rheumatische Erkrankungen eine Rolle: die Bechterewsche Erkrankung und die rheumatoide Arthritis. Auf beide gehe ich im folgenden kurz ein.

Die Bechterewsche Erkrankung

0,2–2% der Bevölkerung erkranken an einem »Morbus Bechterew«. Er beginnt meistens zwischen dem 16. und 40. Lebensjahr. Nicht selten werden mehrere Familienangehörige von ihm betroffen. Die Bechterewsche Erkrankung äußert sich zu Beginn mit ausgeprägten morgendlichen Schmerzen. Der Patient wacht regelmäßig in aller Frühe auf und schläft nur schlecht wieder ein. Im Laufe des Vormittags klingt der Schmerz langsam ab. Die Wirbelsäule ist nach dem Aufstehen unbeweglich. Das erste Stadium der Bechterewschen Erkrankung wird oft übersehen, da es mit dem einfachen morgendlichen Rückenschmerz verwechselt werden kann. Den Schmerzen liegt eine Entzündung in den Kreuz-Darmbein- und den kleinen Wirbelgelenken zugrunde. Die Bänder, die die Wirbelsäule stabilisieren, werden in den Krankheitsprozeß einbezogen und verkalken. Im Laufe von Jahren und Jahrzehnten können dadurch die Wirbelsäule und die Kreuz-Darmbein-Gelenke einsteifen. Das Ziel der krankengymnastischen und

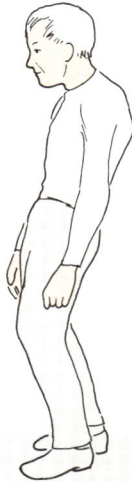

Abb. 43   Die Bechterewsche Erkrankung führt zu einer Bewegungseinschränkung und einer Formveränderung der Wirbelsäule

physiotherapeutischen Behandlung ist es, die Beweglichkeit zu erhalten und einer Rundrückenbildung, die den Betroffenen erheblich behindern würde, entgegenzuwirken (Abb. 43). Sofern sich die Brustwirbelsäule sehr stark nach vorne neigt und die Halswirbelsäule nicht mehr in der Lage ist, die Krümmung durch eine Überstreckung zu kompensieren, kann der Patient nicht mehr geradeaus blicken und den Horizont sehen. Manchmal greift der rheumatische Entzündungsprozeß auf andere Gelenke, z.B. die Hüften und Knie, über. Von der Gelenkinnenhaut wächst ein krankhaft verändertes Gewebe auf den Knorpel und zerstört ihn langsam. Die Funktion des Gelenkes leidet, Bewegungsschmerzen beeinträchtigen das Wohlbefinden des Patienten erheblich.

Die Diagnose der Bechterewschen Erkrankung stützt sich auf die Erhebung der Vorgeschichte und der aktuellen Beschwerden, das Röntgenbild, Labor- und nuklearmedizinische Untersuchungen (Szintigraphie, Abb. 41, S. 120)

Im Röntgenbild erkennt man bereits relativ früh Veränderungen der Kreuz-Darmbein-Fugen, die sich als Auflockerungen und Verdichtungen zu erkennen geben. Daneben finden sich an den Vorderkanten der Wirbelkörper kleine, anfänglich nur ganz zarte Ausziehungen. Hier lagert sich im Rahmen der Entzündung Kalksalz ein. Die damit verbundene Verfestigung des Gewebes, die auch die kleinen Wirbelgelenke betrifft, ist letztlich für die Bewegungseinschränkung verantwortlich. Die Laborergebnisse weisen auf den entzündlichen Charakter der Erkrankung hin. Die Blutsenkung ist ebenso deutlich erhöht wie ein weiterer Entzündungsindikator, das C-reaktive Protein. Weitgehend spezifisch für die Bechterewsche Erkrankung ist der HLA-B 27. Es handelt um ein Antigen, das sich an den Membranen der weißen Blutkörperchen anlagert und bei 95% aller Betroffenen vorhanden ist.

Wenn außerdem die Szintigraphie eine Entzündung der Wirbelsäule und der Kreuz-Darmbein-Gelenke nachweist, kann die Diagnose als gesichert angesehen werden.

—— *Die Behandlung*

Trotz des jahrzehntelangen Verlaufes der Krankheit sind die meisten Betroffenen in der Lage, sich auf die chronische Veränderung einzustellen. Ihr Lebensmut ist ungebrochen, sie gehen den Tagesproblemen und den beruflichen Schwierigkeiten nicht aus dem Wege und sind bis ins höhere Alter berufstätig. Vielleicht liegt es daran, daß sie dauernd gegen diese

Erkrankung kämpfen müssen. Durch die eigene Aktivität wird die Beweglichkeit zum Teil erhalten und vermieden, daß die Wirbelsäule in einer ungünstigen, vorgeneigten Form einsteift. Tägliche Übungen sind unverzichtbar. Ein relativ festes Bett, das Schlafen ohne Kopfkissen und die bewußte Stellungskorrektur tragen dazu bei, daß die Wirbelsäule so weit wie möglich aufrechterhalten bleibt.

Physikalische Anwendungen, Massagen, Ultraschall, Elektrotherapie und regelmäßige Kuren haben eine günstige Wirkung auf das körperliche Wohlbefinden und die Leistungsfähigkeit. Empfehlenswert sind Aufenthalte in Kurorten, in denen Radon-Behandlungen durchgeführt werden können. Hierzu werden stillgelegte Bergwerksstollen (Silberbergwerke) genutzt, in denen eine hohe Konzentration des radioaktiven Gases vorhanden ist. Die Patienten berichten nach einer Serie von Stolleneinfahrten über eine deutliche Besserung der Beschwerden, die bis zu einem Jahr anhalten kann. Bekannt für diese Therapie sind Bad Kreuznach, Böckstein (Österreich) und Joachimsthal (CSFR).

Daneben darf die medikamentöse Behandlung nicht vergessen werden. Da die Bechterewsche Erkrankung schubweise verläuft, kann während der akuten Entzündung die Gabe von antirheumatisch-wirksamen Medikamenten (z.B. Ibuprofen, Indometacin, Diclophenac, Piroxicam) angezeigt sein. Mit ihrer Hilfe ist der Patient in der Lage, auch während der Entzündungphase seine Bewegungsübungen fortzuführen.

Nur bei den seltenen Ausnahmen eines extremen Rundrückens kann ein operativer Eingriff zur Aufrichtung der Wirbelsäule angezeigt sein.

Was Sie selbst tun können

Menschen, die von einer Bechterewschen Erkrankung betroffen sind, wissen, daß die eigene Bewegungstherapie das A und O zum Erhalt der Funktion ihrer Wirbelsäule ist. Die Übungen werden anfänglich unter Anleitung einer Krankengymnastin eingeübt und danach regelmäßig zu Hause wiederholt. Zur Auffrischung und Kontrolle sollten in bestimmten Zeitabständen Übungen in einer krankengymnastischen Praxis absolviert werden. Überlastungen der Wirbelsäule, zum Beispiel durch schwere Arbeit oder anstrengende Sportarten, sollten so weit wie möglich vermieden werden. Die Regeln für ein rückenschonendes Verhalten gelten auch bei der Bechterewschen Erkrankung. Da die Betroffenen sehr gut über ihre Erkrankung informiert sind, möchte ich nicht weiter auf die spezielle Bewegungstherapie eingehen. Sollte bei Ihnen diese Diagnose gestellt worden sein, dann können Sie weitere Informationen von den sehr aktiven Morbus Bechterew-Selbsthilfegruppen erhalten. In den Bundesländern bestehen Landesverbände, deren Anschriften Sie über die Krankenkassen oder Gesundheitsämter erfahren können.

Das entzündliche Gelenkrheuma (die rheumatoide Arthritis)

Das entzündliche »echte« Gelenkrheuma beginnt überwiegend mit einer Entzündung der Finger- und Zehengrundgelenke, später können weitere Gelenke befallen werden. Die Entzündung spielt sich vor allem an den Gelenkkapseln und dem Bindegewebe ab. Die normalerweise feine Gelenkinnenhaut verdickt sich und produziert eine entzündliche, eiweißreiche Flüssigkeit, in der eine große Anzahl von weißen Blutkörperchen vorhanden ist. Die Gelenkinnenhaut überwuchert den Glasknorpel und zerstört dessen glatte Oberfläche. Die entstehenden Knorpeldefekte führen längerfristig zu einer Arthrose. Während die Wirbelsäule in der Anfangsphase der rheumatischen Gelenkentzündung im allgemeinen nicht betroffen ist, wird sie nach Jahren und Jahrzehnten in den Entzündungsprozeß einbezogen. Besonders gefährdet ist die Halswirbelsäule. Da das Kopfdrehgelenk zwischen den beiden ersten Wirbelkörpern, Atlas und Axis, durch Bänder gesichert wird, besteht bei einer entzündlichen Zerstörung die Möglichkeit, daß der Atlas nach vorne wandert und das Rückenmark kurz unterhalb des Abgangs aus dem Hinterhaupt bedrängt wird. Dadurch können Lähmungen und eine Beeinträchtigung der Gefühlsnerven auftreten (Fachbegriff: *zervikale Myelopathie*). Um diese seltene Komplikation frühzeitig zu erkennen, ist bei einem stärker ausgeprägten entzündlichen Gelenkrheuma in regelmäßigen Abständen ein Röntgenbild der Halswirbelsäule zu empfehlen. Läßt sich eine Fehlstellung nachweisen, dann wird eine Computertomographie angefertigt, um die Situation des Rückenmarks beurteilen zu können.

Die Behandlung

Solange keine Veränderung im Kopfdrehgelenk eingetreten ist, ordnet sich die Behandlung der Wirbelsäule der allgemeinen Therapie des Gelenkrheumas unter. Medikamente dämmen den entzündlichen Prozeß ein, physikalische Anwendungen lindern die Beschwerden, und die Krankengymnastik erhält die Beweglichkeit.

Ist es im Laufe von Jahrzehnten zu Fehlstellungen im Kopfdreh-Gelenk gekommen und besteht die Gefahr einer Schädigung des Rückenmarkes, dann kann eine operative Stabilisierung der oberen Halswirbelsäule erforderlich werden. Dieser Eingriff wird nur in spezialisierten Kliniken durchgeführt.

—— *Was Sie selbst tun können*

Da die Veränderung der Wirbelsäule erst in einem späten Stadium und bei einer anhaltend hohen Aktivität der rheumatischen Gelenkentzündung eintritt, sollte die Erkrankung mit entzündungshemmenden Medikamenten behandelt werden. Je besser es gelingt, den Krankheitsverlauf zu beeinflussen, desto geringer ist die Wahrscheinlichkeit, daß eine Strukturveränderung der Wirbelsäule eintritt und ein Eingriff notwendig wird. Um die Wirbelsäule nicht unnötig zu belasten, sind das Heben und Tragen von schweren Lasten, Überkopf-Arbeiten oder ruckartige Bewegungen zu vermeiden.

Rückenschmerzen und soziales Umfeld

Wirbelsäule und Arbeit

Die Situation ist paradox. Eigentlich sollte man annehmen, daß mit der Verdrängung schwerster Arbeiten und ihrem Ersatz durch Maschinen auch die Zahl derjenigen Menschen abgenommen hat, die an Rückenschmerzen leiden. Es ist sehr schwer, über einen langen Zeitraum Vergleiche anzustellen und eine Aussage darüber anzufertigen, wieviel Menschen um 1900, 1950 und heute an Rückenschmerzen litten bzw. leiden. Die statistische Häufigkeit scheint sich in den letzten Jahrzehnten nicht verringert zu haben. Eine Ursache mag darin liegen, daß die Lebenserwartung kontinuierlich gestiegen ist und Rückenbeschwerden unabhängig von der Arbeitssituation mit dem Alter zunehmen. Diese Entwicklung wäre biologisch bedingt und von unserem Verhalten unabhängig. Einen zweiten Grund können wir ebensowenig beeinflussen, den aufrechten Gang. Während der Vierfüßler sein Körpergewicht auf vier Extremitäten abstützen kann, sind wir ausschließlich auf unsere Beine angewiesen. Die unteren Bandscheibensegmente werden dementsprechend stärker beansprucht.

Leisten wir körperliche Arbeit, so entwickelt sich eine kräftige Muskulatur. Unser Stütz- und Haltesystem hält durch das Training höheren Beanspruchungen stand. Sind wir von schwerer körperlicher Arbeit enthoben, dann verlieren wir damit einen Teil der Anpassungsbreite unseres Körpers. Die Muskulatur, unser »Muskelkorsett«, wird schwächer; die Mikrobewegungen, welche die kleinen Wirbelgelenke und die Nerven reizen, nehmen zu. Die Entstehung von Rückenschmerzen wird wahrscheinlicher.

Aber gibt es überhaupt die ideale Arbeit für die Wirbelsäule? Ich glaube, es ist nicht sinnvoll, Illusionen anzuhängen. Auch in Zukunft werden sich weder übermäßig schwere noch vorwiegend sitzend ausgeübte Arbeiten vermeiden lassen. Wir müssen nach Möglichkeiten suchen, die Arbeitsbedingungen unserer körperlichen Konstitution anzupassen und sie zunehmend »rückengerecht« zu gestalten. In den letzten Jahrzehnten sind bereits große Fortschritte erzielt worden. Arbeitsgeräte, Maschinen und Schreibtische wurden unter ergonomischen Gesichtspunkten konstruiert, manche dauerhaften Fehlbelastungen wurden ausgeschaltet. Allerdings hatte die Verwissenschaftlichung der Arbeitsvorgänge auch ihre Schattenseiten. Sie haben bereits im ersten Teil des Buches (s. S. 74) Beispiele kennengelernt, in denen ein ergonomisch »perfekt« gestalteter Arbeitsplatz das Wohlbefinden und die Gesundheit beeinträchtigte. Alle Arbeitsvorgänge wurden auf das unbedingt nötige Maß zurückgeführt; Ausweichbewegungen, die der Wirbelsäule die Möglichkeit gaben, sich zu erholen und eine andere Stellung einzunehmen, fielen weg. Die Arbeit wurde damit zwar effektiver, aber auch einseitiger.

Auch **körperliche Arbeit** läßt sich erleichtern. Ein Maurer muß nicht dauernd aus dem Kreuz heraus heben, wenn die Steine so aufgesetzt werden, daß die Wirbelsäule als Ganzes gedreht, der Stein genommen und weiterverarbeitet wird. Mit der Anpassung der Gerüsthöhe kann eine extreme Beugebelastung der Wirbelsäule ausgeschaltet.werden. Für den Reifenmonteur macht es einen Unterschied, in welcher Höhe er die Felgen montiert. Mit einer Hebebühne läßt sich das Auto so weit hochfahren, daß die Schrauben in aufrechter Körperhaltung gelöst werden können. Beim Abnehmen und Aufsetzen der Reifen muß der Rücken nicht gebeugt werden. Hinweise, wie Sie schwere Lasten möglichst wirbelsäulendschonend bewegen, erhalten Sie im praktischen Teil.

Manche Arbeitsbedingungen werden sich nicht ohne weiteres ändern lassen. Ich denke hier zum Beispiel an den Schweißer oder den Isolierer, denen die Höhe der Rohre durch die bauliche Situation vorgegeben wird. An diesen Arbeitsplätzen sind bewußte Ausgleichsbewegungen zur Vorbeugung schmerzhafter Muskelverspannungen zu empfehlen. Es reicht, nach 15 oder 20 Minuten eine kurze Pause zu machen, sich die Beine zu vertreten, sich aufzurichten und einige gymnastische Übungen zu absolvieren. Es ist viel besser, auf diese Weise zu pausieren, als am Ende des Tages mit einem »gebrochenen Kreuz« nach Hause zu gehen. Selbst der Arbeitgeber profitiert von den »Ausgleichspausen«, denn durch eine anhaltende berufliche Überbelastung wird die Entstehung von Rückenschmerzen, die eine Arbeitsunfähigkeit nach sich ziehen, vorprogrammiert. Man weiß, daß Menschen, die häufig in Zwangshaltungen arbeiten, häufiger erkranken. Es gehört zu den Aufgaben des betriebsärztlichen Dienstes und der Arbeitnehmervertretungen, die Rahmenbedingungen so zu gestalten, daß bei anstrengenden Arbeiten Pausen eingelegt werden können, um eine Erholung zu ermöglichen.

Bei **sitzender Arbeit** spielt das richtige Verhältnis der Höhe von Stuhl und Schreibtisch eine große Rolle. Der Stuhl sollte eine anatomisch angepaßte Rückenlehne besitzen, an der sich die Lendenwirbelsäule abstützt. Armlehnen entlasten Halswirbelsäule und Schultern von dem Gewicht der oberen Extremitäten. Die vordere Kante des Sitzes muß nach vorne abgerundet sein, damit der venöse Blutrückfluß nicht gestört wird. Je nach Arbeitsposition sollte sich der Sitz vor- oder zurückneigen lassen. Es bewährt sich, ein Fußbänkchen unter dem Schreibtisch stehen zu haben, das den Füßen einen Halt gibt und eine Spitzfußstellung vermeidet. Ein zu tiefer Schreibtisch zwingt Sie, sich stärker vorzubeugen, ein zu hoher führt zu einer übermäßigen Aufrichtung der Wirbelsäule. Beides ist ungünstig. Sofern die Arbeit es ermöglicht (zum Beispiel Zeichnen), sollte die Arbeitsfläche des Schreibtisches schräg gestellt werden können. Dadurch muß der Oberkörper weniger stark vorgeneigt werden. Verschiedene Arbeiten lassen sich im Stehen besser ausführen.

Bei Tätigkeiten an einem Schreibautomaten sollte die Tastatur ein deutliches Stück tiefer als der Schreibtisch stehen. Wenn Sie locker sitzen und die Oberarme herabhängen lassen und die Ellenbogen rechtwinklig anbeugen, dann befinden sich die Hände praktisch waagrecht zur Tastatur. Jetzt brauchen Sie mit den Fingern nur einen minimalen Kraftaufwand. Eine stärkere Anhebung oder Senkung des Unterarms ist zu vermeiden, da Sie damit die Muskulatur leicht überlasten. Eine erhöhte Muskelspannung der Ober- und Unterarme wirkt sich unwillkürlich auf die Schulter-Nacken-Muskulatur und die Halswirbelsäule aus, Verspannungen und Schmerzen sind die Folge.

Organisieren Sie sich die Arbeit möglichst so, daß Sie nicht den ganzen Tag an einem Stück die gleiche Tätigkeit verrichten müssen. Vielleicht können Sie die Schreibarbeit zeitweise unterbrechen und notwendige Ablagen oder kleinere Erledigungen machen. Selbst wenn in Ihrer Firma ein Hol- und Bringedienst existiert, schadet es nichts, wenn Sie ab und zu Treppen steigen und Texte oder Materialien auf den Weg bringen. Nicht nur die Wirbelsäule leidet unter dem dauernden Sitzen, auch den Beinen, Füßen und Ihren Venen tun Sie mit dem Laufen einen Gefallen.

Die **Arbeitsorganisation** spielt am Schreibtisch eine wesentliche Rolle. Überlegen Sie, ob Sie die Tätigkeit besser strukturieren können. Als Beispiel kann die Texterfassung dienen. Sofern Sie den Bildschirm mit einem anderen Mitarbeiter gemeinsam nutzen müssen, sind Sie gezwungen, den Kopf stärker zu verdrehen, um zum Monitor zu blicken. Über eine längere Zeit belastet die Drehung des Kopfes die Halswirbelsäule. Sofern Sie nicht nur gelegentlich schreiben, sollten Sie einen eigenen Bildschirm bekommen. Sie können den Datensatz oberhalb Ihrer Tastatur, unterhalb oder seitlich in Höhe des Bildschirms plazieren (Abb. 26, S. 76). Jetzt reicht eine Augenbewegung, um den Blick vom Text auf den Bildschirm zu richten. Überprüfen Sie die Beleuchtung. Das Licht soll sich nicht im Monitor spiegeln, es muß aber ausreichend hell sein, da sich sonst Ihre Augen stärker anstrengen müssen. Da bereits im Laufe des mittleren Erwachsenenalters eine Veränderung der Sehfähigkeit eintritt, kann das Tragen einer Brille während der Arbeit notwendig sein. Sie entlasten damit Ihre Augen, insbesondere bei der Entzifferung längerer Zahlenkolonnen oder kleingedruckter Texte.

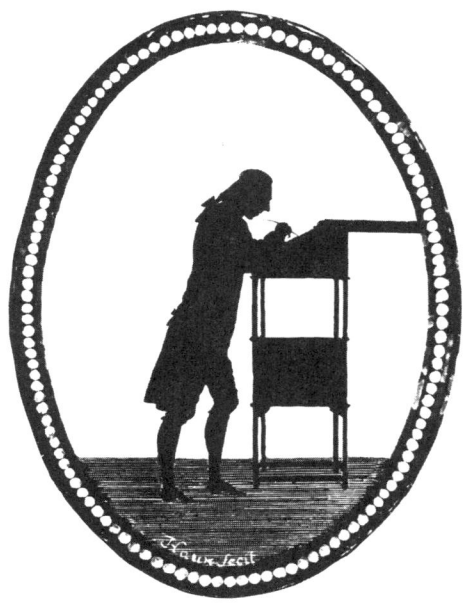

Abb. 44   Friedrich Schiller am Schreibpult. (Silhouette von Hauk. Das Original befindet sich im
           Schiller-Nationalmuseum, Marbach am Neckar.)

Für die Büroarbeit können wir von dem Beispiel des technischen Zeichners (s. S. 97) lernen. Viele Büroarbeiten lassen sich zur Abwechslung an einem Stehpult verrichten. Ich arbeite zeitweise sehr gerne im Stehen. Ich kann dabei meine Arme abstützen; das Becken, das im Sitzen automatisch nach hinten kippt, nimmt seine normale Haltung an, und die Brustwirbelsäule wird entlastet. Das Stehpult hat eine schräge Fläche, dadurch ist die Kopfhaltung entspannter als am normalen Schreibtisch. Noch vor hundert Jahren wurden Schreibarbeiten häufiger im Stehen ausgeführt. Die sehr schöne Abbildung gibt Ihnen ein Beispiel, es handelt sich – Sie werden es vielleicht schon erraten haben – um Friedrich Schiller (Abb. 44).

Die Wahl des Stuhles, Stehhilfen

Ich habe schon auf die Anforderungen hingewiesen, die ein Bürostuhl erfüllen sollte. Klagt ein Patient über häufige Verspannungen in Höhe der Brust- und Halswirbelsäule, dann kann ein Stuhl mit einer hochgezogenen Rückenlehne sinnvoll sein. Dieser läßt Kopf und Schultern volle Frei-

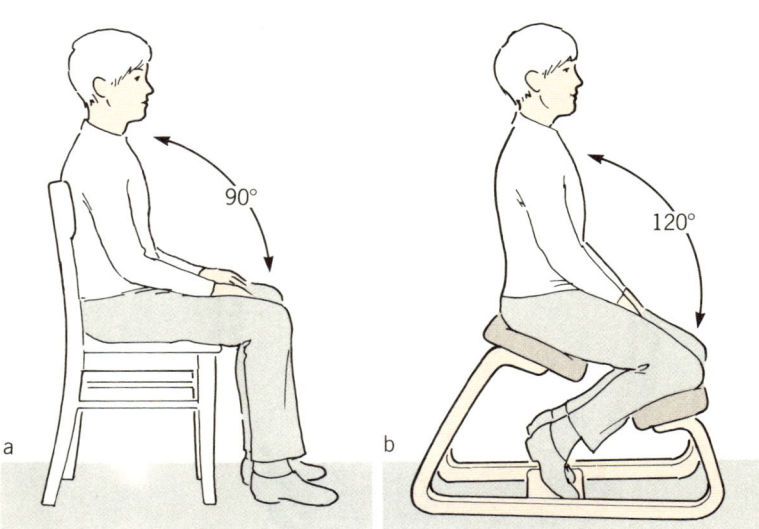

Abb. 45   Sitzhaltung auf einem normalen Stuhl (a), einem nordischen Kniestuhl (b).

heit. Die Lehne stützt die Brustwirbelsäule, so daß der Oberkörper bei Bedarf zurückgelegt werden kann und Entlastung findet. Spezialstühle mit einer Kopfstütze sind nur bei stärker Körperbehinderten (z. B. mit einer hohen Querschnitts- oder spastischen Lähmung) erforderlich.

Eine Alternative ist der nordische Kniestuhl (Balans-Stuhl, Abb. 45). Beim Sitzen ruht ein großer Teil des Körpergewichts auf den Vorderseiten der Unterschenkel, ein anderer Teil auf dem Gesäß und den Oberschenkeln. Der Vorteil dieser Sitzhaltung besteht darin, daß sich die Position des Beckens nur unwesentlich von der beim Stehen unterscheidet und eine Rundrückenbildung der Lendenwirbelsäule vermieden wird. Viele Benutzer haben das Gefühl, dabei entspannter und bequemer zu sitzen. Andererseits liegen orthopädische Untersuchungen vor, die die günstige Wirkung anzweifeln, da die Muskulatur nach einiger Zeit ermüde und das Becken wieder in ein Hohlkreuz kippe. Wegen der stärkeren Beugung der Knie können Schmerzen von dem Kniescheibenrückflächen-Oberschenkel-rollengelenk ausgehen.

Ich habe keine feste Meinung zu diesem Sitzmöbel und empfehle, den Stuhl selbst auszuprobieren. Wahrscheinlich liegt die Wahrheit in der Mitte zwischen Befürwortern und Ablehnern. Den idealen Stuhl wird es nicht geben, und warum soll man die Körperhaltung nicht während der täglichen Arbeit wechseln.

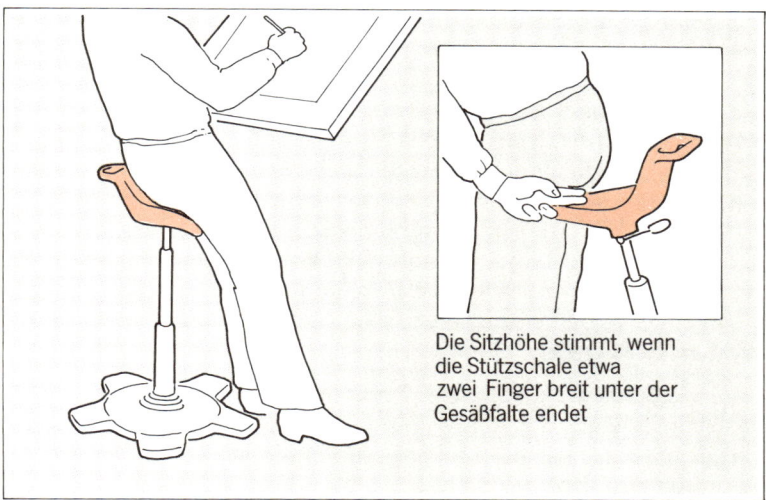

Die Sitzhöhe stimmt, wenn
die Stützschale etwa
zwei Finger breit unter der
Gesäßfalte endet

Abb. 46   Eine Stehhilfe entlastet die unteren Extremitäten und die Wirbelsäule bei stehender
Arbeit.

Menschen, die an einer Bandscheibenabnutzung leiden, klagen nach langem Stehen vielfach über statisch bedingte Rückenschmerzen, die wahrscheinlich durch einen erhöhten Druck in den kleinen Wirbelgelenken hervorgerufen werden. Bei manchen stehenden Arbeiten kann man sich an einer Wand anlehnen oder an einem Tisch abstützen. Besser ist eine *Stehhilfe*. Auf ihr können Sie das Körpergewicht abstützen, ohne die Beweglichkeit einzuschränken. Wie Sie auf Abbildung 46 sehen, handelt es sich um einen erhöhten Sitz, der in der Höhe individuell verstellt werden kann. Sofern die Stehhilfe medizinisch notwendig ist, übernimmt das Arbeitsamt die Kosten. Das gleiche gilt übrigens auch für einen *Stehpult*, sofern Büroarbeiten wegen einer Erkrankung nicht ausschließlich im Sitzen ausgeübt werden können. Dies ist zum Beispiel nach einem komplizierten Bandscheibeneingriff der Fall.

Die berufliche Rehabilitation (Wiedereingliederung)

Haben Sie eine längere Wirbelsäulenerkrankung, zum Beispiel eine Ischiasreizung, die auf einem Bandscheibenvorfall oder einer Vorwölbung beruhte, überstanden und mußten Sie operiert werden, dann ist der Wiedereinstieg in das Berufsleben nach acht bis zwölf Wochen sehr schwierig. Solange die Arbeitsunfähigkeit attestiert wird, steht die Wiederaufnahme der Tätigkeit wie ein Berg vor dem Patienten. Er fühlt sich nicht mehr »richtig krank«, ist aber den Anforderungen eines achtstündigen Arbeitstages noch nicht gewachsen. Je länger die Arbeitsunfähigkeit andauert, um so größer werden die Probleme des Wiedereinstiegs. Es ist sinnvoll, die Wirbelsäule erst wieder langsam an die volle Beanspruchung zu gewöhnen. Ich halte es für besser, einen dosierten Einstieg ins Arbeitsleben zu einem relativ frühen Zeitpunkt zu versuchen, als abzuwarten, bis alle Beschwerden verschwunden sind. Oftmals zieht sich die Rekonvaleszenz über mehrere Monate hin. Der Patient ist durch das über ihm schwebende Damoklesschwert der Arbeit beunruhigt; er hat Angst, die Anforderungen nicht mehr erfüllen zu können.

Bei meinen Patienten bevorzuge ich einen stufenweisen Einstieg in das Arbeitsleben. Ich stelle eine Teilarbeitsfähigkeit über zwei, drei oder vier Stunden täglich aus und habe mit dieser stufenweisen Wiedereingliederung nur gute Erfahrungen gemacht. Wenn der Patient sich nach einigen Wochen an die Belastung gewöhnt hat und sich einem längeren Arbeitstag gewachsen fühlt, kann er seine Tätigkeit wieder voll aufnehmen. Gerade Personen, die unsicher sind und ihre eigene Leistung nicht sicher einschätzen können, hilft dieser langsame Einstieg. Ich bin sicher, daß die Gesamtdauer der Krankheit durch die stufenweise Arbeitsaufnahme verkürzt und die berufliche Wiedereingliederung erleichtert wird. Natürlich ist es einfacher und unkomplizierter, eine volle Arbeitsunfähigkeit über soundsoviel Wochen bis zum Tag X auszustellen; aber damit ist oftmals dem Patienten nicht gedient. Eine unbestimmt lange Arbeitsunfähigkeit untergräbt das Selbstvertrauen des Betroffenen und läßt beim Arbeitgeber Zweifel an seiner langfristigen Leistungsfähigkeit aufkommen. Eine gewisse Flexibilität von seiten des Beschäftigten, des Arbeitgebers und der Krankenkasse ist für die vorgeschlagene Lösung natürlich nötig. Wenn Sie und Ihr Arzt sich jedoch für eine solche Regelung einsetzen, wird es keine unüberwindlichen Schwierigkeiten geben.

Stellt sich im Laufe der Zeit heraus, daß die Leistungsfähigkeit nicht mehr für die bisher ausgeübte Tätigkeit ausreicht, oder entstehen die Rückenschmerzen immer wieder durch eine zu große körperliche Anstrengung, dann muß geprüft werden, ob eine berufliche Rehabilitation sinnvoll ist. Hierunter fallen alle Maßnahmen, die eine Anpassung des Arbeitsplatzes an die bestehende Leistungseinschränkung oder einen Berufswechsel beinhalten.

Ein Beispiel: Ein Installateur, der seit vielen Jahren in einem Großbetrieb tätig ist, kann seine bisherige Arbeit nicht mehr ausüben, da er häufig in vornübergeneigter Körperhaltung arbeiten muß. Wegen seiner großen Erfahrungen in seinem Fach und der guten Kenntnis des Betriebes bekommt er nach einer Einarbeitungzeit eine anleitende und zum Teil kaufmännische Tätigkeit zugewiesen. Der Arbeitsplatz bleibt ihm erhalten, ein finanzieller Verlust wird vermieden. Solche Lösungen werden vor allem in Großbetrieben möglich sein.

Viel schwieriger ist die Situation natürlich, wenn der gleiche Installateur in einem Handwerksbetrieb arbeitet, in dem nur drei Gesellen, ein Meister und der Betriebsinhaber tätig sind. Die administrative Arbeit wird »nebenbei« gemacht, jeder Mitarbeiter muß voll einsatzfähig sein. Der Installateur wird entlassen. Da das Arbeitsamt die Aufgabe hat, die berufliche Wiedereingliederung zu unterstützen, wird es auf seinen Antrag eine Fortbildungsmaßnahme, unter Umständen sogar eine mehrjährige Umschulung in einen anderen Beruf finanzieren. Es übernimmt die Kosten der Ausbildung und gewährt finanzielle Unterhaltsleistungen, die einen gewissen Prozentsatz des bisher erzielten Einkommens abdecken. Über die Höhe der Unterstützung, die sich in den letzten Jahren verschiedentlich geändert hat, können Sie Näheres beim Arbeitsamt erfahren. Arbeitnehmern, die noch längere Zeit im Arbeitsprozeß tätig sein werden, gibt die Umschulung eine Möglichkeit, erneut in das Berufsleben einzusteigen und soziale Probleme zu vermeiden. Sicher ist es nicht einfach, im Alter von vierzig Jahren einen neuen Beruf zu erlernen. Die allgemeine körperliche Leistungsfähigkeit ist nicht mehr so wie mit zwanzig Jahren. Andererseits kann ein 40jähriger die bisherigen beruflichen Erfahrungen an seinem neuen Arbeitsplatz anwenden. Im Hinblick auf die Lebens- und allgemeine berufliche Erfahrung ist er einem jüngeren Mitarbeiter überlegen.

Anträge auf berufliche Rehabilitation aus gesundheitlichen Gründen können Sie selbst beim Arbeitsamt, der Krankenkasse oder dem Rentenversicherungsträger (BfA, LVA) stellen. Sie müssen dazu nicht arbeitslos oder direkt vom Arbeitsplatzverlust bedroht sein. Die Beratung beim Arbeitsamt ist kostenlos, Sie können hier von arbeitsmedizinisch geschulten Ärzten untersucht und beraten werden. Die Arbeitsamtsärzte verfügen über besondere Kenntnisse im Hinblick auf die in den verschiedenen Berufen auftretenden Belastungen. Sie können gemeinsam mit Ihnen die Frage erörtern, inwieweit ein Verbleib am bisherigen Arbeitsplatz sinnvoll oder ein Berufswechsel notwendig ist.

≡ Erholung für die Wirbelsäule

≡ Wirbelsäule und Urlaub

Auch wenn man nicht das ganze Jahr auf den Urlaub hin lebt, sind die Ferien ein Höhepunkt im Jahr. Man freut sich schon Wochen vorher auf die Entspannung, wälzt Urlaubskataloge oder überlegt, auf welche Weise man am besten zu seinem Ferienort gelangt. Der Urlaub sollte mit einer Erholung für Ihre Wirbelsäule verbunden sein. Sind Sie gezwungen, vor allem einseitige Tätigkeiten auszuüben oder müssen Sie körperlich schwer arbeiten, so können Sie sich für einige Wochen ungezwungen und rückengerecht verhalten.

Woran sollten Sie bei der Planung Ihres Urlaubes denken? Ein kaltes, feuchtes und instabiles Klima empfinden viele Menschen mit Wirbelsäulen- und Gelenkbeschwerden als unangenehm. Die Schmerzen nehmen zu, die Beweglichkeit leidet. Einerseits spielt sicherlich eine gewisse Wetterfühligkeit eine Rolle, andererseits hat das warme Klima unmittelbar günstige Auswirkungen auf die Muskulatur und den Bewegungsapparat. Die Muskelspannung nimmt in der Wärme ab, dadurch werden die in den Knochen einstrahlenden Sehnen und Bänder entlastet. Die dort befindlichen Schmerzfühler werden weniger stark gereizt. Sie kommen zur Ruhe und melden sich in den auf den Urlaub folgenden Wochen nicht mehr bei der geringsten Muskelanspannung. Nachgewiesen ist die günstige knochenaufbauende Wirkung der Sonne für den kindlichen Knochen. Das Sonnenlicht unterstützt die Bildung des Vitamins D, das den Kalksalzgehalt erhöht und dem Knochen Stabilität verleiht. Auch beim Erwachsenen wird der Stoffwechsel durch das Sonnenlicht günstig beeinflußt. Ein Nebeneffekt ist die psychische Wirkung. Schlechtes Wetter drückt die Stimmung, bei Sonnenschein kann man »aufatmen« und aufleben. Das Liegen in heißem Sand hat eine therapeutische Funktion. Es läßt sich mit der Wirkung einer Fango-Packung vergleichen.

Im Urlaub sollen wir zur Ruhe kommen, aber nicht einrosten. Die Bewegung tut unserer Wirbelsäule gut. Wir können spazierengehen oder wandern, schwimmen und radfahren. Die Intensität und Dauer sollte Ihrem Befinden und Ihrer Leistungsfähigkeit angepaßt sein. Dem einen reicht ein morgendlicher und ein nachmittäglicher Spaziergang von einer halben Stunde, während ein anderer, der nur vorübergehend von einem Hexenschuß geplagt wurde und sich voll belastbar fühlt, durchaus eine Tages- oder Mehrtageswanderung unternehmen kann. Sie sollten jedoch auf ungewöhnliche und ungewohnte körperliche Belastungen verzichten und abzuschätzen versuchen, ob Ihre Wirbelsäule und Ihr Körper dieser Beanspruchung gewachsen ist. Um ein extremes Beispiel zu nehmen: Ich hielte es für ausgesprochen ungünstig, wenn ein Patient mit einer Bandscheibenvorwölbung oder einem behandelten Bandscheibenvorfall, der zur Zeit beschwerdefrei ist, versuchen würde, das Drachenfliegen oder Paragliding zu erlernen. Bei der Landung muß mit unerwarteten Situationen gerechnet werden, in denen plötzlich Kräfte auf die Beine und die Wirbelsäule einwirken, die das labile Gleichgewicht zwischen Bandscheibe und Nerv stören und zu einer akuten Verschlechterung des Befindens führen können. Während das Rückenschwimmen in warmem Wasser im allgemeinen empfohlen werden kann, hat das Brustschwimmen manchmal ungünstige Wirkungen auf die überstreckte Hals- und die stärker durchhängende Lendenwirbelsäule (s. S. 151).

Sie können aus Ihrem Urlaub eine Kur machen («Kurlaub»), indem Sie zusätzlich therapeutische Anwendungen nehmen. In vielen Kurorten ist das möglich. Neben medizinischen Bädern, Fango- oder Schlammpackungen kommen Massagen und Einzel- oder Gruppengymnastik in Frage.

Die Wirbelsäule profitiert am meisten von dem Wechsel zwischen Beanspruchung und Ruhe. Eine gekräftigte, aber nicht mehr unter Dauerstreß stehende Muskulatur, die durch die Abwechslung des Urlaubs entkrampft wurde, gibt der Wirbelsäule für viele Monate neuen Halt. Während dieser Zeit gehen die Rückenschmerzen zurück oder verschwinden sogar ganz.

Wenn Sie sich für einen Urlaubsort entschieden haben, dann sollten Sie sich überlegen, mit welchen Verkehrsmittel Sie am besten anreisen. Die günstige Wirkung des Mittelmeerklimas kann durch eine drei- oder viertägige Autofahrt und das Stehen im Stau leicht zunichte gemacht werden. Gerade das vielstündige, ununterbrochene Sitzen tut der Wirbelsäule und den Gelenken nicht gut. Häufig ist eine Flug- oder Zugreise besser. Busfahrten sind nur bedingt zu empfehlen, da die Bewegungsfreiheit der Reisenden eingeschränkt ist.

Übernehmen Sie sich nicht bei Ihrer Urlaubsvorbereitung. Packen Sie nur die notwendigsten Dinge ein, denn Sie müssen die Koffer zumindest zeitweilig tragen. Ich habe schon manchen Urlauber mit einem akuten Hexenschuß behandelt, der sich während seines Urlaubs am Gepäck verhoben hatte. Eine besondere Situation besteht für Patienten, die längere Zeit an einer Wirbelsäulenerkrankung litten und sich einer konservativen oder operativen Behandlung eines Bandscheibenvorfalls unterziehen mußten. Nicht selten waren sie ein viertel oder ein halbes Jahr arbeitsunfähig. Nachdem die Belastbarkeit zugenommen hat, kann wieder an die Aufnahme der Tätigkeit gedacht werden. Sofern es nicht möglich ist, die Arbeit wieder stufenweise zu beginnen, empfehle ich den Betroffenen, wenigstens einen Teil des Urlaubs vor dem Arbeitsbeginn zu nehmen und in einer klimatisch angenehm warmen Region zu verleben. Fast immer wird der Arbeitgeber dem Vorschlag zustimmen, da ohnehin ein anderer Mitarbeiter die Aufgaben übernehmen mußte. Für den Patienten war die Erkrankung keine Erholung, selbst wenn die Beeinträchtigung durch das Leiden in den letzten Wochen nur noch gering war. Im Urlaub wird das durch die Krankheit beeinträchtigte Selbstwertgefühl gestärkt, die zukünftigen Perspektiven erscheinen in einem »sonnigeren Licht«, und die mit der Krankheit verbundene Depression geht zurück. Mit neuem Schwung lassen sich die beruflichen Aufgaben wieder besser bewältigen.

Wann ist eine Kur (stationäre Heilbehandlung) sinnvoll?

Herr B. ist seit vielen Jahren Patient bei mir. Ich kenne sein Wirbelsäulenleiden, das durch eine Bandscheibenabnutzung zwischen den untersten beiden Wirbelkörpern verursacht wird. In regelmäßigen Abständen wird er von einem Hexenschuß geplagt. Dann steht er schief, sein Oberkörper ist nach vorne und zur Seite gebeugt, die Schmerzen strahlen in die Beine aus. Trotz dieses Befundes ist ein operativer Eingriff nicht angezeigt. Früher hatte ich die Beschwerden mit einer physikalischen Therapie, Krankengymnastik, Massage und einer medikamentösen Unterstützung so weit normalisieren können, daß Herr B. wieder für einige Monate beschwerdefrei war.

Seit einiger Zeit fühlte sich der Patient durch die Erkrankung in seiner beruflichen Tätigkeit erheblich eingeschränkt. Er war beunruhigt, daß er bei jeder dieser Attacken zwei bis drei Tage fehlen mußte, da er nicht mehr sitzen und seiner Büroarbeit nachgehen konnte. Waren die halbjährlichen Intervalle bisher der »Normalzustand«, so wurden die Schmerzattacken häufiger; zuletzt traten sie monatlich auf. Trotz einer sehr intensiven Therapie ließ sich keine längerfristige Besserung erreichen.

Offensichtlich war die am Wohnort durchgeführte Behandlung nicht mehr ausreichend. Unter den häufigen Schmerzattacken litt auch die Arbeitsfähigkeit von Herrn B. deutlich. Wir überlegten gemeinsam die verschiedenen Möglichkeiten. Eine Operation kam weiterhin nicht in Frage. Da seine Krankheit die Erwerbsfähigkeit erheblich gefährdete, empfahl ich ihm, einen Antrag bei der Bundesanstalt für Angestellte (BfA) auf Durchführung einer Kur zu stellen. Das Wort Kur ist hier nicht ganz korrekt gewählt, da die Rentenversicherungsträger von einer *stationären Heilbehandlung* sprechen. Der Unterschied zwischen Kur und stationärer Heilbehandlung besteht in der Intensität der Behandlung. In Heilbädern und Kurorten gibt es Pensionen, Kurheime, Sanatorien und hochspezialisierte Einrichtungen, die auf Patienten mit unterschiedlich schweren Erkrankungen abgestimmt sind. So kann zum Beispiel ein Versicherter, bei dem nur eine leichte Veränderung der Wirbelsäule besteht, bei seiner Krankenkasse zur Vorbeugung eine *offene Badekur* beantragen. Nach Prüfung durch den ärztlichen Dienst wird die Krankenkasse einen Zuschuß zu den Unterbringungskosten gewähren und die Anwendungen bezahlen.

Um in den Genuß einer **stationären Heilbehandlung** zu kommen, muß die Erwerbsfähigkeit wesentlich gefährdet sein. Der Rentenversicherer (BfA, LVA) möchte mit dieser Therapie eine medizinische Rehabilitation erreichen und die drohende Berentung vermeiden. Die Unterbringung erfolgt in spezialisierten Sanatorien, die eine auf die individuelle Krankheit des Patienten abgestellte stationäre Behandlung durchführen. Im Gegensatz zum Krankenhaus verfügt der Patient über eine ähnliche Bewegungsfreiheit wie bei einer Kur. Allerdings sind die Anwendungen konzentrierter. Darüber hinaus kann er im Bedarfsfall psychologisch und psychotherapeutisch beraten werden. Bestandteil der Heilbehandlung für Wirbelsäulenpatienten sind Gesundheitsprogramme, z.B. eine Einführung in rückenschonendes Verhalten, Einzel- und Gruppengymnastik sowie das gesamte Spektrum der Physiotherapie unter besonderer Berücksichtigung der am Ort vorhandenen Kurmittel.

Während der Antrag für eine offene Badekur bei Ihrer Krankenkasse zu stellen ist, können Sie sich wegen einer stationären Heilbehandlung, die der medizinischen Rehabilitation dient, an die Krankenkasse oder den Rentenversicherungsträger wenden. Auch Ihr behandelnder Arzt, der medizinische Dienst der Krankenkassen oder des Arbeitsamtes kann einen solchen Antrag auf medizinische Rehabilitation stellen. In der Regel dauert die Bearbeitung einige Wochen, danach müssen Sie sich einem Gutachter des Rentenversicherungsträgers, bei dem es sich um einen niedergelassenen Arzt handeln kann, zur Untersuchung vorstellen. Sie sollten dazu Berichte der vorbehandelnden Ärzte und die Röntgenbilder mitbringen. Anhand des Gutachtens entscheidet der Rentenversicherungsträger über die Gewährung der stationären Heilmaßnahme. Bei einer Ablehnung besteht die Möglichkeit, Widerspruch einzulegen.

Hat der Rentenversicherungsträger sich für die Durchführung der Heilbehandlung ausgesprochen, dann erhalten Sie während dieser Zeit Ihren Verdienstausfall und die Reisekosten ersetzt. Dem Arbeitgeber entstehen keine zusätzlichen Kosten, Sie selbst brauchen für die etwa vierwöchige Behandlung keinen Urlaub zu nehmen.

Die Genehmigung der **offenen Badekur** ist einfacher. Hier reichen Sie lediglich ein Attest Ihres Arztes mit dem Antrag ein. Fast immer wird die Kasse Ihnen den Zuschuß zur Kur gewähren. Sie müssen sich allerdings für diese Zeit Urlaub nehmen. Der Begriff des »Kurlaubs« besteht deshalb nicht ganz zu Unrecht.

Die Krankenkasse kann in begründeten Fällen eine »Vollkur« (**Sanatoriumskur**) gewähren, wenn damit eine Krankheit gelindert, gebessert oder eine Verschlimmerung vermieden werden kann. Mit Ausnahme einer geringen Eigenbeteiligung übernimmt die Kasse die Kosten. Da sich die gesetzlichen Grundlagen für die Gewährung einer ambulanten Badekur, einer Sanatoriumskur oder einer stationären Heilbehandlung je nach den finanziellen und sozialpolitischen Rahmenbedingungen ändern, sollten Sie sich die aktuellen Informationen über Ihre Krankenkasse oder die Rentenversicherung einholen.

Eine besondere Situation liegt bei den Patienten vor, die wegen einer schweren Wirbelsäulenerkrankung in stationärer Behandlung waren. Oftmals reicht die Akutbehandlung nicht aus. Zum Beispiel kann ein Patient etwa zehn Tage nach einer Bandscheibenoperation entlassen werden, er ist jedoch danach noch erheblich beeinträchtigt. Die Rekonvaleszenz dauert mehrere Wochen. Um das bestmögliche Behandlungsergebnis zu erreichen und die Zeit des Übergangs von der akuten Krankheit in die volle Leistungsfähigkeit abzukürzen, wurde die Möglichkeit geschaffen, Patienten nach der akuten Krankenhausbehandlung in ein Sanatorium oder in eine Klinik aufzunehmen, die sich auf die Nachbehandlung spezialisiert hat (**Anschlußheilbehandlung**).

Besonders bewährt hat sich die Anschlußheilbehandlung bei Personen, die sich einer Operation unterziehen mußten. Entweder erfolgt die Verlegung in die konservative Spezialklinik direkt im Anschluß an die stationäre Akutbehandlung oder nach einigen Tagen »Heimurlaub«. Ich habe mit der Anschlußheilbehandlung sehr gute Erfahrungen gemacht. Patienten, die nach der Operation in einer Spezialklinik weiterbehandelt wurden, gesundeten weitaus rascher und konnten früher ihre Arbeit aufnehmen als diejenigen, die nach dem stationären Aufenthalt im Akutkrankenhaus nur eine ambulante Behandlung erhielten. Der Antrag auf Anschlußheilbehandlung wird von den Ärzten des Akutkrankenhauses gestellt. Er wird ohne Zeitverzögerung von den Kassen- bzw. Rentenversicherungsträgern bearbeitet, die auch das Bett vermitteln.

Wirbelsäule und Sport

Eine kräftige Muskulatur ist die beste Voraussetzung für einen gesunden Rücken. Mit Bewegung und sportlicher Aktivität beugen Sie nebenbei der im Alter gefürchteten Osteoporose vor. Wenn ich aus orthopädischer Sicht eine Lanze für den Sport breche, dann muß ich gleichzeitig darauf hinweisen, daß nicht jede Disziplin für Menschen mit Wirbelsäulenleiden gleichgut geeignet ist. Nehmen wir ein Beispiel: Das Radfahren kräftigt die Rückenstreck-, Gesäß- und Beinmuskulatur, regt den Kreislauf an, trainiert das Herz und verbraucht überflüssige Kalorien. Alles in allem ein Sport, der gesunden Menschen ohne Einschränkung empfohlen werden kann. Ganz anders ist die Situation für Menschen, die an wiederkehrenden Halswirbelsäulenbeschwerden leiden.

Ich erinnere mich an einen 50jährigen Patienten, der über Schmerzen in der Halswirbelsäule klagte. Er war ein begeisterter Rennradfahrer und ist früher ohne Schwierigkeiten 150 Kilometer pro Tag gefahren. Er fühlte sich danach pudelwohl und kannte Kreuzschmerzen nur vom Hörensagen. Nach seiner letzten Fahrt bekam er heftige Schmerzen in der Halswirbelsäule. Er konnte den Kopf kaum noch drehen und klagte über Schmerzen, die von der Halswirbelsäule bis in den Hinterkopf ausstrahlten. Er fühlte sich schwindlig. Das Röntgenbild gab den entscheidenden diagnosti-

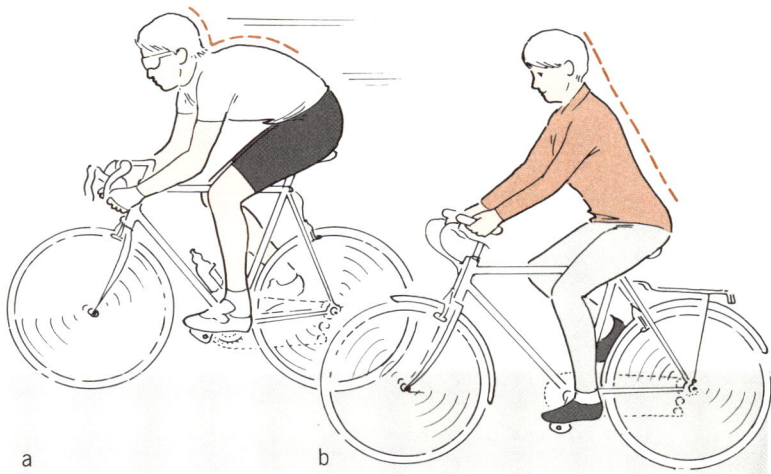

Abb. 47 Haltung von Kopf und Halswirbelsäule auf einem Rennrad (a) bzw. auf einem Tourenrad (b).

schen Hinweis: Bei ihm lag eine ausgeprägte Abnutzung der Halswirbelsäule vor, die sich bisher nicht bemerkbar gemacht hatte. Früher konnte er den
stärkeren Rundrücken, den er unwillkürlich beim Fahren am Rennlenker
einnahm, mit der Halswirbelsäulenhohlschwingung ausgleichen (Abb. 47).
Da jetzt an den Vorder- und Hinterflächen der Wirbelkörper kleine Aus-
wüchse vorhanden waren und die Wirbelgelenke ebenfalls Verbreiterungen
aufwiesen, wurde diese Ausgleichsbewegung erschwert. Die Überstreckung
der Halswirbelsäule verschlechterte die Durchblutung der Hirnbasis. Die
Wirbelsäulenarterien, die sich durch die Querfortsätze schlängeln, waren
gezwungen, die Bewegung mitzumachen. Schmerzen und Schwindel waren
auf diese Fehlhaltung zurückzuführen. Nachdem er einige Wochen mit dem
Radfahren pausiert hatte und ich die Halwirbelsäule anfangs mit einer
Zervikalstütze ruhiggestellt hatte, gingen die Beschwerden völlig zurück.
Um eine Wiederkehr der Symptome zu vermeiden, empfahl ich ihm, sich auf
ein Tourenrad umzustellen. Durch den höheren Lenker wird eine stärkere
Vorneigung des Oberkörpers vermieden und die Ausgleichsbewegung der
Halswirbelsäule unnötig.

Das Beispiel zeigt, wie schwer es ist, eine allgemeingültige Aussage
über eine Sportart zu machen. Generell ist bei Jugendlichen und wirbelsäu-
lengesunden Personen das Radfahren – ganz gleich, ob mit einem Touren-,
Mountain- oder Rennrad – unbedenklich. Sind bereits Abnutzungen vorhanden, dann kann die Zwangshaltung der Wirbelsäule beim Rennradfahren
die oben beschriebenen Beschwerden oder akute, in die Arme ausstrahlende
Nervenreizungen hervorrufen.

Im folgenden Abschnitt erhalten Sie einige Hinweise über ausge-
wählte Sportarten für Menschen, die bereits Probleme mit der Wirbelsäule
hatten. Dabei muß man muß zwischen geübten Sportlern und Anfängern
unterscheiden. Personen, die bereits seit vielen Jahren oder sogar Jahrzehnten einen Sport ausüben und die Techniken bis ins letzte Detail beherr-
schen, sind viel eher in der Lage, Fehlbewegungen auszuschalten und eine
problematische Disziplin auszuüben als Untrainierte , die diesen Sport erst
aufnehmen wollen.

Ballsportarten (Fußball, Handball, Volleyball)

Diese Mannschaftssportarten fordern die Muskulatur des ganzen
Körpers, trainieren Herz und Kreislauf und haben eine günstige physische
und psychische Wirkung. Die Spieler sind nach dem Wettkampf körperlich
»geschafft« und befinden sich in einer entspannten Verfassung. Bei Wirbel-
säulengesunden erheben sich gegen diese Sportarten keine Einwände. Be-

steht eine starke Bandscheibenabnutzung, ein Vorfall oder eine Vorwölbung, dann muß wegen der plötzlichen Beschleunigungen, dem abrupten Abbremsen, dem Hochspringen und der vielen Drehungen mit der Entstehung von Beschwerden gerechnet werden. Obwohl es ein Unterschied ist, ob man in einer »Alte-Herren-Mannschaft« oder in einem leistungsorientierten Verein spielt, entwickeln gerade die älteren Sportler einen ungeahnten Ehrgeiz, der manchmal mit Schmerzen bezahlt werden muß.

Während der konservativ behandelte Bandscheibenvorfall weiterhin eine Bedrohung des Nerven darstellt und diesen Sport ausschließt, kann bei einer mittelgradigen Abnutzung der Wirbelsäule mit wiederkehrenden Reizzuständen und Hexenschüssen kein allgemeingültiger Rat gegeben werden. Ich empfehle geübten Sportlern, die an den Folgen einer Abnutzung leiden, aber wegen ihres jahrzehntelangen Engagements noch nicht davon lassen wollen, vorsichtig zu sein und ihre Belastungsfähigkeit auszuprobieren. Kehren die Schmerzen trotz besonderer Vorsicht immer wieder, dann bleibt keine andere Wahl, als diesen Sport endgültig aufzugeben und sich einen anderen Ausgleich zu suchen.

Dauerlauf (Joggen)

Viele Menschen joggen, um sich fit zu halten. Zum einen profitieren sie von der günstigen Wirkung auf das Kreislaufsystem, zum anderen fühlen sie sich während und nach dem Laufen viel wohler. Sie gewinnen Abstand vom Streß und den Belastungen des Alltags. Das verbesserte Wohlbefinden läßt sich teilweise auf biochemische Vorgänge zurückführen. Man weiß heute, daß bei einer Dauerbelastung chemische Substanzen (*Endorphine*) abgesondert werden, die die Schmerzschwelle und das seelische Befinden beeinflussen. Verallgemeinernd kann man davon sprechen, daß ein Jogger die Welt und seinen eigenen Körper eher optimistisch sieht. Die positive Lebenseinstellung wirkt sich günstig auf ihn selbst und seine Umgebung aus. Sie ist eine wichtige Hilfe in der täglichen Auseinandersetzung mit dem eigenen Körper. Bei *pessimistischer* Einstellung ist der »natürliche« morgendliche Rückenschmerz ein schlechtes Omen für den beginnenden Tag. Die negativen Erwartungen und Befürchtungen werden sich in den nächsten Stunden bestätigen. Bei *optimistischer* Schmerzverarbeitung wird das langsame Abklingen der Beschwerden nach dem Frühstück als gutes Zeichen gedeutet; es gibt keinen Grund, am Gelingen der Pläne zu zweifeln. Das eigene Befinden überträgt sich auf die Umwelt, die sich je nach der Stimmung unseren Vorschlägen zugeknöpft oder aufgeschlossen zeigt.

Doch auch aus orthopädischer Sicht sprechen viele Argumente für den Dauerlauf. Beim Laufen muß der Rumpf stabilisiert werden, die Wirbelsäulen- und Bauchmuskulatur wird gekräftigt.[1] Für Menschen, die wegen einer mäßigen Bandscheibenabnutzung gelegentlich an Rückenschmerzen leiden und bei denen eine schwere Erkrankung ausgeschlossen wurde, besteht kein Grund, auf das Joggen zu verzichten. Sofern Sie bisher nicht gelaufen sind und einen Versuch machen möchten, so sollten Sie einen sehr behutsamen Trainingsaufbau wählen. Vermeiden Sie anfängliche Überlastungen, sie verlieren sonst den Spaß. Trauen Sie sich das Laufen nicht zu, dann versuchen Sie eine Kombination von Spaziergang und Dauerlauf. Sie können sich im Gehen von den kleineren Laufetappen wieder erholen.

Ich selbst habe bis vor kurzem geglaubt, nicht laufen zu können. An den Turnunterricht in der Schule habe ich schlechte Erinnerungen. Ich weiß noch genau, wie nur die schnellsten und gelenkigsten Mitschüler in den Genuß der guten Noten kamen. Meine Bemühungen wurden mit schlechten Noten bestraft. Diese Erfahrung hat mir für drei Jahrzehnte jede Freude an dem entspannenden Laufsport genommen. Erst als ich mit fast vierzig Jahren das Laufen allein auf einem Sportplatz ausprobierte und nach einigen Versuchen meinen eigenen langsamen Rhythmus fand, bemerkte ich, daß ich dauerlaufen konnte. Meine negative Einstellung war ein Resultat des Unterrichts, der das Gegenteil von dem erreichte, was er vorgab: die Freude an der körperlichen Bewegung zu stärken. Aufgrund dieser Erfahrungen bin ich ein engagierter Gegner der Notengebung im Sportunterricht. Wenn es eine Möglichkeit gibt, denjenigen Kindern, die es besonders nötig haben, den Spaß an der körperlichen Bewegung zu nehmen, dann mit schlechten Noten und Leistungsdruck. Das Argument, ohne Noten würde die Disziplin untergraben, spricht für die mangelnde Attraktivitat des Sportunterrichts und ist ein Grund, die bisherige Konzeption zu überdenken. Doch zurück zum Dauerlauf.

Wenn Sie neu beginnen möchten und Ihnen die Kombination vom Laufen und Spazierengehen nicht zusagt, dann ist es am sinnvollsten, die ersten Runden auf einem Sportplatz zu drehen. Der Untergrund ist eben, und man bekommt einen Überblick über die gelaufene Distanz. Am Anfang reichen vier oder fünf Runden (1600 bis 2000 m). Richten Sie sich nicht nach anderen Läufern. Lassen Sie sich ruhig überholen. Es ist keine Schande, zwei Runden zu laufen, wenn ein anderer, der sich ebenfalls auf der Aschen-

---

[1] In dem Buch »Laufen und Joggen ... und seine positiven Auswirkungen auf die Psyche« von Ulrich Bartmann, das ebenfalls bei TRIAS erschienen ist, finden Sie eine ausführliche Beschreibung der günstigen Wirkungen des Dauerlaufs und detaillierte Anweisungen für den Trainingsaufbau.

bahn befindet, in der gleichen Zeit drei oder vier Runden läuft. Spaß und
Freude können Sie am Laufen nur gewinnen, wenn Sie Ihr eigenes Tempo
finden. Verspüren Sie nach dem Dauerlauf ziehende Schmerzen in der
Wirbelsäule oder einem Bein, dann sollten Sie vorerst pausieren und Ihren
Arzt befragen. In allgemeinen führt der Dauerlauf zu keiner Verschlechterung der Wirbelsäulensituation. Bei einer starken Bandscheibenabnutzung
oder einer Vorwölbung können die Schmerzen jedoch zunehmen. Mit einer
weiterführenden Diagnostik kann der Orthopäde die Ursache feststellen
und Ihnen eine Empfehlung für ihr zukünftiges Verhalten geben.

Schwimmen

Im Wasser wird dem Körper ein großer Teil seines Gewichtes abgenommen. Die therapeutische Anwendung der Bewegungsbäder beruht auf
dieser Entlastung und der muskulären Entspannung im warmen Wasser.
Beim Schwimmen bewegen wir unsere Gelenke ohne das Körpergewicht

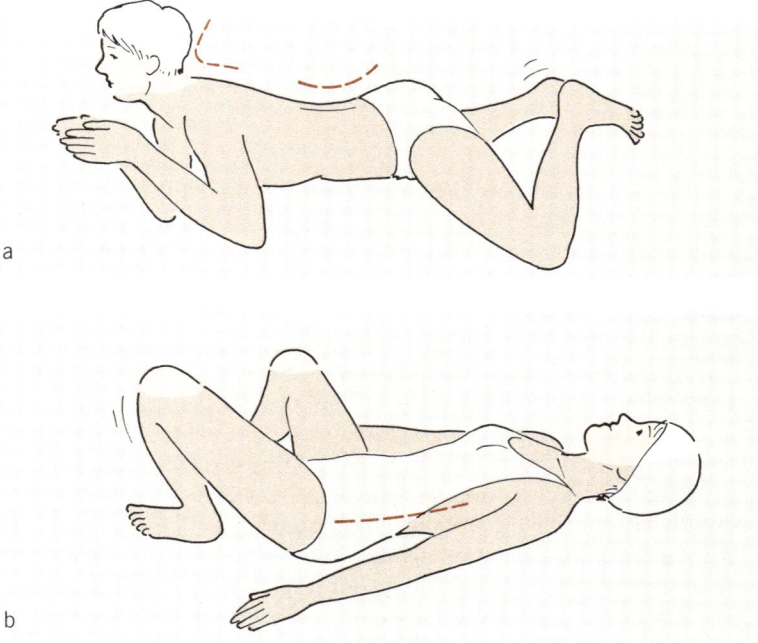

a

b

Abb. 48   Haltung der Wirbelsäule beim Brustschwimmen (a) und beim Rückenschwimmen (b).

und verbessern den Stoffwechsel. Zwischen Rücken- und Brustschwimmen bestehen aus orthopädischer Sicht gravierende Unterschiede. Das Rückenschwimmen gleicht die Lendenhohlschwingung aus und vergrößert den Abstand zwischen den kleinen Wirbelgelenken, die sich in dieser Entlastungshaltung erholen können (Abb. 48). Bei vorgeschädigter Wirbelsäule kann das Brustschwimmen die Beschwerden verstärken. Die Lendenhohlschwingung nimmt zu, der Bandscheibenkern verlagert sich, der Druck in den kleinen Wirbelgelenken steigt. Sie müssen selbst ausprobieren, ob Sie das Brustschwimmen vertragen. Patienten mit einer starken Wirbelsäulenabnutzung rate ich häufiger davon ab. Zumindest sollten Sie nicht einseitig nur Brustschwimmen betreiben, sondern zwischendurch in die Rückenlage wechseln. Allerdings hat dieser Rat begrenzten Wert, da es in überfüllten Schwimmbädern nur schwer möglich ist, ungestört auf dem Rücken zu schwimmmen.

Thermalbäder sind häufig so gebaut, daß ein längeres Schwimmen gar nicht möglich ist. Man läuft im Wasser, genießt die »Schwerelosigkeit« und nutzt die vielfältigen zusätzlichen Angebote (Unterwasssermassage, Whirl-Pool, Wasserfälle). In vielen Thermalbädern wird eine regelmäßige Gymnastik angeboten, die die Teilnehmer kaum überfordert, da nur eine geringe Leistungsfähigkeit vorausgesetzt wird.

Tennis

Tennis ist eine Sportart, die bis in das hohe Alter ausgeübt werden kann. Es trägt zum Erhalt der körperlichen Fitness und der geistigen Regsamkeit bei. Solange der Ehrgeiz nicht das bestimmende Element im Spiel wird und der Spaß im Vordergrund steht, läßt sich die Belastung dosieren. Allerdings beinhaltet das Tennisspiel verschiedene Bewegungsabläufe, die nicht allen Menschen mit Bandscheibenschäden gut bekommen. Häufig sind Drehbewegungen und Verwringungen der Wirbelsäule. Beim Aufschlag nimmt das Hohlkreuz der Lendenwirbelsäule zu, während gleichzeitig die Halswirbelsäule überstreckt und der gesamte Oberkörper nach hinten geneigt wird. Nach dem Aufschlag führt der Oberkörper eine nach vorne gerichtete Bewegung aus, die die Lendenwirbelsäule miteinbezieht. Diese Abläufe können bei einer vorgeschädigten Wirbelsäule Schmerzen auslösen. Ich rate deshalb Patienten, die den Sport erst erlernen wollen, davon ab. Ein routinierter Tennisspieler wird weiterspielen können, wenn er gewisse Regeln beachtet. Sofern der Aufschlag wiederkehrende Beschwerden verursacht oder eine schwere Abnutzung der Halswirbelsäule vorliegt, sollte nicht mehr über den Kopf abgeschlagen werden. Es ist sinnvoller, den Ball nur einmal springen zu lassen und ihn etwa in einer Höhe von 90 cm anzunehmen und über das Netz zu schlagen. Diese Technik ermöglicht natürlich kein leistungsmäßiges Spielen, aber man kann dabei trotzdem Freude am Tennis behalten.

Sofern die Beschwerden von der Lendenwirbelsäule ausgehen, ist es zu empfehlen, die Wirbelsäule als Ganzes zu drehen. Die Bedeutung der Körperdrehung läßt sich leicht erklären: Wenn Sie sich auf der Straße umwenden, um sich nach hinten umzusehen, dann können Sie den Kopf mit der Wirbelsäule verdrehen. Sie haben aber auch die Möglichkeit, zwei kleine Schritte zu machen und sich über den Vorfuß zu drehen. Bei der letzteren Bewegung stabilisieren Sie die Wirbelsäule und vermeiden die Verwringung. Beim Tennisspiel ist es ganz ähnlich: Sie können bewußt die Muskulatur der Lendenwirbelsäule anspannen und die Umwendung mit zwei oder drei kleinen Fußschritten ausführen. Besonders einfach haben Sie es auf einem Aschenplatz, hier rutschen die Füße ohne Schwierigkeiten auf dem Boden. In der Halle ist das schwieriger, die Reibung ist höher, sie müssen kleine Ausgleichschritte machen, da sonst unwillkürlich eine Drehung in der Wirbelsäule erfolgt.

Eine andere Möglichkeit, stärkere Belastungen der Wirbelsäule zu vermeiden, besteht darin, die Knie vermehrt einzusetzen. Wenn Sie in die Hocke gehen, können Sie auch die Bälle bekommen, bei denen Sie sonst den Oberkörper stärker aus der Lendenwirbelsäule vorbeugen müßten.

Obwohl ich das Tennisspielen nicht zu den besonders wirbelsäulenschonenden Sportarten rechnen würde, glaube ich, daß die Mehrzahl der Tennisspieler, bei denen eine Wirbelsäulenabnutzung festgestellt wurde, weiterhin ihren Sport ausüben können, sofern sie gewisse Einschränkungen berücksichtigen. In Zweifelsfällen ist eine sportärztliche Beratung zu empfehlen.

Reiten

Vielleicht wundern Sie sich, wenn ich das Reiten zu den relativ wirbelsäulenschonenden Sportarten zähle. Entscheidend hierfür sind die aufrechte Haltung des Beckens und der Wirbelsäule sowie die gute Stabilisierung durch Bauch-, Rücken- und Gesäßmuskulatur. Der Reiter sitzt nicht passiv im Sattel, er muß seine Muskeln im Rhythmus der Bewegung des Pferdes anspannen. Die Anspreizmuskeln der Oberschenkel und die Unterschenkelmuskulatur geben dem Reiter Halt und dämpfen die Bewegungen des Pferdes. Das unwillkürliche, mit dem Schritt des Pferdes einhergehende An- und Entspannen vermeidet eine Überbelastung der Muskulatur. Natürlich gibt es Situationen, die zu einer verstärkten Anspannung führen. Hierzu gehören zum Beispiel ein Ausritt auf einem Pferd, das dauernd zurückgehalten werden muß, häufigeres Springen oder eine wilde Galoppjagd. Aber solche extremen Situationen sind die Ausnahme.

Früher habe ich mich gewundert, wenn mir Patienten mit Bandscheibenschäden berichteten, daß sie mit Rückenbeschwerden auf ein Pferd gestiegen seien und nach einem einstündigen Ritt für mehrere Tage keine Schmerzen mehr verspürt hätten. Erst als ich selbst eine ähnliche Erfahrung machte und meine (morgendlichen) Rückenbeschwerden nach der Reitstunde wie weggeblasen waren, konnte ich die Berichte bestätigen. Beim Reiten wird das »Muskelkorsett« aktiviert, die Haltung verbessert und die Wirbelgelenke entlastet. Die harmonische Bewegung regt den Stoffwechsel der Bandscheiben an.

Während das Reiten bei mäßigen Abnutzungen eine günstige Wirkung hat, sollte beim Vorliegen einer stärkeren Bandscheibenvorwölbung oder eines Vorfalles darauf verzicht werden. Selbst der beste Reiter kann einmal dazu gezwungen werden, das Pferd »unfreiwillig« verlassen zu müssen. In einer kritischen Situation, in der die volle Reaktionsfähigkeit erforderlich ist, vermag die reflektorische Anspannung der Muskulatur eine Vorwölbung oder einen Vorfall gegen den Nerven zu drücken und eine Schädigung hervorzurufen. Menschen mit einer Osteoporose müssen besonders vorsichtig sein. So günstig das Reiten für die Wirbelsäule ist, so gefährlich kann sich ein Sturz auswirken. Schon der unsanfte Fall auf das Gesäß ist in der Lage, mehrere Grund- und Deckplatten der Wirbel einzudrücken. Kompliziertere Brüche haben weitaus gravierende Konsequenzen. Ob das Reiten für Sie der richtige Sport ist, hängt von Ihrem körperlichen Befinden ab. Wenn Sie erst neu beginnen möchten und bereits früher Probleme mit der Wirbelsäule hatten, sollten Sie mit Ihrem Hausarzt oder Orthopäden über Ihre Pläne sprechen.

Spaziergänge und Wanderungen

Sonn- und nachmittägliche Spaziergänge und Wanderungen haben eine günstige Wirkung auf das seelische und körperliche Befinden. Man hat danach das Gefühl, »etwas für sich getan zu haben«. Der Kreislauf kommt in Gang, Kalorien bleiben auf der Strecke. Die Tasse Kaffee schmeckt besser, und das Stück Kuchen kann mit gutem Gewissen verzehrt werden. Spaziergänge stellen an die Wirbelsäule geringere Anforderungen als die oben besprochenen Sportarten. Im allgemeinen dürfte auch eine stärker vorge-

schädigte Wirbelsäule einen längeren Spaziergang vertragen. Bei einem
ausgeprägten Hohlkreuz oder einem Verschleiß der kleinen Wirbelgelenke
können jedoch nach einer mehrstündigen Wanderung Rückenschmerzen
entstehen. Sie ziehen von der unteren Lendenwirbelsäule in das Becken.
Durch die gleichförmige Belastung und das Gewicht des Oberkörpers erhöht
sich der Druck in den Wirbelgelenken, die sich mit Schmerzen und der
reflektorischen Anspannung der Muskulatur bemerkbar machen.

Diese Beschwerden sind kein Grund, völlig auf jegliche Bewegung
zu verzichten. Die Gehstrecke sollte auf ein individuell zuträgliches Maß
begrenzt werden. Legen Sie Pausen ein, in denen Sie sich auf eine Bank
setzen und sich an der Landschaft freuen. Benutzen Sie einen Wanderstock,
da ein Teil des Körpergewichtes auf den Stock übertragen wird. Vermeiden
Sie es, einen großen Rucksack mitzunehmen, da dessen Gewicht die Wirbelsäule zusätzlich beansprucht.

Krafttraining

Ein bewußt eingesetztes Krafttraining verbessert das Muskelkorsett und vermindert die Häufigkeit von Rückenschmerzen. Im übertragenen
Sinne läßt sich ein dosiertes Krafttraining als »sportliche Krankengymnastik« bezeichnen. Allerdings sollte das Training unter der fachlichen Aufsicht eines ausgebildeten Trainers absolviert werden. Ich sehe immer wieder Patienten, deren Rückenschmerzen nach intensivem Üben in einem
Bodybuilding- oder Body-shaping-Institut entstanden sind. Meistens handelt es sich um Anfänger, die ohne qualifizierte Aufsicht eine Vielzahl
ungewohnter Übungen absolvierten und dabei die Belastungsgrenze ihrer
Wirbelsäule bei weitem überschritten.

Es gibt verschiedene Übungen, die bei Vorschäden an der Wirbelsäule zu vermeiden sind (Abb. 49). Hierzu gehören zum Beispiel »Situps«, bei
denen der Oberkörper mit fixierten Füßen aus der Rückenlage vorgebeugt
wird. Das gleiche gilt für Überstreckungsübungen, bei denen in Bauchlage
ein Gewicht mit dem Rücken nach oben gehebelt werden muß. Dabei vergrößert sich die Lendenhohlschwingung, die Wirbelgelenke werden gegenein-
andergedrückt und reagieren mit Schmerzen. Ungünstig ist ebenfalls eine
Übung, bei der Sie aus der Hocke aufstehen und mit den Schultern ein
beschwertes Joch anheben müssen. Die hierbei entstehenden hohen Druckbelastungen der Wirbelkörper und Bandscheiben schaden einer vorgeschädigten Wirbelsäule. Dagegen sind isolierte Anspannübungen der Rücken-
streck- und der Bauchmuskulatur, Zugübungen mit den Armen, das Anheben der Beine bei liegendem Oberkörper und das Abspreizen der Beine in
Seitenlage durchaus zu befürworten.

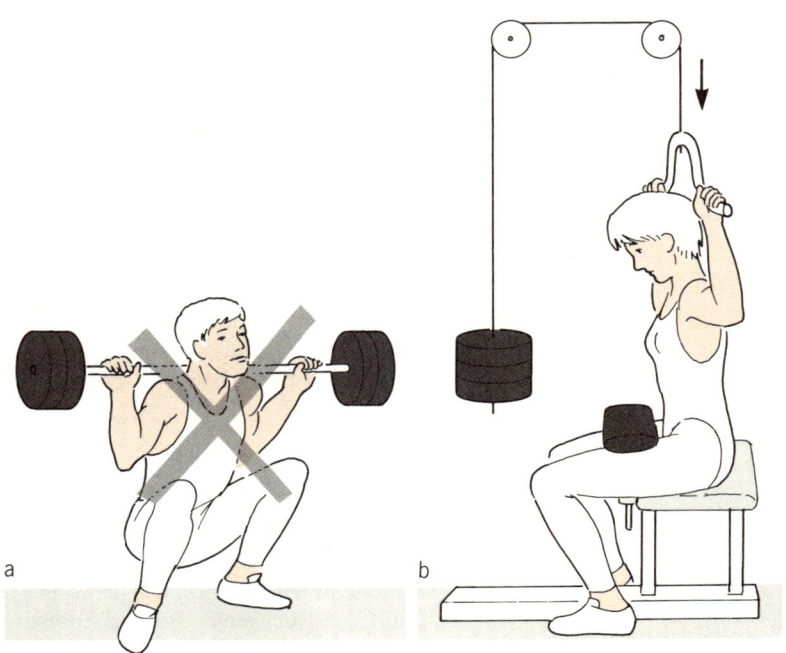

Abb. 49   Krafttraining
  a   Gewichtheben sollte bei vorgeschädigter Wirbelsäule vermieden werden.
  b   Zugübungen, die Rumpf und Extremitätenmuskulatur kräftigen, können im allgemeinen empfohlen werden.

▬ Leistungssport um jeden Preis?

Bei aller positiven Bewertung des Sports gibt es für Menschen mit Wirbelsäulenveränderungen eine Grenze, die sie nicht ohne Schaden überschreiten können. Wo diese Grenze liegt, kann nur individuell geklärt werden. Es ist unmöglich, sie gegen den eigenen Körper immer weiter herauszuschieben. Diese Aussage ist für sich genommen abstrakt. Das folgende Beispiel macht meine Überlegungen deutlicher:

In die Sprechstunde kommt ein 24jähriger, hünenhaft großer, muskulöser Mann, der über Schmerzen in der Lendenwirbelsäule berichtet. Diese Beschwerden habe er jedoch nur nach einem intensiven Krafttraining, das er täglich für eine 3/4 Stunde betreibe. Daneben seien sie nach einer sehr intensiven sportlichen Beanspruchung (achtwöchigem Skifahren!) aufgetreten. Der Untersuchungsbefund ist unauffällig. Ich sehe eine athletisch entwickelte Muskulatur; die Beweglichkeit aller Wirbelsäulenabschnitte und der Gelenke ist frei. Einen Hinweis für eine Entzündung oder sonstige, die Leistungsfähigkeit einschränkende Erkrankungen finde ich nicht. Zur Sicherheit fertige ich noch ein Röntgenbild an. Auch dieses ist normal. Ich bin froh, dem Patienten diesen günstigen Befund mitzuteilen. Seine Reaktion ist abweisend und zweifelnd. Er ist mit dem Ergebnis unzufrieden und berichtet mir, daß er bereits bei vielen medizinischen Kapazitäten, Sportmedizinern, verschiedenen Professoren und Neurochirurgen gewesen sei; er möchte endlich wieder voll belastbar werden. Ich habe versucht, ihm zu vermitteln, daß unser Körper keine Maschine ist und Grenzen bestehen, die nicht schadlos überschritten werden können. Die Übungen überlasteten seine Wirbelsäule. Ich bezweifle, daß ihm meine Auskunft ausgereicht hat, denn er vertrat die Ansicht, nicht ohne den Leistungssport leben zu können.

Unser Körper ist ein Meister der Vielseitigkeit, er ist nicht für einseitige Höchstleistungen ausgelegt. Selbst Maschinen können nur eine gewisse Zeit auf vollen Touren gefahren werden, sonst tritt ein technischer Defekt auf. Beim menschlichen Körper ist das viel komplizierter. Das biologische Gewebe befindet sich dauernd im Umbau. Körpersubstanzen werden ein-, andere abgebaut. Dieses Auf und Ab wird durch die körperliche Belastung beeinflußt. Eine erhöhte Beanspruchung regt unseren Körper zum Einbau von mehr Eiweiß und Kalk an. Die Muskulatur nimmt zu, der Knochen wird fester. Die Belastbarkeit und Leistungsfähigkeit wächst bis zu einer bestimmten Grenze. Diese Anpassungsvorgänge an höhere Leistungen unterliegen Störfaktoren. Überlastungen und Ermüdungen der Muskeln, Sehnen oder Knochen behindern den weiteren Trainingsaufbau. Schmerzen schützen uns vor einer Schädigung: Sie sind das Zeichen eines intakten Regelmechanismus und signalisieren, daß ein bestimmtes Maß überschritten worden ist (s. S. 68). Selbst der engagierte Sportler muß nun einhalten und seinem Körper Ruhe und Erholung gönnen. Wenn wir dieses Prinzip verstanden und innerlich akzeptiert haben, können wir in unseren Körper hineinhören und feststellen, wie weit wir ihn beanspruchen können. Die Grenze, bei der Wohlbefinden in Mißbehagen umschlägt, ist individuell unterschiedlich.

Unser Körper ist »altmodisch«. Ihm hängt der biologische Evolutionsprozeß von vielen Tausenden von Jahren an. Er kann sich nicht den jährlich wechselnden Moden des Aerobics, Stretchings, Krafttrainings, Bodybuildings oder neu aufkommender, einseitiger Sportarten unterordnen. Ich lehne diese Modeströmungen nicht ab. Da sie die Bedeutung der Bewegung und körperlichen Aktivität unterstreichen, bewerte ich sie positiv.

Aber wir dürfen nicht damit rechnen, daß unsere Wirbelsäule, die bisher einen ganz anderen Rhythmus gewohnt war, sich ohne Anpassungsschwierigkeiten dem letzten Trend unterwirft. Der Körper besitzt ein biologisches Trägheitsmoment, auf das wir nicht verzichten können.

Erkrankungen der Wirbelsäule als Behinderung

Einige Wirbelsäulenerkrankungen können nach jahrelangem Verlauf zu einer bleibenden Behinderung führen. Zum Beispiel beeinträchtigt die Bechterewsche Erkrankung die Beweglichkeit der Wirbelsäule so stark, daß viele Arbeiten nicht mehr verrichtet werden können.

Die Möglichkeit, am gesellschaftlichen Leben teilzunehmen, kann krankheitsbedingt eingeschränkt sein. Ziel des Schwerbehindertengesetzes ist es, denjenigen Menschen, bei denen eine chronische Gesundheitsschädigung besteht, einen Nachteilsausgleich zu gewähren. Neben der Bechterewschen Erkrankung können auch andere Leiden eine bleibende Behinderung hervorrufen. Hierzu gehören z. B. der chronische Bandscheibenverschleiß, der von wiederkehrenden Schmerzen begleitet wird, eine Lähmung der fußhebenden Muskulatur oder eine Verschiebung zwischen den ersten beiden Wirbelkörpern im Rahmen einer rheumatischen Entzündung mit nachfolgenden neurologischen Ausfällen. Am häufigsten sind hiervon Menschen betroffen, die das sechzigste Lebensjahr überschritten haben.

Sofern bei Ihnen eine Körperbehinderung vorliegt, können Sie einen Antrag auf Feststellung der Behinderung bei Ihrem Versorgungsamt stellen. Die Adresse finden Sie im Telefonbuch. Wird eine Schwerbehinderung anerkannt, so können Sie Steuererleichterungen, eine Ermäßigung der Kraftfahrzeugsteuer oder eine unentgeltliche Beförderung im Personennahverkehr in Anspruch nehmen. Arbeitnehmer, bei denen eine Schwerbehinderung festgestellt wurde, genießen einen besonderen Kündigungsschutz. Größere Firmen sind gesetzlich verpflichtet, 6 % ihrer Arbeitsplätze für Schwerbehinderte zur Verfügung zu stellen, andernfalls müssen sie eine Ausgleichsabgabe entrichten. Je nach Situation kann es sowohl für Sie als auch für Ihren Arbeitgeber sinnvoll sein, daß Sie einen Antrag auf Feststellung einer Behinderung bei Ihrem Versorgungsamt stellen. Falls Sie im Zweifel sind, ob ein solcher Antrag gerechtfertigt ist, sollten Sie mit Ihrem Arzt, dem Sachbearbeiter des Arbeitsamtes oder einem Vertreter der Behindertenverbände sprechen. Die Anschriften finden Sie im Anhang Seite 187. Auch die Gewerkschaften verfügen über geschulte Mitarbeiter, die Ihnen Auskunft geben können.

Für die Bestimmung des *Grades der Behinderung* (GdB) sind rechtsverbindliche Normen festgesetzt. Bewertet werden vor allem Funktionseinschränkungen. Da sich der Schmerz nur sehr schlecht beurteilen und objektivieren läßt, spielt er eine untergeordnete Rolle. Häufig ist der Antragsteller enttäuscht, wenn er die Höhe des festgesetzten Grades der Behinderung erfährt. Die Sachbearbeiter sind jedoch an Richtlinien gebunden, die im Schwerbehindertengesetz festgelegt wurden. So werden abnutzende Veränderungen der Wirbelsäule mit geringer Funktionsbehinderung und zeitweise auftretenden leichten bis mittelschweren Nerven- und Muskelreizerscheinungen (z.B. Schulter-Arm-Syndrom, Lumbalsyndrom, Ischialgie) mit einem GdB von 0 bis 10 v.H. bewertet. Sind anhaltende Funktionsbehinderungen und häufig wiederkehrende stärkere und langanhaltende Nerven- und Muskelreizerscheinungen vorhanden, dann wird ein GdB von 20 bis 30 v.H. in Anrechnung zu bringen sein. Ein Satz über 30 v.H. kommt nach den gesetzlichen Vorschriften nur in Ausnahmefällen in Betracht. Eine höhere Bewertung erfährt die seitliche Wirbelsäulenverbiegung, die Skoliose. Sie wird je nach Funktionsbehinderung mit einem GdB von 10 bis 70 v.H. eingeschätzt. Ähnlich ist die Situation bei der Bechterewschen Erkrankung. Während im Frühstadium ohne Funktionseinschränkung ein GdB von 10 v.H. vorgesehen ist, kann bei einer Beeinträchtigung schweren Grades eine 100%ige Schwerbehinderung festgesetzt werden.

Wenn Sie einen Schwerbehindertenantrag stellen, sollten Sie – sofern vorhanden – auch chronische Erkrankungen nennen, die nicht auf orthopädischem Gebiet liegen (innere Erkrankungen von Herz, Lunge, Leber usw.). Mit dem Stellen Ihres Antrages entbinden Sie Ihre behandelnden Ärzte von der Schweigepflicht. Das Versorgungsamt schreibt dann Ihre Ärzte an und bittet um Zusendung eines Berichtes, aus dem die Diagnosen und die funktionellen Einschränkungen hervorgehen.

So begrüßenswert der Nachteilsausgleich für den einzelnen ist, so sehr kann sich die »amtlich festgestellte Behinderung« als ein psychologisches Problem erweisen. Einerseits hat der Antragsteller eine Einstufung als Behinderter erhalten, andererseits soll er sich gar nicht behindert fühlen, er soll mit seiner Wirbelsäule zurechtkommen und ein weitgehend normales Leben führen. Sehen Sie deshalb die Feststellung einer Schwerbehinderung nicht als ein belastendes Etikett an, sondern betrachten Sie es als das, was es ist: der von der Gesellschaft gewährte Nachteilsausgleich bei einer Einschränkung körperlicher Funktionen.

Hat das Versorgungsamt Ihren Antrag auf Anerkennung als Schwerbehinderter abgelehnt, so sollte diese negative Antwort Sie nicht dazu bewegen, nun Ihre Schmerzen um so stärker zu verspüren, um dadurch den Beweis einer Behinderung zu erbringen. Auf Dauer würde Sie eine solche Haltung auf die Schmerzen und die Funktionseinbuße fixieren und Ihre Lebensqualität beeinträchtigen. Ob ein Widerspruch oder eine Klage vor dem Sozialgericht sinnvoll und erfolgversprechend ist, sollten Sie mit Ihrem Arzt, einem Anwalt oder einem Vertreter der Behindertenorganisationen besprechen. Doch behalten Sie immer im Auge, daß Ihr erstes Ziel nicht der Schwerbehindertenausweis, sondern der Erhalt Ihrer körperlichen Aktivität ist, mit der Sie Ihre Behinderung wenigstens teilweise ausgleichen oder sogar überwinden können.

≡ Was können Sie von Ihrem Arzt und der Medizin erwarten?

Die Medizin hat in den letzten Jahrzehnten enorme Fortschritte gemacht. Wenn heute noch ältere Patienten berichten, daß sie in jüngerem Erwachsenenalter zwei oder drei Jahre mit stärksten Schmerzen das Bett hüten mußten und der Fuß gelähmt war, so kann man annehmen, daß sie an einem damals nicht erkannten Bandscheibenvorfall erkrankt waren, der sie über Monate oder sogar Jahre quälte. Heute ist die Diagnose und Therapie viel einfacher. Mit dem Röntgenbild und der Computertomographie läßt sich ein Vorfall relativ rasch feststellen. Ein größerer Bandscheibenvorfall kann mit einer relativ schonenden Operation beseitigt werden. Das Ergebnis des Eingriffs hängt allerdings auch von der Einstellung und der Aktivität des Patienten ab.

Noch vor dem Zweiten Weltkrieg stellte die Tuberkulose die Ärzte vor große Probleme. Sie befiel außer der Lunge die Knochen und vor allem die Wirbelkörper. Die Bazillen zerstörten den Schwammknochen, der Wirbel verlor seine Stabilität und brach ein. Das typische Zeichen der Wirbelsäulentuberkulose war die spitzwinklige Knickbildung, die in Extremfällen zu einer Querschnittslähmung führte. Die Tuberkulose hat ihren Schrecken verloren. Sie kann durch keimabtötende Medikamente vollständig ausgeheilt werden. Zwar steht der Orthopädie zur Behandlung der schweren seitlichen Wirbelsäulenverbiegung (Skoliose), die häufig mit einem »Buckel« einhergeht, kein so wirksames Medikament wie bei der Tuberkulose zur Verfügung, aber durch die operative Aufrichtung und Stabilisierung der Wirbelsäule werden sehr gute Ergebnisse erzielt. Heute lassen sich selbst Tumoren an der Wirbelsäule mit Erfolg operieren. Je akuter eine Erkrankung auftritt und je ausgeprägter sie ist, desto besser sind die Aussichten auf eine medizinische Hilfe.

Im Gegensatz zum Fortschritt in der Behandlung der schweren Wirbelsäulenerkrankungen ist die Medizin bei vielen Alltagsproblemen der Wirbelsäule machtlos oder nur wenig effektiv. Ich denke vor allem an die Bandscheibenabnutzung, die zu wiederkehrenden Ischiasbeschwerden oder Hexenschüssen führt. Auch der morgendliche Rückenschmerz und das damit verbundene Gefühl des »Durchbrechens«, das sich im Laufe des Vormittags verliert, kann nicht durch die Medizintechnik bewältigt werden. Muskelverspannungen an der Hals- und Lendenwirbelsäule und begleitende Kopfschmerzen sind weniger ein medizinisches als vielmehr ein soziales und berufliches Problem. Je chronischer und wechselnder die Beschwerden sind, um so mehr muß an die Stelle der medizinischen Behandlung die eigene Therapie, das bewußte Verhalten treten. Wir müssen lernen, richtig mit unserer Wirbelsäule umzugehen, sie vor Überlastungen zu schützen und ihr einen Ausgleich für eine überwiegend monotone Arbeit zu geben. Vor allen anderen Hinweisen, die Sie in den vorangehenden Seiten erhalten haben, muß immer wieder die allgemeine Gymnastik und der Ausgleichssport genannt werden. Ihre Wirbelsäule regeneriert sich nicht durch das Zurückziehen und die Ruhe zuhause, sondern durch ein verändertes Bewegungsverhalten. Vielleicht helfen Ihnen die Übungen, die Sie auf den nächsten Seiten finden, besser mit Ihrer Wirbelsäule zu leben.

Die Wirbelsäule im täglichen Leben
– eine »kleine Rückenschule«

Sie haben in den vorangegangenen Kapiteln Geduld bewiesen und den Rücken in gesunden und kranken Tagen kennengelernt.

Vielleicht hilft Ihnen die folgende nicht ganz ernste »himmlische Erleuchtung«, sich an einige der wichtigsten Regeln zu erinnern.

Petrus macht Sie mit den »10 Geboten für einen gesunden Rücken« bekannt[1]:

---

[1] Die »10 Gebote für den gesunden Rücken« lehnen sich an die »Rückenschule« an, wie sie z. B. von den Autoren der Bücher »Die Rückenschule« (C. G. Neutwig, J. Krämer, C.-H. Ullrich, Enke-Verlag 1990) und »Bandscheibenschäden. Vorbeugen durch Rückenschule« (J. Krämer, Heyne-Taschenbuch) beschrieben wird.

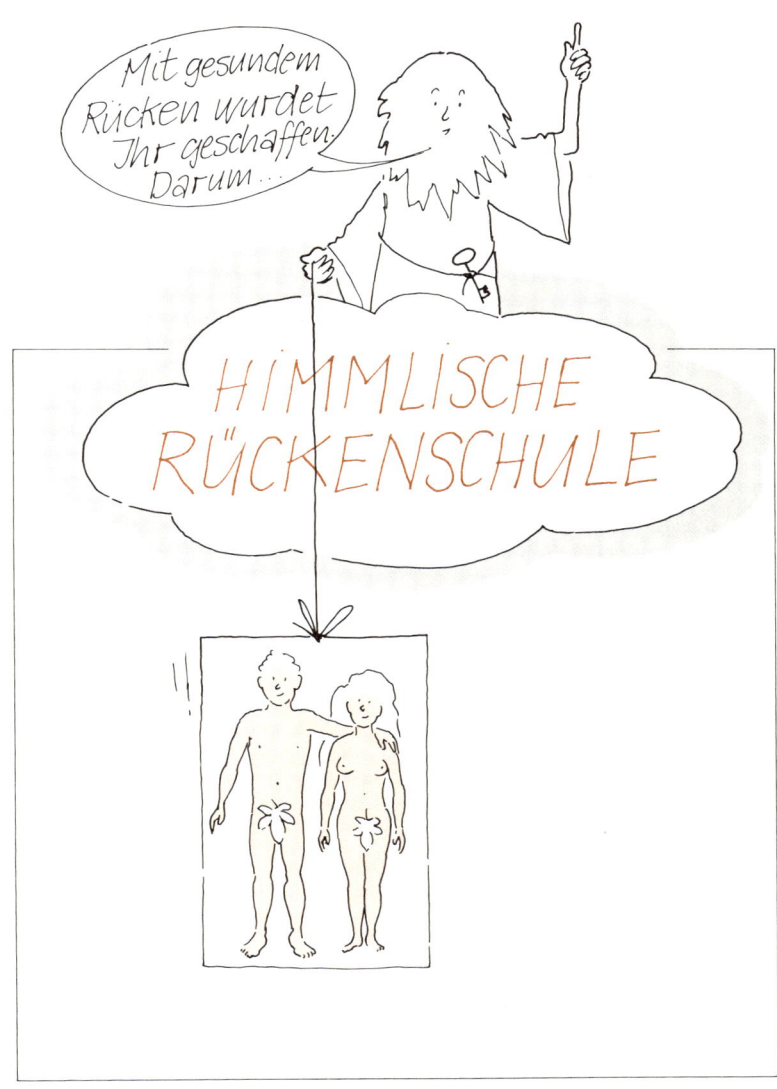

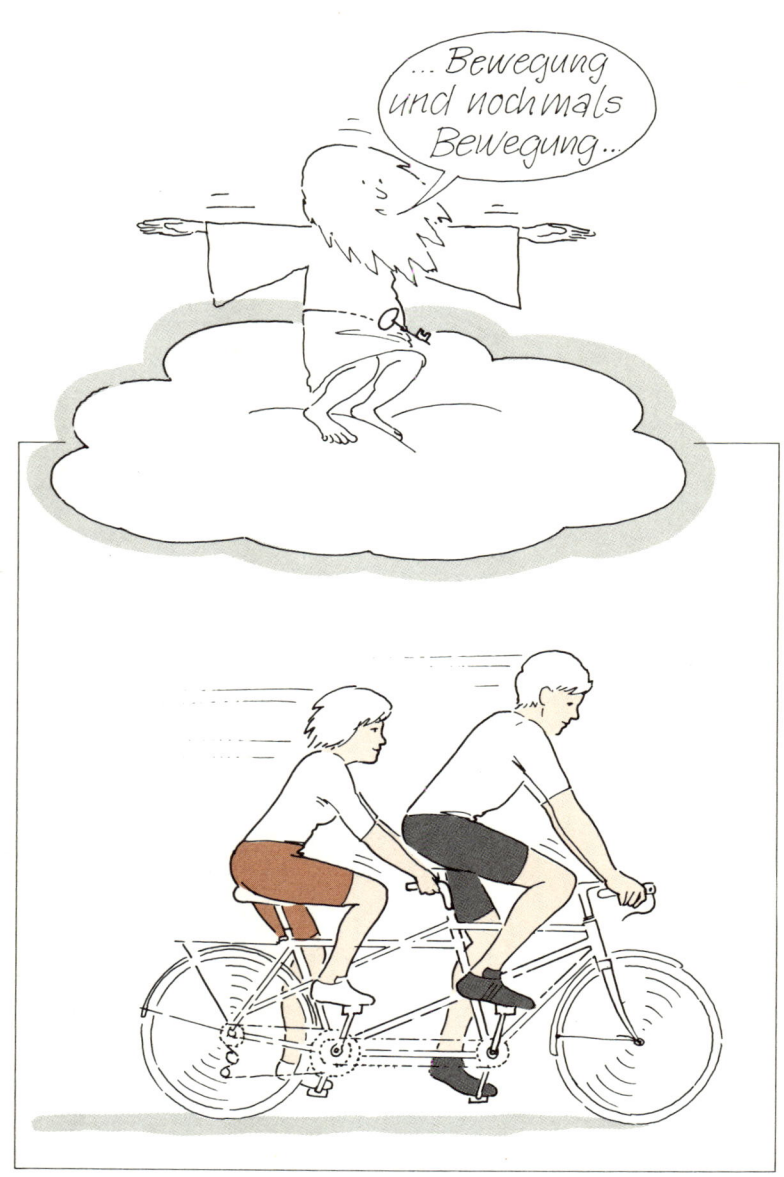

1. Gebot: Die Wirbelsäule lebt von der Bewegung.
**Bewegen Sie sich, treiben Sie Sport, am besten Schwimmen,
Laufen oder Radfahren!**

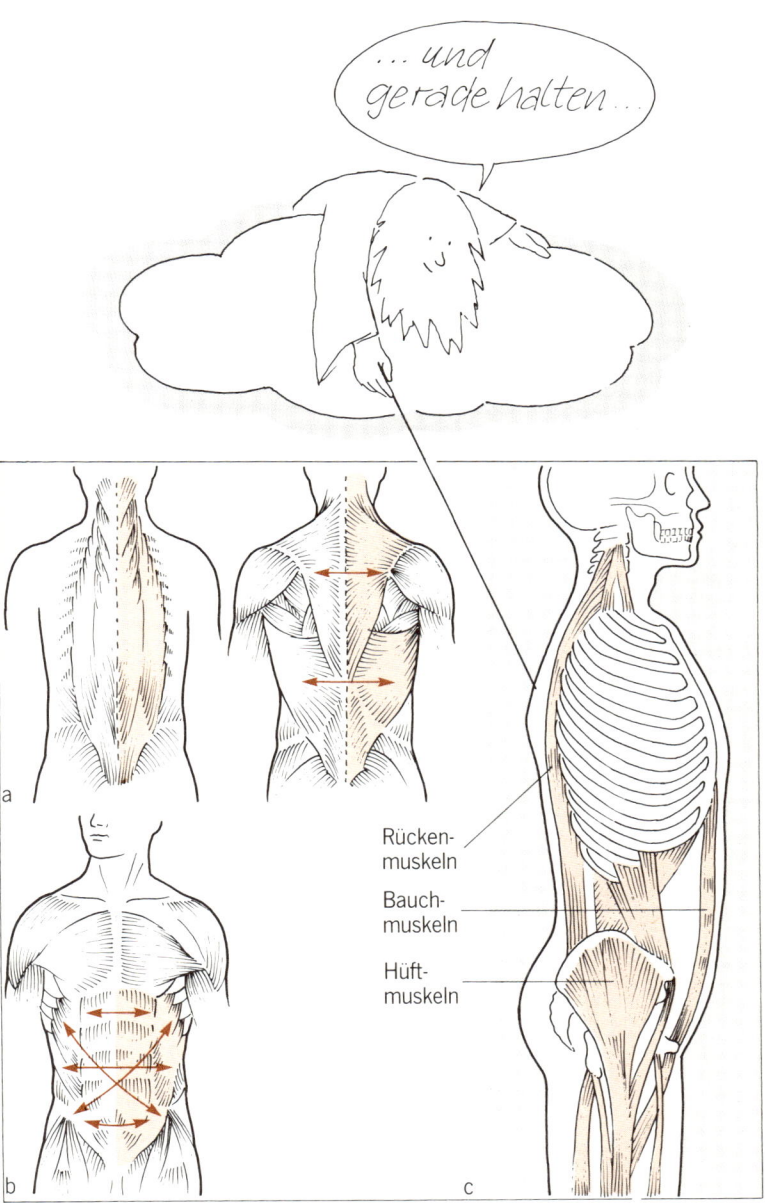

2. Gebot: Ein Rücken, der von einer kräftigen Muskulatur aufgerichtet wird, schont die Bandscheiben und entlastet die Wirbelgelenke.
Halten Sie den Rücken gerade!

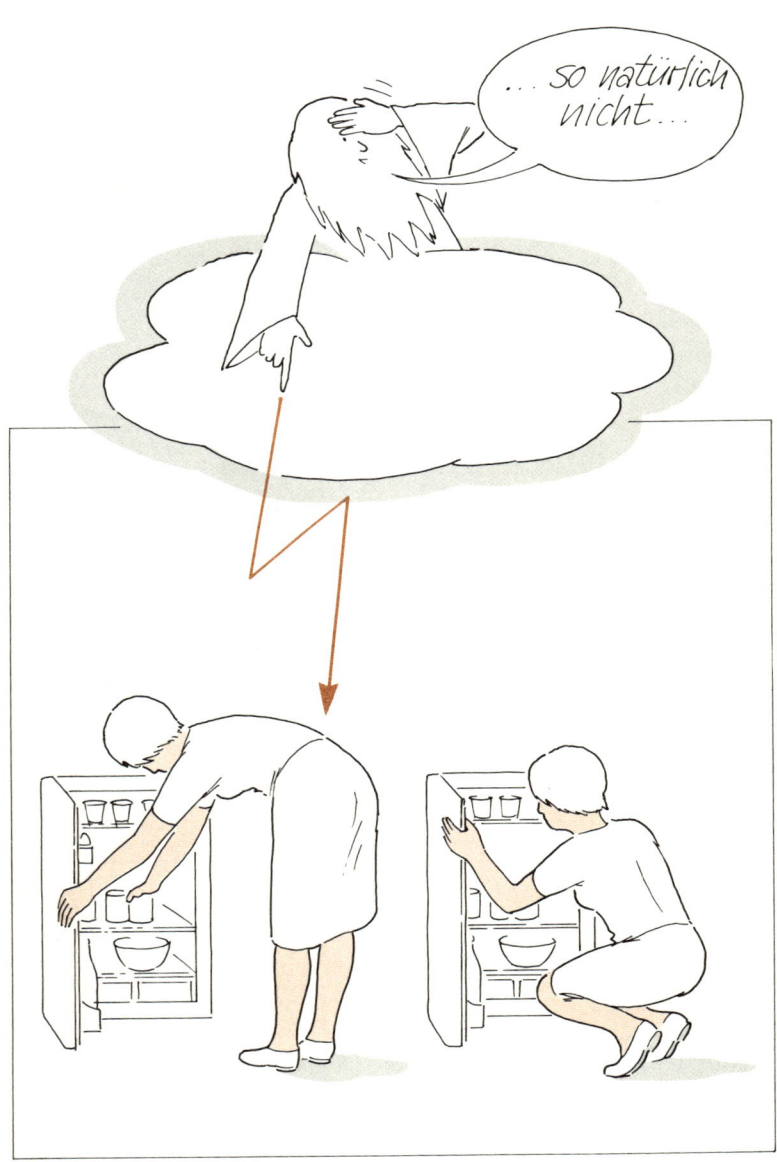

3. Gebot: Das Bücken mit rundem Rücken beansprucht die Bandscheiben und birgt die Gefahr, einen Hexenschuß zu erleiden. **Benutzen Sie beim Bücken Ihre Knie, gehen Sie in die Hokke!**

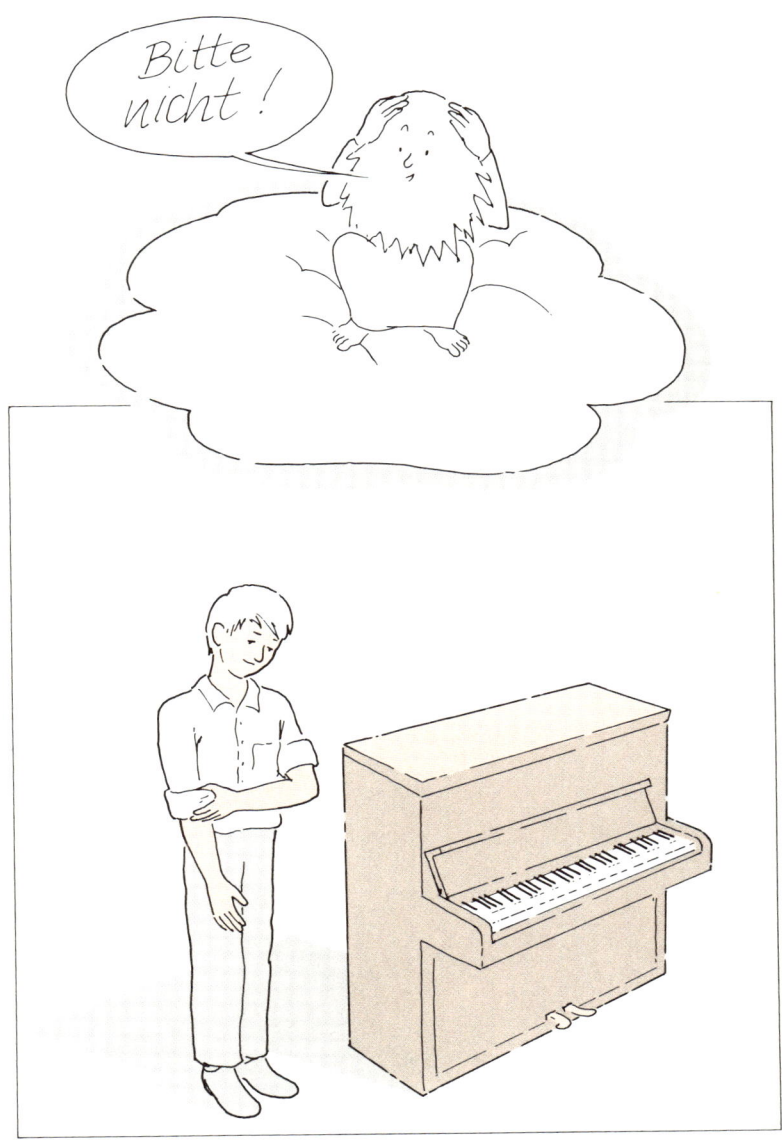

4. Gebot: Das ungewohnte Heben schwerer Gewichte überfordert Bandscheiben und Wirbelgelenke und begünstigt die Entstehung eines Bandscheibenvorfalls.
Heben Sie keine übermäßig schweren Gegenstände!

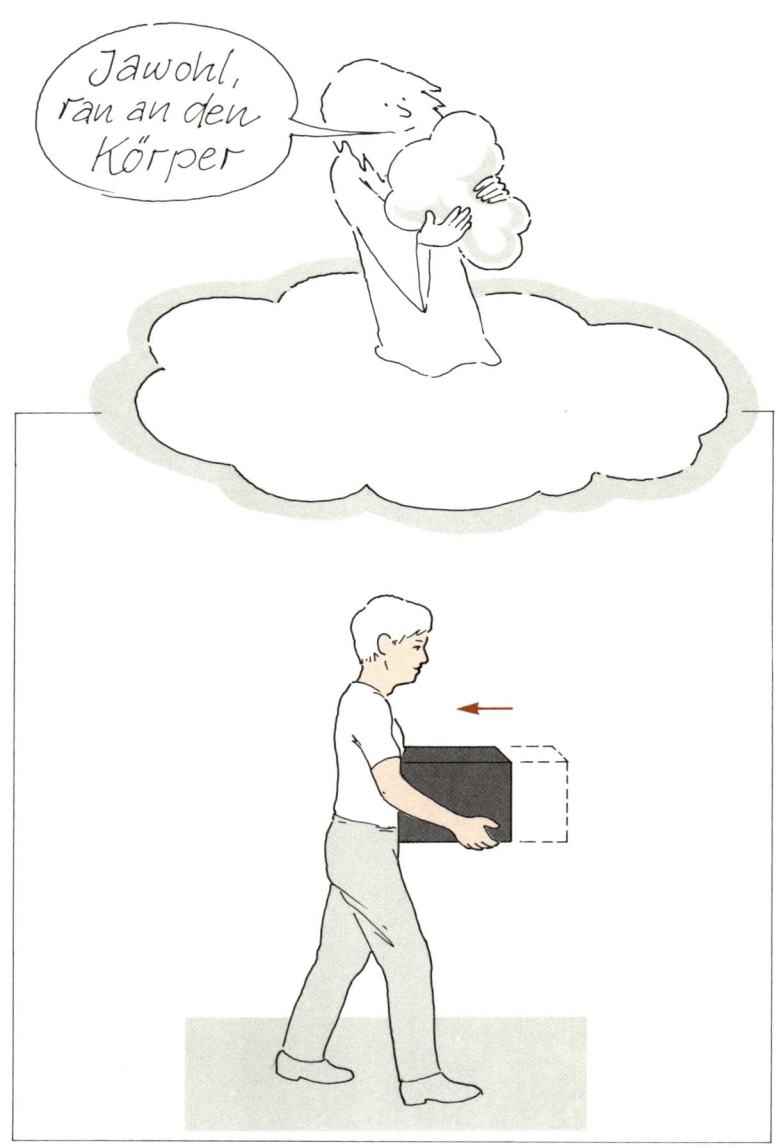

5. Gebot: Je weiter die Last vom Körper entfernt ist, um so höher ist der Druck, der in der Bandscheibe herrscht.
Machen Sie sich das Tragen leicht, teilen Sie sich die Lasten auf, gehen Sie lieber mehrmals, halten Sie die Gewichte dicht am Körper!

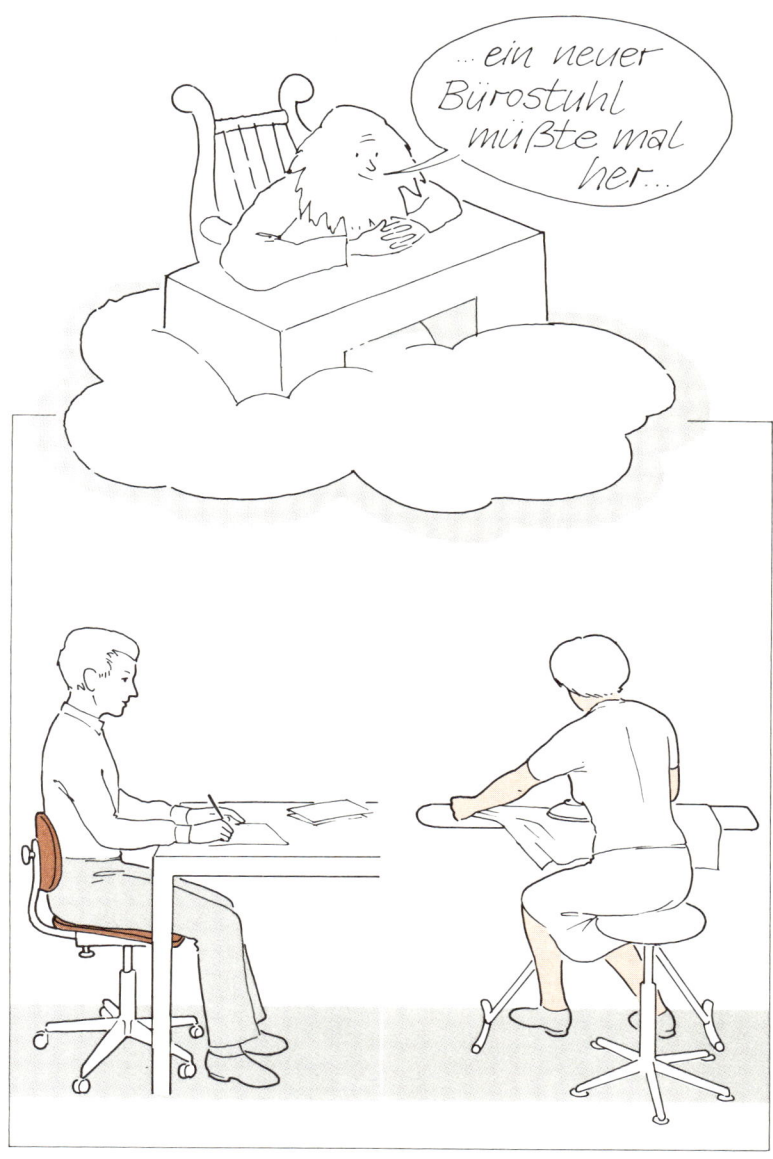

6. Gebot: Wenn der Rücken beim Sitzen durch die angespannte Muskulatur oder eine angepaßte Rückenlehne geradegehalten wird, ist die Beanspruchung der Wirbelsäule minimal.

Halten Sie beim Sitzen den Rücken gerade, stützen Sie bei langem Sitzen den Oberkörper an der Lehne ab!

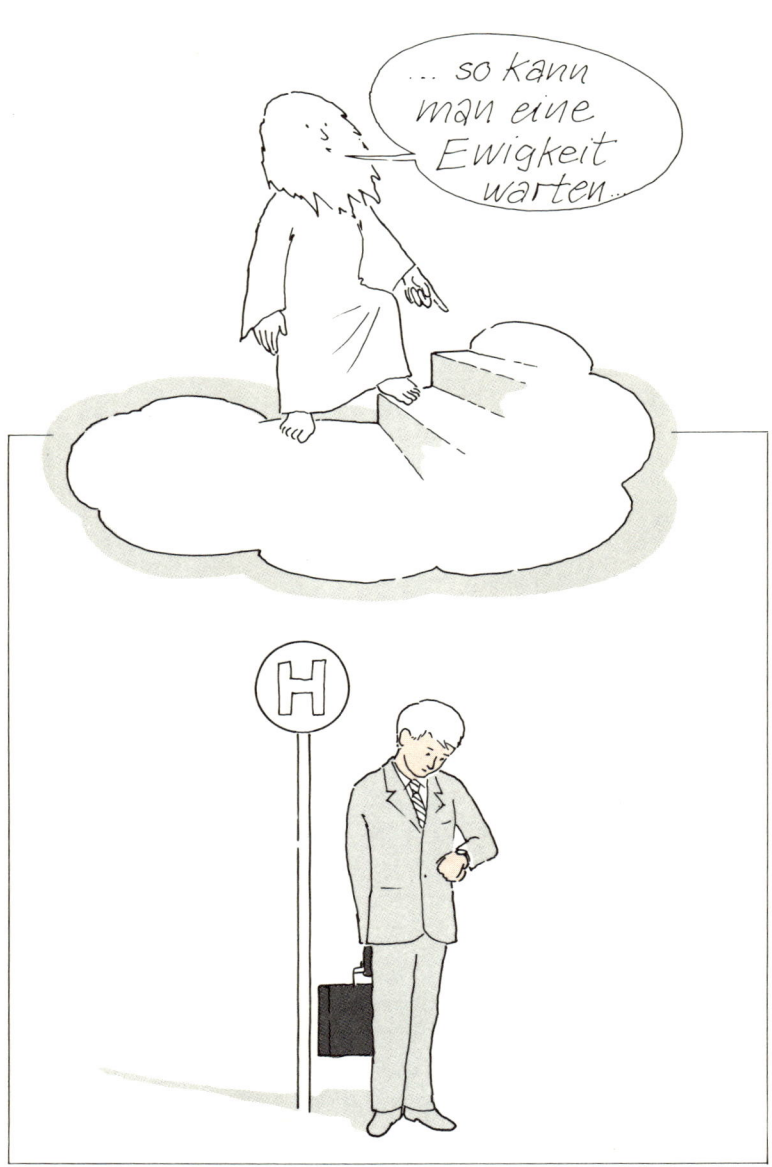

7. Gebot: Im Stand mit geraden Beinen wird die Wirbelsäule in ein stärkeres Hohlkreuz gezogen, auf den Wirbelgelenken lastet nun ein hoher Druck. Wenn Sie die Hüften leicht anbeugen, z. B. indem Sie einen Fuß auf einen Treppenabsatz stellen, korrigieren Sie Ihre Haltung, das Becken wird aufgerichtet, die Wirbelsäule entlastet. **Stehen Sie nicht längere Zeit bewegungslos mit geraden Beinen!**

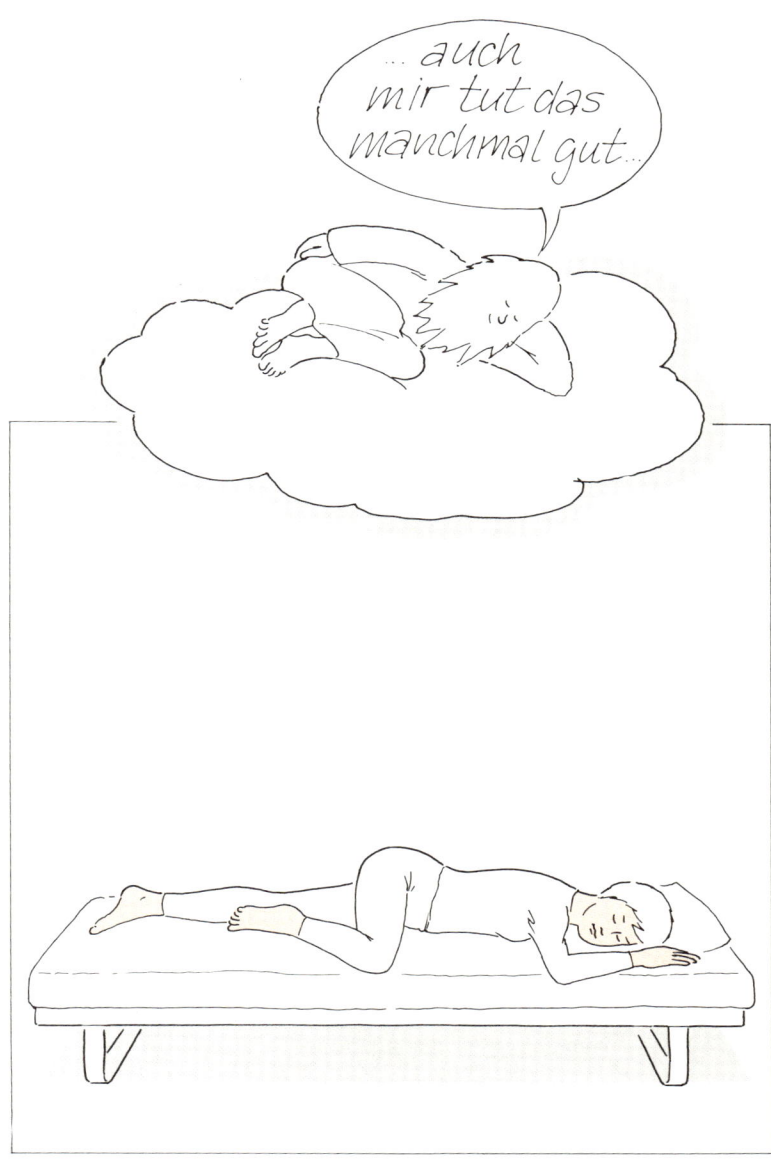

8. Gebot: Beim Liegen mit ausgestrecken Beinen kann sich ebenso wie im Stand die Lendenhohlschwingung vertiefen. Sobald Sie ein oder beide Beine anziehen, begradigt sich die Wirbelsäule von allein.
Ziehen Sie beim Liegen ein oder beide Beine an!

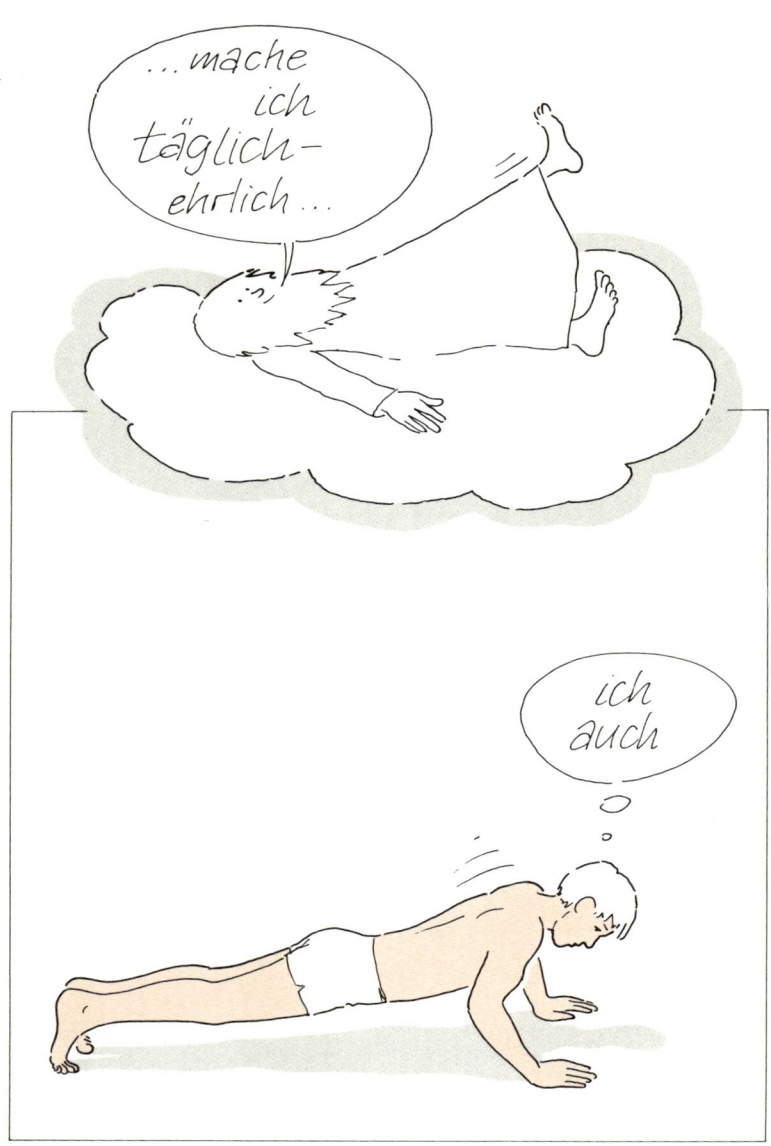

9. Gebot: Eine kräftige Wirbelsäulenmuskulatur ist der beste Schutz für die Wirbelsäule und die Bandscheiben. Das Muskelkorsett ersetzt den Orthopäden und die schmerzstillende Spritze.
Trainieren Sie täglich Ihre Wirbelsäulenmuskeln!

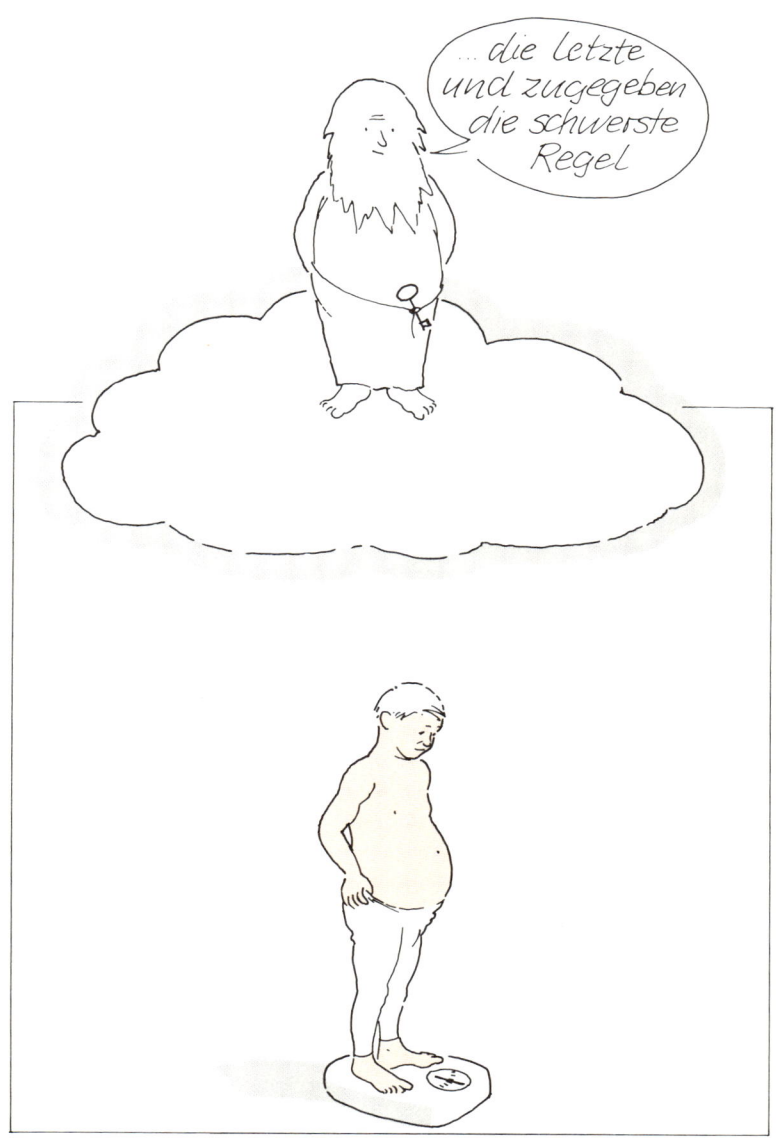

10. Gebot: Die Wirbelsäule muß unseren Körper Tag für Tag tragen. Jedes Kilo zuviel beansprucht die Wirbel und Bandscheiben. **Versuchen Sie, Ihr Gewicht zu halten – oder, falls notwendig, abzunehmen!**

≡ Vorschläge für eine tägliche Gymnastik

Regelmäßige Gymnastik beugt vielen alltäglichen Rückenschmerzen vor, bestehende Beschwerden können durch eine Kräftigung der Muskulatur gelindert werden. Eine Ausgleichsgymnastik ist vor allem dann zu empfehlen, wenn Sie eine überwiegend einseitige Tätigkeit ausüben oder sich im Laufe des Tages nur wenig bewegen und nicht dazu kommen, Sport zu treiben. Sofern bei den Übungen Schmerzen auftreten oder sich Ihr Befinden verschlechtert, sollten Sie vorerst pausieren und Ihren Arzt befragen.

Auf den folgenden Seiten schlage ich Ihnen einige leichte Übungen vor, die Sie regelmäßig oder zeitweilig ausführen können. Der Zeitaufwand beträgt nur wenige Minuten. Es ist empfehlenswert, die Übungen mehrmals (fünf- bis zehnmal) zu wiederholen; dabei sollte die Muskulatur jeweils für ca. fünf bis zehn Sekunden angespannt werden. Mit der Zeit finden Sie heraus, welche Übungen Ihnen am meisten liegen. Sie können das Programm natürlich auch nach Ihrem Geschmack abändern.

— *Bewegungsübung für die Halswirbelsäule*

Seitneigen

Vor- und Rückneigen

Kreiseln

Führen Sie die Bewegungen ganz leicht und ohne Widerstand aus. Sie können versuchen, das Bewegungsspiel der Halswirbelsäule zu erweitern, dürfen jedoch keine Maximalbewegung erzwingen, wenn eine Blockierung oder Schmerzen bestehen.

Ziel der Übung:
– Erhalt und Verbesserung der Beweglichkeit
– Entkrampfung der Schulter-Nacken-Muskulatur

Nicht durchführen bei:
– ausgeprägter Abnutzung der Halswirbelsäule
– Hirndurchblutungsstörungen
– Gleichgewichtsstörungen und Ohrgeräuschen
– Hörsturz

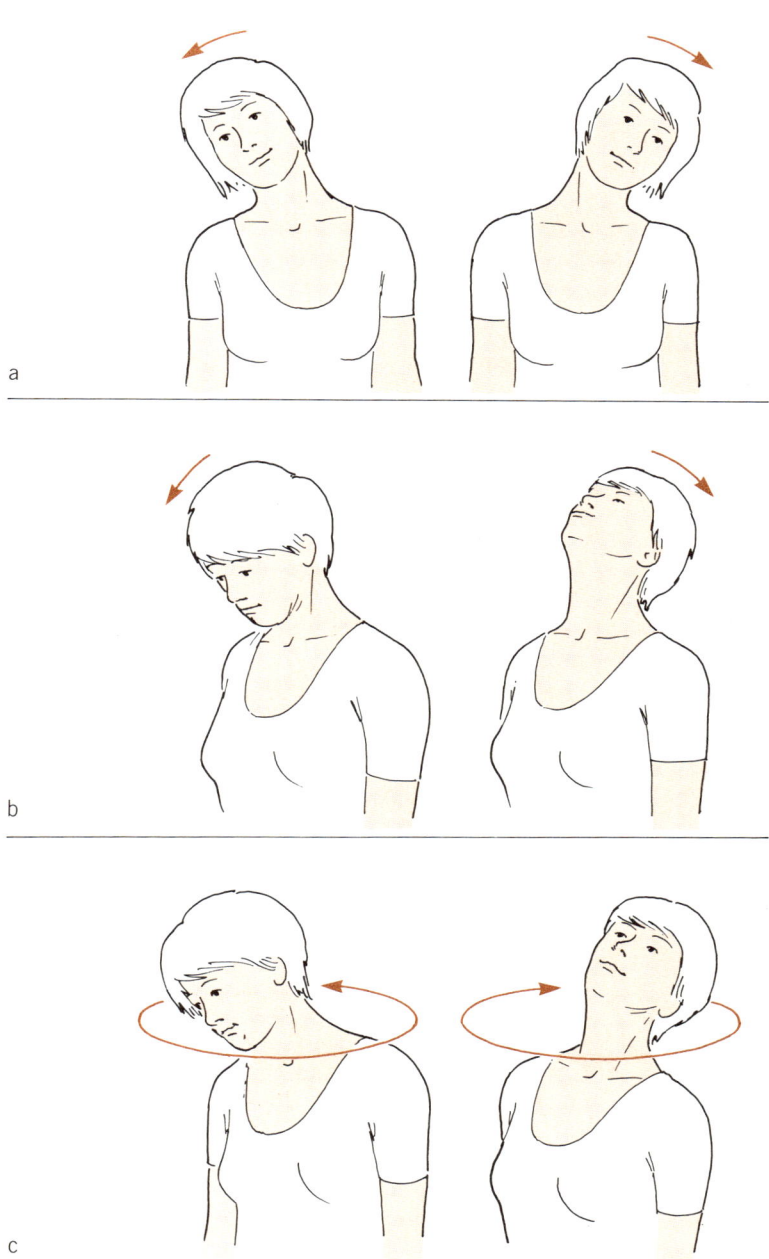

a

b

c

— Auflockern der Muskulatur

Streichen Sie mit beiden Händen erst leichter, dann fester über die Schulter-Nacken-Muskulatur. Kneten Sie die Muskulatur vorsichtig. Mit kreisenden Bewegungen massieren Sie die Muskulatur und das Hinterhaupt. Sie können dafür auch Ihre Fingerspitzen benutzen. Einfacher ist es natürlich, wenn Sie einen Partner haben, der die leichte Massage ausführen kann.

Ziel der Massage:
– Entkrampfung der Muskulatur
– Verbesserung der Durchblutung und Anregung des Stoffwechsels

Nicht durchführen bei:
– akutem, stark schmerzhaftem Schiefhals;
– entzündlichen Erkrankungen der Halswirbelsäule;
– besondere Vorsicht ist bei Hirndurchblutungsstörungen angezeigt.

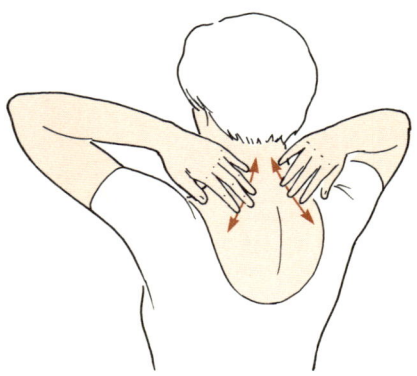

a

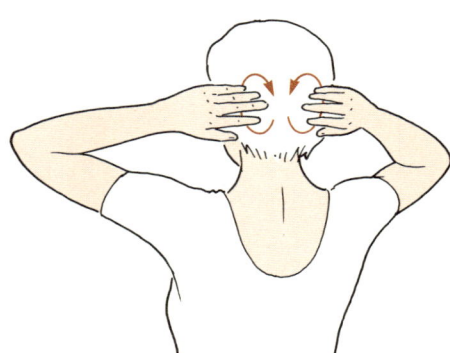

b

— *Kräftigung der Halswirbelsäulenmuskulatur*

Führen Sie eine Hand an die Schläfe und geben dem Kopf damit einen Widerstand. Der Kopf drückt die Hand nach außen, ohne daß größere Bewegungen in der Halswirbelsäule stattfinden. Halten Sie den Druck und Gegendruck für einige Sekunden. Wiederholen Sie die Übungen mit der anderen Hand. Danach drücken Sie mit der Handinnenfläche jeweils gegen die Stirn und das Hinterhaupt.

Ziel der Übung:
— Aktivierung und Kräftigung der Schulter-Nacken-Muskulatur
— Verbesserung der Belastbarkeit der Halswirbelsäule im täglichen Leben

Nicht durchführen bei:
— schmerzhaften oder entzündlichen Erkrankungen der Halswirbelsäule
— Hirndurchblutungsstörungen

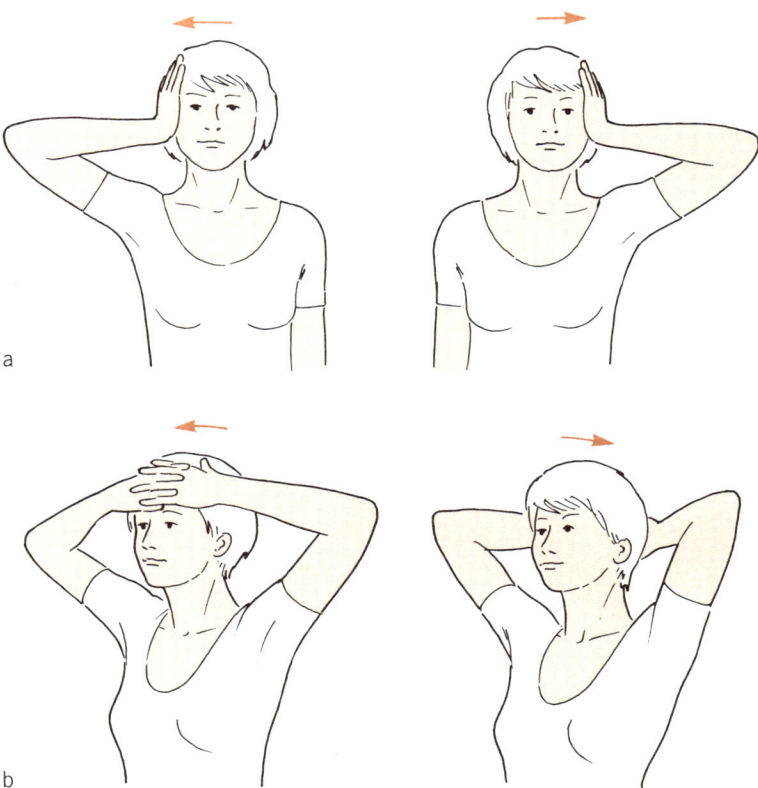

—   *Kräftigung der Rückenstreckmuskulatur*

Gehen Sie in den Vierfüßlerstand (Krabbelposition) und spannen Sie dabei die Rückenmuskulatur an, damit die Lendenwirbelsäule nicht einsinkt. Heben Sie nun eine Hand vom Boden ab und führen Sie sie in gleicher Höhe wie die Schulter nach vorne. Halten Sie diese Stellung einige Sekunden. Nachdem Sie wieder die Ausgangsstellung eingenommen haben, wiederholen Sie die Übung mit dem Abheben eines Beines. Sobald Sie sich ausreichend sicher fühlen, heben Sie gleichzeitig ein Bein und den gegenüberliegenden Arm ab. Wiederholen Sie die Übung einige Male abwechselnd rechts und links.

Ziel der Übung:
- Kräftigung der Rumpf-, Arm- und Beinmuskulatur
- Verbesserung der Körperkontrolle
- Schulung des Gleichgewichtssinns

Nicht durchführen bei:
- schmerzhaften Erkrankungen der Wirbelsäule
- stärkeren Gleichgewichtsstörungen

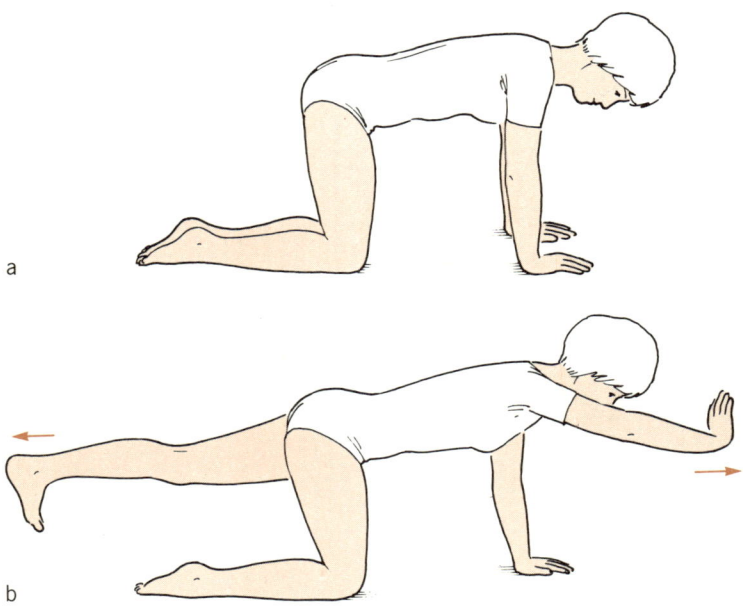

a

b

— *Kräftigung der Rückenmuskulatur*

Gehen Sie in den Vierfüßlerstand und legen Sie sich mit dem Bauch auf einen gepolsterten Hocker (Bett, Sofa o. ä.). Achten Sie dabei auf die richtige Höhe. Sie sollen bequem liegen. Verschränken Sie nun die Hände hinter dem Kopf und spannen Sie die Rückenmuskulatur an. Heben Sie Kopf und Oberkörper etwas an und halten Sie diese Stellung für einige Sekunden.

Ziel der Übung:

Kräftigung der Rückenmuskulatur

Nicht durchführen bei:

akuten Wirbelsäulenschmerzen

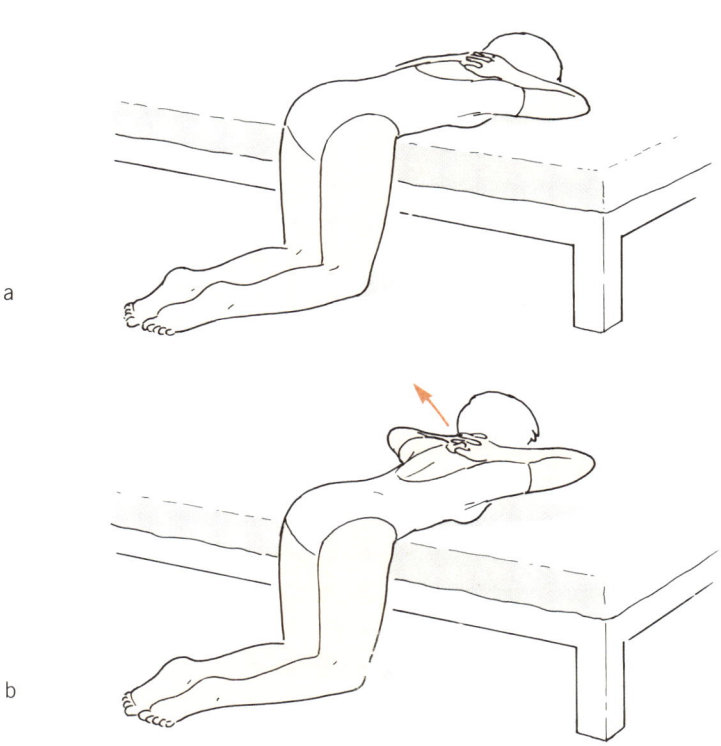

a

b

—— *Kräftigung der Rumpf- und Gesäßmuskulatur*

Legen Sie sich auf den Rücken und heben Sie abwechselnd ein Bein gestreckt an. Halten Sie das Bein für einige Sekunden in mittlerer Höhe. Sie können diese Übung variieren, indem Sie das Bein unterschiedlich stark abheben.

Nun legen Sie sich auf die Seite und spreizen das Bein ab. Halten Sie das Bein in dieser Position. Nachdem Sie die Übung einige Male durchgeführt haben, drehen Sie sich auf die andere Seite und wiederholen sie mit dem anderen Bein.

Ziel der Übung:
– Kräftigung der Gesäß- und Rumpfmuskulatur
– Stabilisierung der Lendenwirbelsäule

Nicht durchführen bei:

stärkeren Schmerzen oder akuten Erkrankungen der Lendenwirbelsäule oder des Hüftgelenks

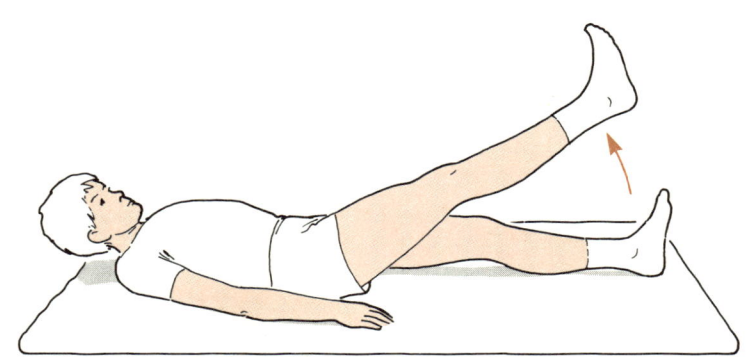

a

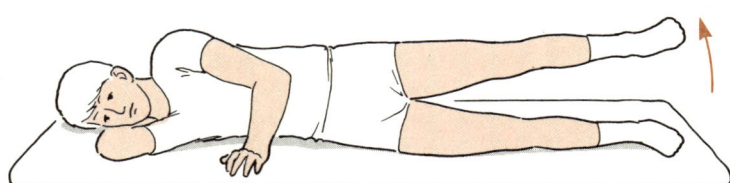

b

— *Kräftigung der Rumpf, Bein- und Armmuskulatur*

Legen Sie sich auf die Seite. Drücken Sie kräftig mit der Hand gegen das angewinkelte Knie. Versuchen Sie dabei, das obenliegende Bein gestreckt zu halten. Wiederholen Sie die Übung mehrere Male und wechseln Sie dabei die Seite.

Ziel der Übung:
– Kräftigung der Rumpf- und Extremitätenmuskulatur
– Stabilisierung der Brust- und Lendenwirbelsäule

Nicht durchführen bei:

akuten Erkrankungen und stärkeren Schmerzen der Brust- und Lendenwirbelsäule

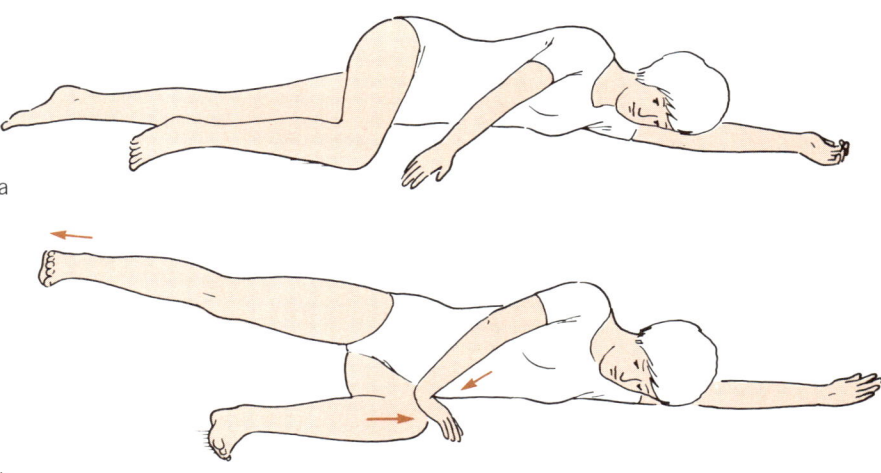

a

b

Kräftigung der geraden Bauchmuskeln

Legen Sie sich auf den Rücken. Ziehen Sie die Knie an und berühren Sie mit den Händen die Kniegelenke. Heben Sie den Kopf dabei an. Halten Sie die Stellung für einige Sekunden.

Ziel der Übung:
– Kräftigung der geraden Bauchmuskeln
– Verbesserung der Körperkontrolle
– positive Beeinflussung der Haltung

Nicht durchführen bei:
– Bauchwandbrüchen
– nach ausgedehnten Bauch- oder Unterleibsoperationen

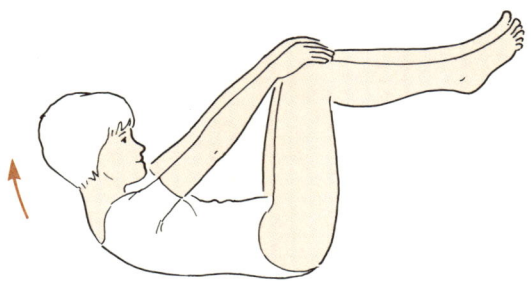

Kräftigung der schrägen Bauchmuskeln

Legen Sie sich auf den Rücken. Winkeln Sie die abgespreizten Beine an. Heben Sie den Oberkörper leicht an und berühren Sie mit beiden Händen jeweils ein Knie. Halten Sie diese Position. Nach einer kurzen Ruhephase führen Sie die Hände zum jeweils anderen Knie.

Ziel der Übung:

Stabilisierung des Rumpfes

Nicht durchführen bei:

– Bauchwandbrüchen
– nach ausgedehnten Bauch- oder Unterleibsoperationen

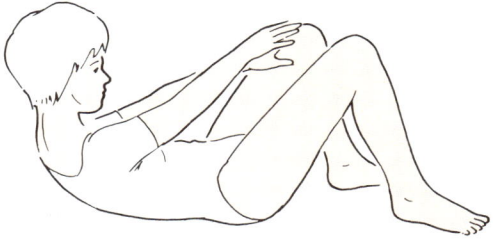

— *Kräftigung der Rumpf- und Beinmuskulatur*

Stemmen Sie in Rückenlage die Hände in die Hüften. Heben Sie leicht den Kopf und drücken Sie die Hüften kräftig nach unten. Spannen Sie nun die Beinmuskulatur an, indem Sie die Fußspitzen kräftig nach oben ziehen.

Ziel der Übung:
– Stabilisierung und Entlastung der Lendenwirbelsäule
– Kräftigung der Beinmuskulatur

Nicht durchführen bei:

akuten Wirbelsäulenerkrankungen

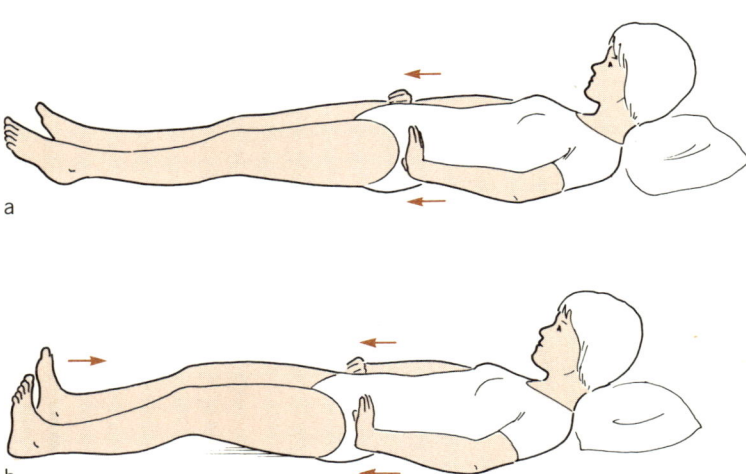

—— *Kräftigung der Bauch- und Beinmuskulatur*

Legen Sie sich auf den Rücken. Winkeln Sie die Beine in der Hüfte rechtwinklig an und bewegen Sie die Beine wie beim Radfahren in der Luft. Wenn Sie die Übung als angenehm empfinden, können Sie auch die Beine ganz anwinkeln und die Knie zur Brust ziehen. Das Hohlkreuz gleicht sich komplett aus, die kleinen Wirbelgelenke werden entlastet.

Ziel der Übung:
– Anregung der Durchblutung und des Stoffwechsels
– Kräftigung der Rumpfmuskulatur
– Ausgleich des Hohlkreuzes und Entlastung der kleinen Wirbelgelenke

Nicht durchführen bei:

akuten Erkrankungen der Lendenwirbelsäule

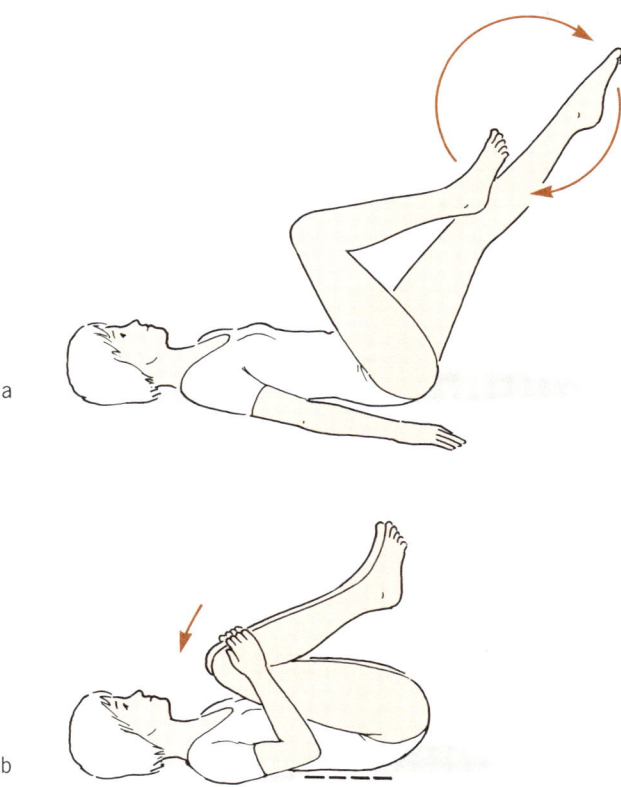

Aufrichten und Tiefatmen

Setzen Sie sich auf einen Hocker. Atmen Sie tief ein. Nehmen Sie Ihre Schultern dabei zurück und bewegen Sie die Arme in leichter Abspreizung nach hinten. Halten Sie die Luft kurz an, um dann tief auszuatmen. Beim Ausatmen entspannen Sie die Schultermuskulatur und lassen die Arme sinken. Wiederholen Sie die Übung ruhig und ohne Zwang.

Ziel der Übung:

– Haltungsverbesserung
– Kräftigung der Muskulatur von Brustkorb und Brustwirbelsäule
– Verbesserung der Sauerstoffversorgung des Körpers

Nicht durchführen bei:

akuter Zwischenrippenneuralgie

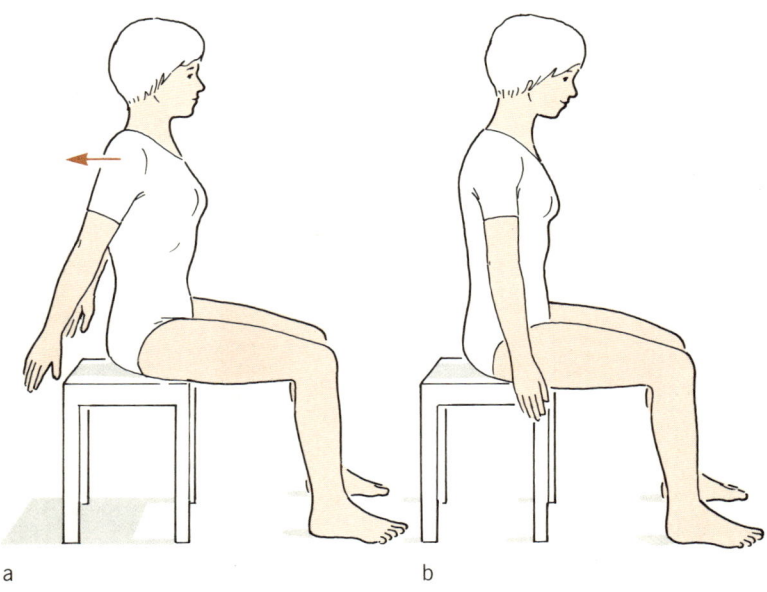

a   b

Adressen von Behindertenverbänden

Verband der Kriegsdienst- und Wehrdienstopfer, Behinderten-
und Sozialrentner Deutschlands e.V. (VdK)
Wurzer Str. 2–4
5300 Bonn 2

Reichsbund der Kriegs- und Wehrdienstopfer, Behinderten, Sozialrentner und Hinterbliebenen e.V.
Beethovenstr. 56–58
5300 Bonn 2

Bund Deutscher Kriegsopfer, Körperbehinderter und Sozialrentner (BDKK) e.V.
Bonner Talweg 88
5300 Bonn 1

Sachverzeichnis